Left Atrial Appendage Closure

Technical Tips and Tricks in Clinical Practice

左心耳封堵术
技术要点与实战攻略

主 编

何 奔

副主编

江立生 王群山

上海科学技术出版社

图书在版编目（CIP）数据

左心耳封堵术：技术要点与实战攻略 / 何奔主编
. -- 上海：上海科学技术出版社，2021.1
ISBN 978-7-5478-5143-2

Ⅰ．①左… Ⅱ．①何… Ⅲ．①心房纤颤－心脏外科手
术 Ⅳ．①R541.7

中国版本图书馆CIP数据核字(2020)第223770号

左心耳封堵术：技术要点与实战攻略

主编　何　奔

上海世纪出版（集团）有限公司
上海科学技术出版社　出版、发行
（上海钦州南路71号　邮政编码200235　www.sstp.cn）
上海雅昌艺术印刷有限公司印刷
开本 889×1194　1/16　印张 14.25
字数 350千字
2021年1月第1版　2021年1月第1次印刷
ISBN 978-7-5478-5143-2 / R·2212
定价：128.00元

内容提要

左心耳封堵术是预防心房颤动导致卒中的重要方法，在临床操作过程中，除了把握合适的适应证外，还需要多种影像学技术的支持与配合，多种器械技术要领和操作技巧的综合利用，以及对于围手术期并发症的识别、处理和术后随访管理。

本书从临床实战角度介绍左心耳封堵术及其相关技术的相互配合与科学、合理的应用，通过大量实战病例的展示及难点分析和技巧点评，介绍左心耳封堵术的规范化操作，以便心内科医师（尤其是开展左心耳封堵术的同道）学习和参考。

编者名单

主编

何 奔

副主编

江立生　王群山

编 者
（以姓氏笔画为序）

王 承　上海交通大学附属胸科医院

王群山　上海交通大学医学院附属新华医院

白 元　海军军医大学附属长海医院

宁忠平　上海市浦东新区周浦医院

江立生　上海交通大学附属胸科医院

李松南　首都医科大学附属北京安贞医院

李艳杰　上海交通大学附属胸科医院

吴东进　上海交通大学附属胸科医院

何 奔　上海交通大学附属胸科医院

张 莎　海军军医大学附属长海医院

赵仙先　海军军医大学附属长海医院

郝子雍　上海交通大学附属胸科医院

秦永文　海军军医大学附属长海医院

莫斌峰　上海交通大学医学院附属新华医院

龚畅祺　上海交通大学医学院附属新华医院

韩志华　上海交通大学医学院附属第九人民医院

曾　杰　四川省人民医院

谢晓奕　上海交通大学附属胸科医院

潘　欣　上海交通大学附属胸科医院

序 一

心房颤动（房颤）罹患者众多，且随年龄增长而发病率增高，目前，我国至少有1 000万房颤患者，房颤可使卒中风险增加5倍，每5例缺血性卒中就有1例是房颤引起。房颤所致卒中与非房颤所致卒中相比，其致死率、致残率都更高，复发率也更高。我国是卒中高发国，"治疗房颤，预防卒中"已经成为我国心血管疾病防治的重要环节。

房颤卒中的根源在于左心耳这一左心房内的自然结构。左心耳是悬挂于左心房外侧壁的一个囊袋，当心房颤动的时候，心房的机械功能即收缩能力丧失，左心耳无法收缩而排空其中的血液，使血液积存于左心耳这一囊袋之中，容易凝固形成血栓。若血栓脱落而随着血流射出，就会导致卒中或身体其他部位的血栓栓塞。多年来，人们寻找攻克这一房颤卒中"源头"的办法，基本核心概念在于经皮心导管途径，用特殊装置将左心耳口填平。我国从2014年正式引进该项技术，2019年的操作例数已经突破10 000例了。技术的发展与普及，迫切需要一本重点探讨操作技巧的参考书；"一百个人有一百个左心耳"，随着经验的积累，会遇到不同的病例。如何进行有效封堵？有哪些技巧？不同的情境下有哪些不同技巧的应用与组合？这些问题对从业者来说非常重要。今天我特别高兴看到何奔教授主编的《左心耳封堵术：技术要点与实战攻略》问世，这在左心耳封堵即将大发展的现阶段极其难得。

我与何奔教授认识30年了，作为同龄好友，我很佩服他身上的一种执着追求的精神，他作为冠状动脉介入领域的顶尖高手，重新征战技术路线完全不同的左心耳封堵领域，仍成就斐然。我还亲眼目睹他手术过程中娴熟精准、干净利落的手法，特别是他还"万里走单骑"，亲赴乌克兰去完成乌克兰第一例左心耳封堵术（载入乌克兰心血管学科发展史册），并连续3例取得圆满成功，受到国外同行的一致夸赞，为我国的"一带一路"医疗事业做出重要贡献。我也很欣赏他做学问时踏实严谨的作风，这在去年我与他一起写

"共识"的时候就可以看出来，一句话如何表述，依据在哪里，他都了然于胸。

　　作为老朋友，我有幸作序，因而有"先睹为快"之便。通观全书，既有简明的理论基础，又重在实践过程。全书图文并茂，逻辑清楚；实战病例中，各种细节及可能遇到的问题都描述详细，示意图勾画得清楚详尽，让初学者很容易理解。相信本书的问世，将为我国左心耳封堵术的推广、普及和提高做出贡献。

马长生

首都医科大学附属北京安贞医院心脏内科中心主任

国家心血管疾病临床医学研究中心主任

中华医学会心血管病分会候任主任委员

2020年6月　于北京

序 二

随着人口老龄化，心房颤动（房颤）正在影响越来越多的人群，患病率、发病率都在上升。房颤作为严重影响健康的最常见心血管疾病之一，其危害不仅仅在于心，更在于脑，由房颤导致的卒中占所有缺血性卒中的1/4。如何有效防控房颤相关性卒中的发生，变得越来越紧迫。

房颤相关性卒中由左心耳产生的血栓而引起，已经得到公认。外科手术时将左心耳切除防止产生血栓早就在临床中应用，但直到近几年，才诞生了在心腔内封堵左心耳的心导管技术。这些都得益于医疗技术的发展。

应用经导管左心耳封堵术，首先，应选择合理的适应证，其次，因不同类型的封堵器有不同技术特征和技术要领，不同解剖特征的左心耳封堵具有不同的操作技巧和挑战性，故手术操作上需要麻醉和多种影像学技术的支持与配合，同时还涉及多种器械和多种技巧的综合利用、围手术期并发症的识别及处理，以及术后装置相关血栓的预防等多个环节。换言之，在左心耳封堵术的临床实践中，唯有科学、合理地配合应用上述多个环节的操作，方可使这项介入治疗技术合理、安全、有效地用于非瓣膜性房颤卒中的预防。鉴于目前国内外专门介绍左心耳封堵术的专著尚少，各种器械发展迅速，且相关专家原本的专科背景不一（如电生理、心脏解剖、冠状动脉等不同亚专业），他们在操作习惯、影像学应用、效果评估等方面都有不同的风格，因此迫切需要一本实用的介绍操作与实战的专著。

由何奔教授组织中国临床一线专家共同编写的《左心耳封堵术：技术要点与实战攻略》，立足于左心耳封堵术的临床实战，以生动直观的形式，深入浅出地为读者诠释了左心耳封堵理念及其相关的操作攻略，这也是各位作者多年来探索左心耳封堵术的临床经验总结。该书内容丰富、文字精练、图表精准，具有非常高的学术水准和临床应用价值，保证了读者能快速了解和具体掌握左心耳封堵术的各项精要。相信《左心耳封堵术：技术要点与实战攻略》的出版能够为从事或者即将从事左心耳封堵事业的同道提供重要的参考和指导。作为多年的好友和同行，承蒙何奔教授的邀请，我得以先睹为快，并非常高兴为之作序。

陈义汉

中国科学院院士

同济大学副校长

2020 年 8 月　于上海

序 三

现代心脏病学作为当今发展最快的临床医学学科之一，其发展进程可以用"日新月异"来形容。介入心脏病学是现代心脏病学的核心和灵魂，除了高速发展并已相当成熟和广泛普及的冠状动脉介入技术外，当今不少新兴非冠状动脉介入技术也不断涌现，其中包括三大新的介入技术：经导管主动脉瓣植入（TAVI）、二尖瓣夹合术（MitraClip）、左心耳封堵术（LAAC）。经过反复探索和大量实践，这些新技术的安全性和有效性不仅得到证实，而且已经在临床上常规应用。

由中国疾病预防控制中心与美国华盛顿大学健康测量及评价研究所合作完成的一项关于中国人口健康的全面研究报告于 2019 年 6 月在《柳叶刀》发表，该重磅论文分析了1990年至 2017 年中国 34 个省级行政区（包括港澳台地区）居民的死亡原因。中国国民的第一大死亡原因，已经由下呼吸道感染转变为脑血管意外（卒中）。脑血管意外不仅对患者的危害巨大，轻则致残，重则致死，而且对家庭和社会的冲击力也极高。LAAC作为一种有效性高的预防心源性血栓的心脏介入技术，对于中国这一脑血管意外高发国起到关键功效。因此，大力宣传脑血管意外的危害性并积极推广包括LAAC在内的各种预防理念和措施具有必要性和紧迫性。

尽管已经过将近 20 年的探索，但是LAAC仍然属于心脏介入操作难度较高的干预技术。左心耳解剖形态千差万别，而且其组织壁相当薄弱，对于术者来说有一定的挑战性，正规的培训、临床实战经验的不断积累、保持操作的规范性和严谨性是安全实施LAAC的基本要素。我很荣幸直接参与和见证了中国LAAC的临床起步和发展，也特别怀念与不少中国同道就LAAC全方位学术交流的美好时光，我一直被中国同行对该技术的热情斗志和探索努力所鼓舞和感动。

由上海交通大学附属胸科医院何奔教授组织中国临床一线LAAC专家共同编写的

《左心耳封堵术：技术要点与实战攻略》，立足于LAAC最新的循证医学证据，以生动直观的形式，深入浅出地为读者诠释了LAAC的理念及其相关具体操作和各项临床实战策略，这也是各位作者多年来探索LAAC的临床经验总结。内容丰富、文字精练、图表精准是本书的特色，读者能真正快速了解和具体掌握LAAC的各项精要。

相信《左心耳封堵术：技术要点与实战攻略》的出版能够为大力传播LAAC理念起到积极的推动作用，同时也为从事或者即将从事LAAC事业的同道提供重要的参考和指导，最终为实现"健康中国"的梦想做出贡献。

余江涛

心血管专家

德国科布伦茨和蒙塔鲍尔天主教联合医疗中心心内科及心脏医院（代理）院长

2020年6月　于德国科布伦茨

前　言

心房颤动（atrial fibrillation, AF；简称"房颤"）是最常见的心律失常，随着人口老龄化的加剧和房颤诊断、筛查手段的改进，房颤患病率还会进一步上升。房颤引起的各种症状和相关并发症不仅降低患者生活质量，而且还会造成患者残疾和死亡；围绕房颤的治疗、康复与护理给家庭和社会也造成了巨大经济负担。因此，房颤已成为现代社会所面临的一项重大健康问题。

房颤除了会导致胸闷、心悸及气促等症状外，还会产生各种严重的并发症，其中血栓栓塞性并发症是房颤最常见的并发症，尤其是缺血性卒中，不仅发病率高，而且致残率、致死率高，容易复发，因此，预防房颤导致的卒中及其他血栓栓塞性并发症已成为房颤治疗的基础。预防房颤导致的血栓栓塞并发症的方法有两种，包括传统的长期口服抗凝药（oral anticoagulants, OACs）治疗和近年来发展起来的左心耳封堵术（left atrial appendage closure, LAAC）。根据目前房颤管理指南，长期口服抗凝药物治疗是具有高卒中风险（CHA_2DS_2-VASc评分：男性≥2分，女性≥3分）房颤患者预防卒中的最根本手段，也是房颤综合治疗的基本要求和体现。然而，长期口服抗凝药治疗存在一定的出血风险，患者自身也存在抗凝治疗禁忌证或者不依从、不耐受长期口服抗凝药治疗的情况，这些主、客观因素的存在不仅增加了长期口服抗凝药物治疗的出血风险，而且还限制了其预防房颤导致的卒中及其他血栓栓塞并发症的价值，因此需要有预防房颤卒中的更可行的替代方法。而近20年发展起来的左心耳封堵术作为一种替代长期口服抗凝药物治疗的方法，已被日益增多的循证医学证据证明其在预防缺血性卒中效果上不劣于甚至优于OACs，而且还显著降低出血风险。因此，目前该技术已被中国、美国和欧洲的多个国家的房颤管理指南推荐用于非瓣膜性房颤（non-valvular atrial fibrillation, NVAF）卒中的预防。

左心耳封堵术自2001年开始临床应用至今已取得了快速发展，目前全球范围内已有内塞型（如美国波士顿科学公司生产Watchman和WatchmanFLX封堵器）和外盖型

［如中国先健科技（深圳）有限公司生产LAmbre封堵器和美国雅培公司生产ACP或者Amulet封堵器］两大类型、十数种封堵器用于临床，而且该领域的产品研发及升级换代还在不断深入。然而，在临床操作过程中，除了选择合理的适应证外，还需要麻醉和多种影像学技术的支持与配合，同时还涉及多种器械的综合利用，以及对于围手术期并发症的识别、处理和术后随访管理等。换言之，在左心耳封堵术的临床实践中，唯有科学、合理地配合应用上述多个环节的操作，方可使这项预防性的介入治疗技术合理、安全、有效地用于NVAF卒中的预防。鉴于目前国内外专门介绍左心耳封堵技巧与技术的专著尚少，各种器械发展迅速，且相关专家原本的专科背景不一（如电生理、心脏解剖、冠状动脉等不同的亚专业），他们在操作习惯、影像学应用、效果评估等方面都有不同的风格，因此迫切需要一本实用的介绍操作与实战的专著。

作为国内较早开展该技术的医师团队，我们组织了来自全国左心耳封堵相关领域具有丰富经验的专家共同编写了《左心耳封堵术：技术要点与实战攻略》，从临床实战角度介绍左心耳封堵术及其相关技术的相互配合与科学、合理的应用；通过大量实战病例的展示及难点分析和技巧点评，介绍左心耳封堵术的规范化操作，以便读者或左心耳封堵初学者学习和参考。当然，由于我们自身水平的限制，错误不足之处在所难免，恳切希望各位同仁批评指正。

何 奔

上海交通大学附属胸科医院心内科主任

2020年7月

目　录

第一章
房颤治疗和左心耳封堵术概论

心房颤动（atrial fibrillation, AF；简称"房颤"）是最常见的心律失常，随着年龄的增长，患病率相应增加。调查显示，大约1%的房颤患者年龄＜60岁，而高达12%的房颤患者年龄在75～84岁，超过1/3的房颤患者年龄≥80岁。根据欧洲一项流行病学研究，房颤的发病率在50岁以下低于2%，50～61岁增加到2.1%～4.2%，62～72岁为7.3%～11%，73～79岁为14.4%，80岁以上显著增加到17.6%[1]。各个国家或地区的房颤患病率存在一定差异，这可能与研究设计的差异以及与遗传和环境因素不同有关。根据2010年《全球疾病负担研究》估计，全球按年龄调整的房颤患病率是：男性为0.6%，女性为0.37%。据此估计全球约有3 300万人患有房颤[2]。2014年《中国心血管病报告》指出，中国30～85岁房颤患病率为0.77%，据此估算中国房颤患者为800万～1 000万[3]。房颤的发病除极少数与家族遗传因素相关外，通常还与房间隔缺损、心脏瓣膜病等结构性心脏病和其他如肥胖、吸烟、饮酒、高血压、糖尿病、心力衰竭等风险因素和慢性疾病有关，这些因素不仅增加了房颤的发病率，是老年人发病率高的重要原因，还与房颤卒中和系统性血栓栓塞并发症的风险增加有关[4, 5]。

房颤经常被漏诊，主要原因是阵发性房颤和隐匿型房颤在发作期间无明显症状，患者通常不易察觉，也不易被即时心电图（electrocardiogram, ECG）检出[6, 7]，这可能导致真实世界的房颤患病率比报道的患病率要高。针对房颤的漏诊，2011年美国心脏协会和美国卒中协会联合发布的《卒中一级预防指南》以及2012年欧洲心脏病学会发布的《心房颤动管理指南》更新版，均建议对无房颤病史的卒中患者进行脉搏筛查，以便根据筛查出的脉搏异常进行心电图检测，这样可以提高阵发性或隐匿型房颤的检出率[8, 9]。此外，最近完成的CRYSTAL AF研究显示，通过植入式长程心电监测仪或借助特殊软件使用的电子腕表（如Apple Watch）进行长期心电监测，也可显著提高房颤的检出率[10, 11]。

房颤除了产生胸闷、心悸及气促等症状外，还易产生严重血栓栓塞性并发症，其中缺血性卒中是血栓栓塞性并发症的最严重形式，不仅发病率高（20%～30%），而且致残率、致死率高，还容易复发。房颤引起的各种症状和相关并发症不仅降低患者生活质量，而且还是造成患者残疾和死亡的重要原因；围绕房颤的治疗、康复与护理，给家庭和社会也造成了巨大经济负担。因此，房颤已成为现代社会所面临的一项重大健康问题，而预防房颤卒中及其他血栓栓塞性并发症也已成为房颤综合治疗的最重要内容。

长期口服抗凝药（oral anticoagulants, OACs）治疗是具有高卒中风险（CHA_2DS_2-VASc评分：男性≥2分，女性≥3分）房颤患者预防卒中的最根本手段，也是房颤综合治疗的基本要求和体现。然而，长期口服抗凝药治疗客观上存在一定的出血风险，患者自身也可能存在抗凝治疗禁忌证，以及不依从、不耐受长期口服抗凝药治疗等主观原因，这些主、客观因素的存在不仅增加了长期口服抗凝药物治疗的出血风险，而且还限制了其预防房颤卒中及其他血栓栓塞并发症的价值，因此需要有预防房颤卒中的更可行的替代方法。

左心耳（left atrial appendage）是向左心房前侧壁下缘延伸的盲端结构，人们对左心耳的认识始于20世纪30年代，当时心脏外科医师发现了房颤患者左心耳内有血栓形成现象，并推测左心耳内血栓与缺血性卒中相关，而切除或封闭左心耳有可能对心源性卒中有预防作用。1949年，Madden JL医师首次报道外科切除左心耳可以预防房颤血栓形成[12]，但3年后 Leonard FC和Cogan MA报道，外科切除左心耳并发症较多，建议放弃左心耳切除[13]。20世纪90年代，随着经食管超声（transesophageal echocardiography, TEE）技术的应用与普及，人们对左心耳的认识也进一步深入。文献报道，非瓣膜性房颤（non-valvular atrial fibrillation, NVAF）患者，90%以上的血栓来自左心耳[14, 15]，这一发现进一步确认了左心耳是房颤血栓形成的主要源头所在，也奠定了非药物方法干预左心耳预防NVAF卒中的重要理论基础。

经皮左心耳封堵术（left atrial appendage closure, LAAC）是通过导管将一种塞子样或盖子样装置放置于左心耳内，将左心耳内血流隔绝于循环血流之外，从而对左心耳相关的血栓栓塞及卒中起预防作用。该技术自2001年开始临床应用以来，已经经过PROTECT AF[16]、PREVAIL[17]和PRAGUE-17[18]三项随机对照研究和多个注册及真实世界研究[19-27]证实，使用该技术关闭左心耳在预防缺血性卒中效果上不劣于甚至优于口服抗凝药治疗，而且还显著降低出血风险。因此，目前该技术已被中国、美国和欧洲多个国家的房颤管理指南[28-32]推荐用于NVAF卒中的预防。

左心耳封堵术近年来已取得了快速发展，目前全球范围内已有内塞型（如美国波士顿科学公司生产Watchman和WatchmanFLX封堵器）和外盖型［如中国先健科技（深圳）有限公司生产LAmbre封堵器和美国雅培公司生产ACP或者Amulet封堵器］两大类型的十数种封堵器用于临床，而且该领域的产品研发及升级换代还在方兴未艾和不断深入。在临床实践上还存在不少问题没有答案，如导管消融+左心耳封堵一站式联合是否能够带来更多获益？合并结构性心脏病介入同时关闭左心耳是否可行？左心耳封堵术后残余分流是否增加卒中风险？左心耳封堵术后装置相关血栓（device-related thrombosis, DRT）如何预防及优化抗栓方案？此外，在麻醉方式上采用局部麻醉和全身麻醉是否同样安全？影像指导及评估上使用腔内超声（intracardiac echocardiography, ICE）和经食管超声是否同样有效？这些问题均需要进一步深入研究明确。

左心耳封堵术的应用除了选择合理的适应证以外，不同类型的封堵器有不同技术特征和技术要领，不同解剖特征的左心耳封堵具有不同的操作技巧和挑战性，手术操作上也需要多种器械和多种技巧的综合利用，以及经历围手术期并发症的识别、处理和术后的预防等多个环节。临床实践上，需要将上述多个环节的器械及操作科学、合理地应用与配合，使左心耳封堵这项预防性的介入治疗技术合理、安全、有效地用于NVAF卒中的预防。

（何　奔）

------- 参·考·文·献 -------

［1］ Vidal-Perez R, Otero-Ravina F, Turrado TV, et al. Change in atrial fibrillation status, comments to Val-FAAP registry［J］. Rev EspCardiol (Engl Ed), 2012, 65(5): 490-491, 491-492. DOI: 10.1016/j.recesp.2012.01.003.

［2］ Chugh SS, Havmoeller R, Narayanan K, et al. Worldwide epidemiology of atrial fibrillation: a global burden of disease 2010 study［J］. Circulation, 2014, 129: 837-847.

［3］陈伟伟，高润霖，刘力生，等.《中国心血管病报告2014》概要［J］. 中国循环杂志，2015（7）：617-622.

［4］ January CT, Wann LS, Alpert JS, et al. Yancy CW for the ACC/AHA task force members. 2014 AHA/ACC/HRS guideline for the management of patients with atrial fibrillation: a report of the American College of Cardiology/American Heart Association Task Force on Practice Guidelines and the Heart Rhythm Society ［J］. Circulation, 2014, 130: e199-267.

［5］ Pistoia F, Sacco S, Tiseo C, et al. The epidemiology of atrial fibrillation and stroke ［J］.Cardiol Clin, 2016, 34: 255-268.

［6］ Engdahl J, Andersson L, Mirskaya M, et al. Stepwise screening of atrial fibrillation in a 75-year-old population: implications for stroke prevention ［J］. Circulation, 2013, 127: 930-937.

［7］ Svennberg E, Engdahl J, Al-Khalili F, et al. Mass screening for untreated atrial fibrillation: the STROKESTOP study ［J］. Circulation, 2015, 131: 2176-2184.

［8］ Goldstein LB, Bushnell CD, Adams RJ, et al. American Heart Association Stroke Council, Council on Cardiovascular Nursing, Council on Epidemiology and Prevention, Council for High Blood Pressure Research, Council on Peripheral Vascular Disease, Interdisciplinary Council on Quality of Care and Outcomes Research. Guidelines for the primary prevention of stroke: a guideline for healthcare professionals from the American Heart Association/American Stroke Association ［J］. Stroke, 2011, 42: 517-584.

［9］ Camm AJ, Lip GY, De Caterina R, et al, for the ESC Committee for Practice Guidelines (CPG). 2012 focused update of the ESC guidelines for the management of atrial fibrillation: an update of the 2010 ESC guidelines for the management of atrial fibrillation. Developed with the special contribution of the European Heart Rhythm Association ［J］. Eur Heart J, 2012, 33: 2719-2747.

［10］ Sanna T, Diener HC, Passman RS, et al, for the CRYSTAL AF Investigators. Cryptogenic stroke and underlying atrial fibrillation ［J］. N Engl J Med, 2014, 370: 2478-2486.

［11］ Bumgarner JM, Lambert CT, Hussein AA, et al. Smartwatch algorithm for automated detection of atrial fibrillation ［J］. J Am Coll Cardiol, 2018, 71(21): 2381-2388. doi: 10.1016/j.jacc.2018.03.003.

［12］ Madden JL. Resection of the left auricular appendix; a prophylaxis for recurrent arterial emboli ［J］. J Am Med Assoc, 1949, 140 (9): 769-772.

［13］ Leonard FC, Cogan MA. Failure of ligation of the left auricular appendage in the prevention of recurrent embolism ［J］. N Engl J Med, 1952, 246(19): 733-735.

［14］ Stoddard MF, Dawkins PR, Prince CR, et al. Left atrial appendage thrombus is not uncommon in patients with acute atrial fibrillation and a recent embolic event: a transesophageal echocardiographic study ［J］. J Am Coll Cardiol, 1995 Feb, 25(2): 452-459.

［15］ Blackshear JL, Odell JA. Appendage obliteration to reduce stroke in cardiac surgical patients with atrial fibrillation ［J］. Ann Thorac Surg, 1996, 61(2): 755-759.

［16］ Holmes DR, Reddy VY, Turi ZG, et al. Percutaneous closure of the left atrial appendage versus warfarin therapy for prevention of stroke in patients with atrial fibrillation: a randomised non-inferiority trial ［J］. Lancet, 2009, 374: 534-542.

［17］ Holmes DR Jr, Kar S, Price MJ, et al. Prospective randomized evaluation of the Watchman left atrial appendage closure device in patients with atrial fibrillation versus long-term warfarin therapy: the PREVAIL trial ［J］. J Am Coll Cardiol, 2014, 64: 1-12.

［18］ Osmancik P, Herman D, Neuzil P, et al. Left atrial appendage closure versus direct oral anticoagulants in high-risk patients with atrial fibrillation ［J］. J Am Coll Cardiol, 2020, 75(25): 3122-3135. doi: 10.1016/j.jacc.2020.04.067.

［19］ Boersma LV, Schmidt B, Betts TR, et al. Implant success and safety of left atrial appendage closure with the WATCHMAN device: peri-procedural outcomes from the EWOLUTION registry ［J］. Eur Heart J, 2016, 37: 2465-2474.

［20］ Tzikas A, Shakir S, Gafoor S, et al. Left atrial appendage occlusion for stroke prevention in atrial fibrillation: multicentre experience with the AMPLATZER Cardiac Plug ［J］. EuroIntervention, 2016, 11: 1170-1179.

［21］ Huang H, Liu Y, Xu Y, et al. Percutaneous left atrial appendage closure with the LAmbre device for stroke prevention in atrial fibrillation: a prospective, multicenter clinical study ［J］. JACC Cardiovasc Interv, 2017, 10: 2188-2194.

［22］ Park JW, Sievert H, Kleinecke C, et al. Left atrial appendage occlusion with lambre in atrial fibrillation: initial European experience ［J］. Int J Cardiol, 2018, 265: 97-102.

［23］ Reddy VY, Sievert H, Halperin J, et al. Percutaneous left atrial appendage closure vs warfarin for atrial fibrillation: a randomized clinical trial ［J］. JAMA, 2014, 312: 1988-1998.

［24］ Reddy VY, Doshi SK, Kar S, et al. 5-year outcomes after left atrial appendage closure: from the PREVAIL and PROTECT AF trials［J］. J Am Coll Cardiol, 2017, 70: 2964−2975.

［25］Gangireddy SR, Halperin JL, Fuster V, et al. Percutaneous left atrial appendage closure for stroke prevention in patients with atrial fibrillation: an assessment of net clinical benefit［J］. European Heart Journal, 2012, 33: 2700−2708.

［26］Lukas Hobohm, MD, Ralph S. von Bardeleben, MD, Mir A. Ostad, MD, et al. 5-year experience of in-hospital outcomes after percutaneous left atrial appendage closure in Germany［J］. Journal of the American College of Cardiology, 2019, 1044−1052.

［27］Freeman JV, Varosy P, Price MJ, et al. The NCDR left atrial appendage occlusion registry［J］. J Am Coll Cardiol, 2020, 75(13): 1503−1518. doi: 10.1016/j.jacc.2019.12.040.

［28］Kirchhof P, Benussi S, Kotecha D, et al. 2016 ESC Guidelines for the management of atrial fibrillation developed in collaboration with EACTS［J］. Europace, 2016, 18(11): 1609−1678. DOI: 10.1093/europace/euw295.

［29］January CT, Wann LS, Calkins H, et al. 2019 AHA/ACC/HRS focused update of the 2014 AHA/ACC/HRS guideline for the management of patients with atrial fibrillation: a report of the American College of Cardiology/American Heart Association Task Force on Clinical Practice Guidelines and the Heart Rhythm Society［J］. J Am Coll Cardiol, 2019, 74(1): 104−132. DOI: 10.1016/j.jacc.2019.01.011.

［30］中国医师协会心律学专业委员会心房颤动防治专家工作委，中华医学会心电生理和起搏分会. 心房颤动：目前的认识和治疗建议-2015［J］. 中华心律失常学杂志，2015，19（5）：321−384. DOI: 10.3760/cma.j.issn. 1007-6638. 2015.05.001.

［31］Meschia JF, Bushnell C, Boden-Albala B, et al. Guidelines for the primary prevention of stroke: a statement for healthcare professionals from the American Heart Association/American Stroke Association［J］. Stroke, 2014, 45(12): 3754−3832. DOI: 10.1161/STR.0000000000000046.

［32］黄从新，张澍，黄德嘉，等. 心房颤动：目前的认识和治疗的建议-2018［J］. 中国心脏起搏与心电生理杂志，2018，32（04）：6−59.

第二章
房颤与卒中

第一节 · 房颤相关性卒中的流行病学现状

系统性血栓栓塞事件是房颤最常见和最严重的并发症，其中缺血性卒中最为常见。大样本的流行病学研究显示，房颤患者发生缺血性卒中的总体风险为20%～30%，与房颤的类型和是否接受消融治疗无关[1]；在全因缺血性卒中患者中，房颤所致卒中约占20%。一项来自Framingham的研究显示，经过对5 070名患者长达34年的随访发现，房颤患者发生卒中的风险比非房颤患者大约高5倍[2]，这一结论得到了Marini等研究的确认[3]。根据L'Aquila卒中注册中心1994—1998年的注册数据，缺血性卒中患者中房颤患病率约24.6%，约占全因缺血性卒中的1/4，而且男女患病率均随年龄的增长而增加[4]；而另一项研究表明，房颤患者有

25%～30%会发生严重缺血性卒中[5]。

房颤引起的血栓往往体积较大，血栓脱落引起的缺血性卒中可涉及不同脑血管的供血区域，通常梗死面积大，多表现为双侧或多发部位梗死。研究显示，房颤引起缺血性卒中的后果更为严重，更易复发，1年致死率达到50%，而其他因素引起的缺血性卒中1年致死率为27%[6]；另一项研究显示，房颤相关性卒中5年存活率仅为39%，复发率为21.5%[7]。此外，房颤也是导致隐源性卒中的重要原因，而隐源性卒中占全部缺血性卒中的1/3，这表明房颤引起缺血性卒中的比例可能更高，需要对隐源性卒中患者加强房颤的筛查和识别，以便尽早进行预防。

第二节 · 房颤致血栓形成的机制

一、房颤致血栓形成

早在1996年就有人提出，房颤导致血栓形成或高凝状态的原因与房颤导致左心房内血流减慢或者静止以及左心房和左心耳（left atrial appendage, LAA）结构改变有关[8-10]。房颤及其血栓栓塞并

发症的病理生理基础目前比较公认的观点是心房肌病[11]。在房颤引起心房肌病过程中，多种细胞因子参与心肌细胞重塑，导致心肌细胞受损、脂肪浸润以及纤维化，最终导致左心房和左心耳体积增大、收缩能力减退和排空受阻，这进一步促使左心房血流速度减慢和淤滞，从而导致血栓形成和卒中

风险增加[12]。临床上，经食管超声（TEE）显示的左心房/左心耳内云雾状自发显影、左心耳峰值流速减慢均显著增加卒中的风险，目前已被认为是房颤卒中的独立预测因子[13]。

此外，心肌活检显示：二尖瓣疾病患者中，左心耳内出现较为明显的损伤，但二尖瓣狭窄患者较二尖瓣反流患者左心耳损伤更为明显。根据尸解资料，房颤卒中死亡患者中，左心耳内膜非常粗糙，同时伴有血栓、脂肪和纤维化等成分。在持续性房颤和长程持续性房颤患者中，由于纤维结缔组织增生，导致左心耳心内膜增厚，并伴有梳状肌的减少，左心房也出现心肌细胞肥厚、坏死以及单核细胞浸润的病理改变。实验室检测还发现，房颤患者纤维蛋白原、vWF和D-二聚体、金属蛋白酶和TGF-β因子的水平上升，这些因子水平的升高预示血管内血栓形成的风险增加。此外，心脏磁共振显像可以检测到左心耳内明显的瘢痕区域，这也与血栓形成风险的增加相关[14]。

房颤患者易栓状态也与炎症因子、生长因子、一氧化氮和肾素-血管紧张素-醛固酮系统等相关。研究发现，房颤患者炎症介质升高，如CD40配体（由血小板释放）升高可促进组织因子的表达和血栓形成。此外，房颤患者的心房组织中血管紧张素转化酶表达增加，后者不仅具有促炎、促纤维化和潜在的致栓作用，还可促进心房重构和血栓形成。

最近研究还显示，基因异常、房间隔与心房壁损伤、心内膜异常等因素也参与了左心房内血栓形成的过程（图2-2-1）。

二、左心耳在房颤血栓形成中的作用

左心耳系胚胎起源，是向左心房前侧壁下缘延伸的盲端结构。左心耳形状不规则，基底部较细，其内存在丰富的梳状肌及肌小梁。左心耳在TEE观察下位于左回旋支的上方，毗邻左上肺静脉以及二尖瓣；回旋支靠近左心耳口部，可以此为标志测量

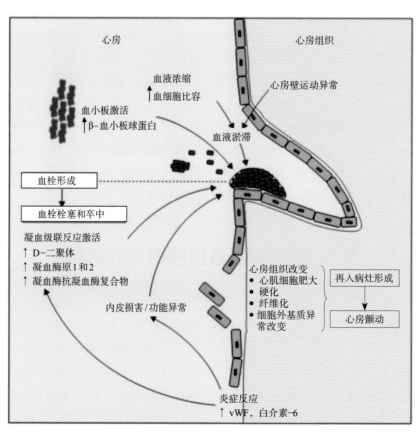

图2-2-1 房颤致血栓形成的机制

心耳开口的大小（图2-2-2）。

20世纪90年代，左心耳被发现在房颤血栓形成和缺血性卒中事件中起关键作用。1995年，Marcus等[15]通过TEE对370名急性房颤患者（0～3天病程）和慢性房颤患者（3天～25年病程）分别检测，发现两种房颤类型左心耳血栓的占比分别为95%和98%。1996年，Blackshea等[16]对

3 504例尸检病例进行大样本量统计分析，结果发现，非瓣膜性房颤患者，90%以上的血栓来自左心耳，而瓣膜性房颤患者中，左心耳来源的血栓仅占57%。有趣的是，Amit等[17]还报道了一名房颤患者在TEE检查过程中左心耳内血栓形成和血栓从左心耳脱落并消失的动态图像，以及4小时后发生缺血性卒中的动态经过（图2-2-3）。该病例为房颤

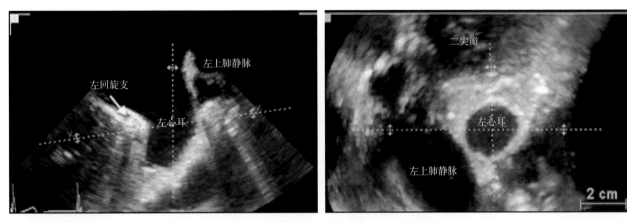

图2-2-2 食管超声下左心耳及其毗邻结构

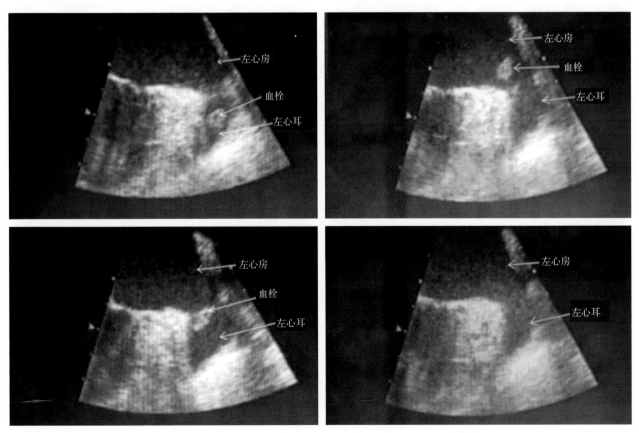

图2-2-3 TEE显示左心耳内血栓脱落至消失的动态过程[17]

患者左心耳血栓脱落导致卒中提供了直接的影像学证据。

2016年，Lip等[18]在利伐沙班溶解房颤患者左心房血栓研究中发现58例血栓，其中55例（94.8%）血栓起源于左心耳，再次印证了左心耳是房颤患者血栓的主要来源。近期，Alberto等[19]在1 420名房颤/房扑患者中进行了TEE检查，结果在87名房颤患者中探测到91例心源性栓子，血栓探测的概率为6.13%（87/1 420）。这些心源性栓子中，只有1例栓子来源于左心房1.15%（1/87），3例来源于右心耳3.44%（3/87），其余所有栓子来源均为左心耳。

上述研究结果一致显示左心耳是房颤血栓形成的主要源头所在，这为器械干预左心耳预防房颤卒中提供了重要的理论基础，并催生了该项技术的诞生和发展。左心耳干预方法有介入封堵和外科治疗两种，其中介入治疗包括左心耳封堵术[20-23]和左心耳结扎术[24]，通过特殊器械从左心房内封堵心耳腔或从外部结扎心耳颈部来关闭左心耳；而外科治疗主要通过手术方法将左心耳切除[25]。左心耳封堵术由于其具有创伤小、安全性高、手术时间短等特点，临床上应用最为广泛。

房颤患者左心耳内血栓形成的经典机制为"魏克三征"（Virchow's traid）：即血流阻滞、左心房壁异常、凝血功能增强[26]。Lee等[27]发现房颤并发卒中的患者与非卒中患者相比左心耳的口部更宽、容积更大、流速更低，这是房颤卒中的独立预测因子。同样，其他研究也报道了左心耳容积[28]、左心耳流速、排空因素[29]以及不同心耳形态（图2-2-4）等对房颤患者卒中血栓形成的影响。

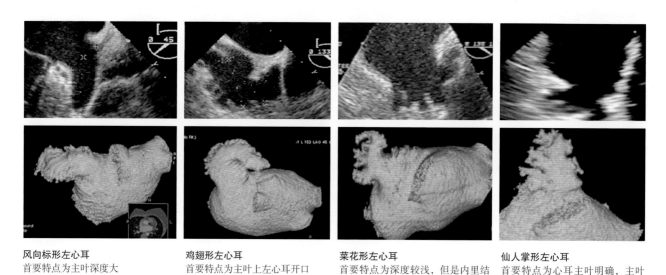

风向标形左心耳
首要特点是主叶深度大

鸡翅形左心耳
首要特点为主叶上左心耳开口下段有锐利的弯曲

菜花形左心耳
首要特点为深度较浅，但是内里结构复杂

仙人掌形左心耳
首要特点为心耳主叶明确，主叶上有众多二级分叶

图2-2-4 不同形态左心耳及特点

第一排4幅图像为TEE图；第二排4幅图像为CT三维成像图

第三节 · 房颤患者卒中风险的评估

房颤患者除年龄外，往往合并高血压、糖尿病、心力衰竭、冠心病等多个危险因素，这些因素不仅与房颤的发病和复发有关，也增加发生缺血性卒中和其他系统性血栓栓塞事件的风险。CHA_2DS_2-VASc评分（表2-3-1）自2010年首次被欧洲心脏病协会（European Society of Cardiology, ESC）房颤管理指南[30]引用以来，目前已在全球范围内广泛用于房颤患者卒中风险的评估和作为是否启动抗凝治

表2-3-1 CHA$_2$DS$_2$-VASc评分标准

危 险 因 素	积 分
充血性心力衰竭/左心室功能障碍（C）	1
高血压（H）	1
年龄≥75岁（A）	2
糖尿病（D）	1
既往卒中/TIA*/血栓栓塞史（S）	2
血管疾病（V）	1
年龄65～74岁（A）	1
性别（女性）（Sc）	1
总积分	9

注：* TIA（transient ischemic attack），短暂性脑缺血发作。

疗的依据。2016年ESC房颤管理指南[31]建议，男性CHA$_2$DS$_2$-VASc评分≥2分、女性≥3分，发生卒中的风险明显增高，建议给予长期抗凝治疗。

然而，CHA$_2$DS$_2$-VASc评分也有其固有的局限性，对缺血性卒中的预测价值不仅仅限于房颤，对非房颤患者也有预测意义，对某些特定人群，如肾功能不全和亚洲人群预测价值相对较弱[32]。因此，

从2010年以来，ATRIA、ABC 和 GARFIELD-AF等评分方案[33-40]也被设计用于房颤患者卒中的风险预测，但没有像CHA$_2$DS$_2$-VASc评分系统一样被广泛传播和被国际指南采纳。

近年来，其他越来越多的因素也被发现与房颤卒中风险增加有关，这些因素包括：① 房颤负荷。大样本meta分析[41, 42]显示，房颤负荷越大，卒中风险越高。② 左心房解剖和功能。研究显示，左心房尺寸每增大10 mm，卒中风险增加40%～100%[43]；左心房储备功能每降低1%，卒中风险增加7%[44]；左心房纤维化越重，卒中风险越高[45]。③ 左心耳解剖和功能。左心耳越大，卒中风险越高（如左心耳容量 > 34 cm^3，卒中风险增加7倍[46]）；左心耳排空速度 < 35 cm/s，左心房/左心耳血栓和自发显影的风险增加了28倍[47]；左心耳峰值流速 < 20 cm/s，系统性血栓栓塞的风险增加4.1倍[48]；左心耳解剖形态与卒中风险有关，鸡翅形心耳发生卒中的风险较低，而仙人掌、风向袋和菜花状心耳卒中的风险比鸡翅形心耳分别增加了4.1倍、4.5倍和8倍[49, 50]。④ 生物标志物。有研究显示，血清肌钙蛋白水平和NT-proBNP水平升高与卒中风险增加也密切相关[51-53]。⑤ 其他因素。如炎症因子、心电图P波指数等。

第四节 · 房颤卒中的预防

房颤除CHA$_2$DS$_2$-VASc评分所述危险因素外，也存在房颤负荷过大、左心房/左心耳解剖和功能改变、血清生物标志物肌钙蛋白和BNP升高等情况，这些因素的存在不仅与房颤的发病和复发有关，也与缺血性卒中和其他系统性血栓栓塞事件的风险增加密切相关[30, 41-53]。根据2016年欧洲房颤管理指南（ESC 2016），房颤患者发生缺血性卒中的总体风险为20%～30%，与房颤的类型和是否接受消融治疗无关[31]。因此，根据目前房颤管理的国际指南[31, 54-57]，应当根据卒中风险的高低（用CHA$_2$DS$_2$-VASc评分评价）、是否存在抗凝药物禁忌和出血风险等情况，给予合适的口服抗凝药物或

非药物方法预防卒中及其他系统性血栓栓塞事件。

一、口服抗凝治疗的使用状况和局限性

尽管长期口服抗凝药治疗已被目前的房颤管理指南优先推荐用于房颤卒中的预防[31, 54-57]，但抗凝药物治疗本身存在一定的使用禁忌证和出血风险（通常用HAS-BLED评分评价，如HAS-BLED评分≥3分，则具备高出血风险，见表2-4-1），患者也存在不依从或不耐受长期抗凝治疗的主观原因（如担心出血或存在高出血风险、主观拒绝、擅自停药或不按医嘱服药等），这些主、客观因素的存在限

表2-4-1　HAS-BLED出血风险积分

危 险 因 素	积分
未控制的高血压（H）（SBP > 160 mmHg）	1
肝功能异常（肝硬化或者胆红素 > 2倍正常值或 AST/ALT/AP > 3倍正常值）	1
肾功能异常（透析、肾移植、Cr > 200 μmol/L）	1
卒中史	1
出血史	1
INR值波动（小于目标范围时间的 < 60%）	1
年龄≥65岁	1
药物（服用非甾体抗炎药、阿司匹林或吸毒）	1
嗜酒（每周饮酒 > 8次）	1
总积分	9

注：SBP，收缩压；AST，谷草转氨酶；ALT，谷丙转氨酶；AP，碱性磷酸酶；Cr，肌酐；INR，国际标准化比值。

制了长期口服抗凝药物治疗对房颤卒中预防的价值。根据大规模、随机化、对照的ARISTOLE[58]、ROCKET-AF[59]和RE-LY[60]研究，包括新型口服抗凝药（novel oral anticoagulant, NOAC）和华法林在内的口服抗凝药物治疗均具有较高的出血风险，每年大出血事件发生率为2.13% ~ 3.6%，每年全部出血事件的累计发生率为14.4% ~ 25.6%。由于发生出血或担心出血等因素，上述临床试验受

试者在接受充分监督和严密随访的情况下抗凝治疗的停药率高达16.6% ~ 25.3%。真实世界中，房颤患者不仅接受抗凝药物治疗的比例低，而且停药比例更高。在欧洲，房颤患者接受抗凝药物治疗的比例约为50%，但5年后停药比例却高达70%[61]。中国的情况是，不仅房颤患者接受抗凝药物治疗的比例低，约占10%[62]，而且抗凝药物治疗3个月后22.1%停药，1年后44.4%停药，随访至2年有近60%的患者停药[63]。

综上所述，由于长期抗凝药物治疗本身存在较高的出血风险，患者也存在抗凝药物治疗禁忌，或者拒绝/不依从/不耐受抗凝治疗的问题，这些客观和主观的局限性致使抗凝治疗对房颤卒中的预防价值存在折扣，因此需要一种更为理想和安全的替代方法。

二、左心耳封堵术在预防房颤卒中中的作用

（一）左心耳——房颤血栓的起源

左心耳是房颤血栓形成的主要部位，这一理论得到过去20年来的研究的检验。研究显示，非瓣膜性房颤左心房内血栓90%以上位于左心耳[15, 16]（图2-4-1）。换言之，左心耳是房颤引起缺血性卒中和其他系统性血栓事件的主要源头所在和罪魁祸首。如果采用某种装置封堵左心耳开口，这样左心房内缓慢、淤滞的血流或形成的小血栓就不会进

左心耳内大块血栓

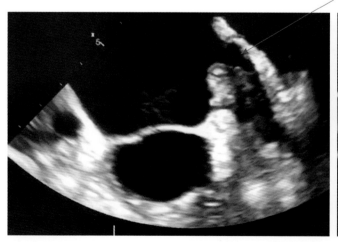 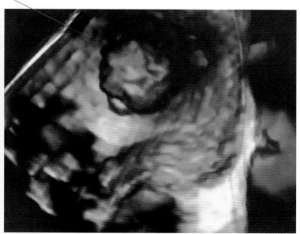

图2-4-1　食管超声检测显示左心耳内大块血栓

入左心耳内形成大块血栓，从理论上就可以减少绝大多数左心耳内大块血栓形成及其脱落引起的缺血性卒中，这正是左心耳封堵预防房颤卒中的理论基础。这一理论不仅催生并推动了左心耳封堵术的发展，而且作为一种重要的非药物治疗手段日益被公众所接受，并被多个国际指南/共识[31, 54, 55, 57, 64]推荐用于房颤卒中的预防。

（二）左心耳封堵术可行性及在预防房颤卒中中的价值

左心耳封堵术并不十分复杂，成功率高，并发症发生率低。以目前临床应用最广泛、循证医学证据最多的Watchman封堵器为例，在2005年开展的PROTECT AF研究中左心耳封堵术成功率仅为91%，围手术期并发症发生率较高（约8.4%）[65]，但随着手术经验的积累、技术的成熟和操作的规范化，手术成功率显著提高，围手术期主要并发症发生率大幅降低。2010—2014年开展的PREVAIL研究中，手术成功率提高到95.1%，7天围手术期主要不良事件发生率则大幅降低到4.2%[66]。到2016年发布的EWOLUTION多中心注册研究中手术成功率更是提高到98.5%，而围手术期主要不良事件率则降低到2.7%[67]。尽管其他类型封堵器如ACP/Amulet、LAmbre在设计理念和操作上与Watchman封堵器不同，但具有近似的手术成功率和安全性[68-70]。

尽管2009年发表的PROTECT AF[65]和2014年发表的PREVAIL[66]两个前瞻性、随机化、对照研究的1～2年随访结果揭示了左心耳封堵在预防卒中和其他系统性血栓事件方面不劣于华法林，但由于随访时间不够长，许多学者对其长期疗效仍然存疑。然而，后期陆续发布的PROTECT AF和PREVAIL研究的3～5年长期随访结果则有助于消除上述疑虑。2014年，*JAMA*杂志公布了PROTECT AF研究3.8年的随访结果，不仅再次证实左心耳封堵在预防卒中/系统性血栓事件/心血管死亡/其他不明原因死亡的复合终点事件发生率上不劣于华法林（2.3% vs. 3.8%），而且统计学上还达到了优效性标准[71]。2017年12月，PROTECT AF和PREVAIL研究5年随访结果的联合分析依然证实，左心耳封堵组在卒中/系统性血栓/心血管死亡的复合终点事件发生率上不劣于甚至优于华法林组，在降低心血管死亡/不明原因死亡、致残/致死性卒中、出血性卒中和主要出血事件上明显优于华法林[72]。此外，根据来自PROTECT AF研究707名患者和CAP注册研究566名患者终点事件的事后分析，将扣除华法林组的获益作为年净获益，使用Watchman装置封堵左心耳在减少缺血性卒中、颅内出血、大出血、心包积液和死亡等临床事件方面，在PROTECT AF组的1 623名患者年中的年净获益率为1.73%，在CAP组的741名患者年中的年净获益率为4.97%；既往有缺血性卒中/TIA病史的患者在CAP中的年净获益率更是明显高于PROTECT AF组（8.68% vs. 4.30%）；而且该研究还显示卒中风险评分（CHADS$_2$评分）越高，临床净获益越大[73]。

然而，上述左心耳封堵的循证医学证据是基于左心耳封堵同华法林比较获得的，长期以来仍然缺乏与NOAC相比较的大型RCT研究证据。2019欧洲心脏病大会上公布的首个小样本的随机化PRAGUE-17研究[73]，该研究旨在评价左心耳封堵（其中38.7%为Watchman封堵器，61.3%为Amulet）封堵器是否不亚于NOAC，经过30个月随访，左心耳封堵组在降低全因卒中/TIA/心血管死亡的复合终点事件发生率上不亚于NOAC。最近两项网络荟萃分析也显示，左心耳封堵在预防死亡、卒中或系统性血栓事件上与NOAC相当甚至更优，而且这种优势随时间推移更为显著[75, 76]。除了Watchman与ACP/Amulet，其他类型左心耳封堵装置的循证医学证据相对较少，目前Amulet与Watchman装置头对头比较的Amulet IDE研究[77]还在进行当中；近年来国产LAmbre封堵装置[先健科技（深圳）有限公司]的临床试验结果也受到瞩目，初步研究显示，使用LAmbre装置封堵左心耳的手术成功率为99%～100%，手术并发症为3.3%～6.7%，152名接受LAmbre左心耳封堵装置的患者中随访1年仅有1例TIA和3例小出血事件，未观察到器械相关血栓形成，显示LAmbre左心耳封堵装置的安全性和有效性不劣于国外同类产品[78, 79]。

（江立生）

参·考·文·献

［1］ Kirchhof P, Benussi S, Kotecha D, et al. 2016 ESC Guidelines for the management of atrial fibrillation developed in collaboration with EACTS［J］. Europace, 2016, 18(11): 1609−1678.

［2］ Wolf PA, Abbott RD, Kannel WB. Atrial fibrillation as an independent risk factor for stroke: the Framingham Study［J］. Stroke, 1991, 22: 983−988.

［3］ Marini C, De Santis F, Sacco S, et al. Contribution of atrial fibrillation to incidence and outcome of ischemic stroke: results from a population-based study［J］. Stroke, 2005, 36: 1115−1119.

［4］ Carolina M, Federica S, Taylor R, et al. Time trend of first-ever stroke in the L'Aquila registry［J］. 2000, 21: S127.

［5］ Engdahl J, Andersson L, Mirskaya M, et al. Stepwise screening of atrial fibrillation in a 75-year-old population: implications for stroke prevention［J］. Circulation, 2013, 127: 930−937.

［6］ Knight E. How can we avoid a stroke crisis? Working group report: stroke prevention in patients with atrial fibrillation［J］. Caorsi, 2009, 8(1): 20−30.

［7］ Hayden DT, Hannon N, Callaly E, et al. Rates and determinants of 5-year outcomes after atrial fibrillation-related stroke: a population study［J］. Stroke, 2015, 46(12): 3488−3493.

［8］ Lip GY. Does atrial fibrillation confer a hypercoagulable state?［J］. Lancet, 1995, 346: 1313−1314.

［9］ Khan AA, Lip GYH. The prothrombotic state in atrial fibrillation: pathophysiological and management implications［J］. Cardiovasc Res, 2019, 115: 31−45.

［10］ Watson T, Shantsila E, Lip GY. Mechanisms of thrombogenesis in atrial fibrillation: Virchow's triad revisited［J］. Lancet, 2009, 373: 155−166.

［11］ Goette A, Kalman JM, Aguinaga L, et al. EHRA/HRS/APHRS/SOLAECE expert consensus on atrial cardiomyopathies: definition, characterization, and clinical implication［J］. Europace, 2016, 18: 1455−1490.

［12］ Sanfilippo AJ, Abascal VM, Sheehan M, et al. Atrial enlargement as a consequence of atrial fibrillation. A prospective echocardiographic study［J］. Circulation, 1990, 82: 792−797.

［13］ Takada T, Yasaka M, Nagatsuka K, et al. Blood flow in the left atrial appendage and embolic stroke in nonvalvular atrial fibrillation［J］. Eur Neurol, 2001, 46: 148−152.

［14］ Glikson M, Wolff R, Hindricks G, et al. EHRA/EAPCI expert consensus statement on catheter-based left atrial appendage occlusion — an update［J］. EuroIntervention, 2019 online publish.

［15］ Stoddard MF, Dawkins PR, Prince CR, et al. Left atrial appendage thrombus is not uncommon in patients with acute atrial fibrillation and a recent embolic event: a transesophageal echocardiographic study［J］. J Am Coll Cardiol, 1995 Feb, 25(2): 452−459.

［16］ Blackshear JL, Odell JA. Appendage obliteration to reduce stroke in cardiac surgical patients with atrial fibrillation［J］. Ann Thorac Surg, 1996, 61(2): 755−759.

［17］ Parekh A, Jaladi R, Sharma S, et al. The case of a disappearing left atrial appendage thrombus direct visualization of left atrial thrombus migration, captured by echocardiography, in a patient with atrial fibrillation, resulting in a stroke［J］. Circulation, 2006, 114: e513−e514.

［18］ Lip GYH, Hammerstingl C, Marin F, et al. Left atrial thrombus resolution in atrial fibrillation or flutter: results of a prospective study with rivaroxaban (X-TRA) and a retrospective observational registry providing baseline data (CLOT-AF)［J］. American Heart Journal, 2016 Aug 1, 178: 126−134.

［19］ Cresti A, García-Fernández MA, Sievert H, et al. Prevalence of extra-appendage thrombosis in non-valvular atrial fibrillation and atrial flutter in patients undergoing cardioversion: a large transesophageal echo study［J］. EuroIntervention, 2019, 15: e225−e230.

［20］ Reddy VY, Doshi SK, Sievert H, et al. Percutaneous left atrial appendage closure for stroke prophylaxis in patients with atrial fibrillation: 2.3-year follow-up of the PROTECT AF (Watchman left atrial appendage system for embolic protection in patients with atrial fibrillation) trial［J］. Circulation, 2013, 127: 720−729.

［21］ Gloekler S, Shakir S, Doblies J, et al. Early results of first versus second generation Amplatzeroccluders for left atrial appendage closure in patients with atrial fibrillation［J］. Clin Res Cardiol, 2015, 104: 656−665.

［22］ Huang H, Liu Y, Xu Y, et al. Percutaneous left atrial appendage closure with the LAmbre device for stroke prevention in atrial fibrillation: a prospective, multicenter clinical study［J］. JACC Cardiovasc Interv, 2017, 10: 2188−2194.

［23］Sabiniewicz R, Hiczkiewicz J, Wanczura P, et al. First-inhuman experience with the cardia ultraseal left atrial appendage closure device: the feasibility study［J］. Cardiol J, 2016, 23: 652−654.

［24］Bartus K, Han FT, Bednarek J, et al. Percutaneous left atrial appendage suture ligation using the LARIAT device in patients with atrial fibrillation: initial clinical experience［J］. J Am Coll Cardiol, 2013, 62: 108−118.

［25］Badhwar V, Rankin JS, Damiano RJ Jr, et al. The Society of Thoracic Surgeons 2017 Clinical Practice Guidelines for the Surgical Treatment of Atrial Fibrillation［J］. Ann Thorac Surg, 2017, 103: 329−341.

［26］Watson T, Shantsila E, Lip GY. Mechanisms of thrombogenesis in atrial fibrillation: Virchow's triad revisited［J］. Lancet, 2009, 373: 155−166.

［27］Lee JM, Shim J, Uhm JS, et al. Impact of increased orifice size and decreased flow velocity of left atrial appendage on stroke in nonvalvular atrial fibrillation［J］. Am J Cardiol, 2014, 113(6): 963.

［28］Burrell LD, Horne BD, Anderson JL, et al. Usefulness of left atrial appendage volume as a predictor of embolic stroke in patients with atrial fibrillation［J］. Am J Cardiol, 2013 Oct 15, 112(8): 1148−1152.

［29］Narumiya T, Sakamaki T, Sato Y, et al. Relationship between left atrial appendage function and left atrial thrombus in patients with nonvalvular chronic atrial fibrillation and atrial flutter［J］. Circulation Journal, 2003, 67(1): 68−72.

［30］Camm AJ, Kirchhof P, Lip GY, et al; ESC Committee for Practice Guidelines, European Heart Rhythm Association, European Association for Cardio-Thoracic Surgery. Guidelines for the management of atrial fibrillation: the Task Force for the Management of Atrial Fibrillation of the European Society of Cardiology (ESC)［J］. Europace, 2010, 12: 1360−1420.

［31］Kirchhof P, Benussi S, Kotecha D, et al. 2016 ESC Guidelines for the management of atrial fibrillation developed in collaboration with EACTS［J］. Europace, 2016 Nov, 18(11): 1609−1678.

［32］Alkhouli M, Friedman PA. Ischemic stroke risk in patients with nonvalvular atrial fibrillation: JACC Review Topic of the Week［J］. J Am Coll Cardiol, 2019 Dec 17, 74(24): 3050−3065.

［33］Piccini JP, Stevens SR, Chang Y, et al. Renal dysfunction as a predictor of stroke and systemic embolism in patients with nonvalvular atrial fibrillation: validation of the R(2)CHADS(2) index in the ROCKET AF (Rivaroxaban Once-daily, oral, direct factor Xa inhibition compared with vitamin K antagonism for prevention of stroke and Embolism Trial in Atrial Fibrillation) and ATRIA (An Ticoagulation and Risk factors In Atrial fibrillation) study cohorts［J］. Circulation, 2013, 127: 224−232.

［34］Cha MJ, Cho Y, Oh IY, et al. Validation of conventional thromboembolic risk factors in a Korean atrial fibrillation population: suggestion for a novel scoring system, CHA2DS2-VAK［J］. Circ J, 2018, 82: 2970−2975.

［35］Chao TF, Lip GY, Liu CJ, et al. Validation of a modified CHA2DS2-VASc score for stroke risk stratification in Asian patients with atrial fibrillation: a nationwide cohort study［J］. Stroke, 2016, 47: 2462−2469.

［36］Fox KAA, Lucas JE, Pieper KS, et al. Improved risk stratification of patients with atrial fibrillation: an integrated GARFIELD-AF tool for the prediction of mortality, stroke and bleed in patients with and without anticoagulation［J］. BMJ Open, 2017, 7: e017157.

［37］Hijazi Z, Lindback J, Alexander JH, et al. The ABC (age, biomarkers, clinical history) stroke risk score: a biomarker-based risk score for predicting stroke in atrial fibrillation［J］. Eur Heart J, 2016, 37: 1582−1590.

［38］Kabra R, Girotra S, Vaughan Sarrazin M. Refining stroke prediction in atrial fibrillation patients by addition of African-American ethnicity to CHA2DS2-VASc score［J］. J Am Coll Cardiol, 2016, 68: 461−470.

［39］Singer DE, Chang Y, Borowsky LH, et al. A new risk scheme to predict ischemic stroke and other thromboembolism in atrial fibrillation: the ATRIA study stroke risk score［J］. J Am Heart Assoc, 2013, 2: e000250.

［40］Tomita H, Okumura K, Inoue H, et al. Validation of risk scoring system excluding female sex from CHA2DS2-VASc in Japanese patients with nonvalvular atrial fibrillation: subanalysis of the JRHYTHM registry［J］. Circ J, 2015, 79: 1719−1726.

［41］Ganesan AN, Chew DP, Hartshorne T, et al. The impact of atrial fibrillation type on the risk of thromboembolism, mortality, and bleeding: a systematic review and meta-analysis［J］. Eur Heart J, 2016, 37: 1591−1602.

［42］Lilli A, Di Cori A, Zaca V. Thromboembolic risk and effect of oral anticoagulation according to atrial fibrillation patterns: a systematic review and meta-analysis［J］. Clin Cardiol, 2017, 40: 641−647.

［43］Hamatani Y, Ogawa H, Takabayashi K, et al. Left atrial enlargement is an independent predictor of stroke and systemic embolism in patients with non-valvular atrial fibrillation［J］. Sci Rep, 2016, 6: 31042.

［44］Leong DP, Joyce E, Debonnaire P, et al. Left atrial dysfunction in the pathogenesis of cryptogenic stroke: novel insights from speckle-tracking echocardiography［J］. J Am Soc Echocardiogr, 2017, 30: 71−79.e1.

［45］Daccarett M, Badger TJ, Akoum N, et al. Association of left atrial fibrosis detected by delayed-enhancement magnetic resonance imaging and the risk of stroke in patients with atrial fibrillation［J］. J Am Coll Cardiol, 2011, 57: 831−838.

［46］Lee JM, Shim J, Uhm JS, et al. Impact of increased orifice size and decreased flow velocity of left atrial appendage on stroke in nonvalvular atrial fibrillation［J］. Am J Cardiol, 2014, 113: 963−969.

［47］Fatkin D, Kelly RP, Feneley MP. Relations between left atrial appendage blood flow velocity, spontaneous echocardiographic contrast and thromboembolic risk in vivo［J］. J Am Coll Cardiol, 1994, 23: 961−969.

［48］Kamp O, Verhorst PM, Welling RC, et al. Importance of left atrial appendage flow as a predictor of thromboembolic events in patients with atrial fibrillation［J］. Eur Heart J, 1999, 20: 979−985.

［49］Di Biase L, Santangeli P, Anselmino M, et al. Does the left atrial appendage morphology correlate with the risk of stroke in patients with atrial fibrillation? Results from a multicenter study［J］. J Am Coll Cardiol, 2012, 60: 531−538.

［50］Lupercio F, Carlos Ruiz J, Briceno DF, et al. Left atrial appendage morphology assessment for risk stratification of embolic stroke in patients with atrial fibrillation: a meta-analysis［J］. Heart Rhythm, 2016, 13: 1402−1409.

［51］Hijazi Z, Oldgren J, Andersson U, et al. Cardiac biomarkers are associated with an increased risk of stroke and death in patients with atrial fibrillation: a Randomized Evaluation of Long-term Anticoagulation Therapy (RE-LY) substudy［J］. Circulation, 2012, 125: 1605−1616.

［52］Hijazi Z, Wallentin L, Siegbahn A, et al. High-sensitivity troponin T and risk stratification in patients with atrial fibrillation during treatment with apixaban or warfarin［J］. J Am Coll Cardiol, 2014, 63: 52−61.

［53］Hijazi Z, Wallentin L, Siegbahn A, et al. Nterminal pro-B-type natriuretic peptide for risk assessment in patients with atrial fibrillation: insights from the ARISTOTLE Trial (Apixaban for the Prevention of Stroke in Subjects With Atrial Fibrillation)［J］. J Am Coll Cardiol, 2013, 61: 2274−2284.

［54］中国医师协会心律学专业委员会心房颤动防治专家工作委，中华医学会心电生理和起搏分会. 心房颤动：目前的认识和治疗建议-2015［J］. 中华心律失常学杂志，2015，19（5）：321−384.

［55］黄从新，张澍，黄德嘉，等. 心房颤动：目前的认识和治疗的建议-2018［J］. 中国心脏起搏与心电生理杂志，2018，32（04）：6−59.

［56］January CT, Wann LS, Alpert JS, et al. 2014 AHA/ACC/HRS guideline for the management of patients with atrial fibrillation: a report of the American College of Cardiology/American Heart Association Task Force on Practice Guidelines and the Heart Rhythm Society［J］. J Am Coll Cardiol, 2014 Dec 2, 64(21): e1−76.

［57］January CT, Wann LS, Calkins H, et al. 2019 AHA/ACC/HRS Focused Update of the 2014 AHA/ACC/HRS Guideline for the Management of Patients With Atrial Fibrillation: a report of the American College of Cardiology/American Heart Association Task Force on Clinical Practice Guidelines and the Heart Rhythm Society［J］. J Am Coll Cardiol, 2019, 74(1): 104−132.

［58］Granger CB, Alexander JH, McMurray JJ, et al; ARISTOTLE Committees and Investigators. Apixaban versus warfarin in patients with atrial fibrillation［J］. N Engl J Med, 2011, 365: 981−992.

［59］Patel MR, Mahaffey KW, Garg J, et al; ROCKET AF Investigators. Rivaroxaban versus warfarin in nonvalvular atrial fibrillation［J］. N Engl J Med, 2011, 365: 883−891.

［60］Wallentin L, Yusuf S, Ezekowitz MD, et al; RE-LY investigators. Efficacy and safety of dabigatran compared with warfarin at different levels of international normalised ratio control for stroke prevention in atrial fibrillation: an analysis of the RE-LY trial［J］. Lancet, 2010, 376: 975−983.

［61］Gumbinger C, Holstein T, Stock C, et al. Reasons underlying non-adherence to and discontinuation of anticoagulation in secondary stroke prevention among patients with atrial fibrillation［J］. Eur Neurol, 2015, 73: 184−191.

［62］Hu D, Sun Y. Epidemiology, risk factors for stroke, and management of atrial fibrillation in China［J］. J Am Coll Cardiol, 2008, 52(10): 865−868.

［63］Wang ZZ, Du X, Wang W, et al. Long-term persistence of newly initiated warfarin therapy in Chinese patients with nonvalvular atrial fibrillation［J］. Circ Cardiovasc Qual Outcomes, 2016, 9: 380−387.

［64］中华医学会心血管病学分会，中华心血管病杂志编辑委员会. 中国左心耳封堵预防心房颤动卒中专家共识（2019）［J］. 中华心血管病杂志，2019，47（12）：937-955.

［65］Holmes DR, Reddy VY, Turi ZG, et al. Percutaneous closure of the left atrial appendage versus warfarin therapy for prevention of stroke in patients with atrial fibrillation: a randomised non-inferiority trial［J］. Lancet, 2009, 374: 534-542.

［66］Holmes DR Jr, Kar S, Price MJ, et al. Prospective randomized evaluation of the Watchman Left Atrial Appendage Closure device in patients with atrial fibrillation versus long-term warfarin therapy: the PREVAIL trial［J］. J Am Coll Cardiol, 2014, 64: 1-12.

［67］Boersma LV, Schmidt B, Betts TR, et al. Implant success and safety of left atrial appendage closure with the WATCHMAN device: peri-procedural outcomes from the EWOLUTION registry［J］. Eur Heart J, 2016, 37: 2465-2474.

［68］Tzikas A, Shakir S, Gafoor S, et al. Left atrial appendage occlusion for stroke prevention in atrial fibrillation: multicentre experience with the AMPLATZER Cardiac Plug［J］. Euro Intervention, 2016, 11: 1170-1179.

［69］Huang H, Liu Y, Xu Y, et al. Percutaneous left atrial appendage closure with the LAmbre device for stroke prevention in atrial fibrillation: a prospective, multicenter clinical study［J］. JACC Cardiovasc Interv, 2017, 10: 2188-2194.

［70］Park JW, Sievert H, Kleinecke C, et al. Left atrial appendage occlusion with lambre in atrial fibrillation: initial European experience［J］. Int J Cardiol, 2018, 265: 97-102.

［71］Reddy VY, Sievert H, Halperin J, et al. Percutaneous left atrial appendage closure vs warfarin for atrial fibrillation: a randomized clinical trial［J］. JAMA, 2014, 312: 1988-1998.

［72］Reddy VY, Doshi SK, Kar S, et al. 5-year outcomes after left atrial appendage closure: from the PREVAIL and PROTECT AF Trials［J］. J Am Coll Cardiol, 2017, 70: 2964-2975.

［73］Gangireddy SR, Halperin JL, Fuster V, et al. Percutaneous left atrial appendage closure for stroke prevention in patients with atrial fibrillation: an assessment of net clinical benefit［J］. European Heart Journal, 2012, 33: 2700-2708.

［74］Osmancik P, Tousek P, Herman D, et al; PRAGUE-17 Investigators. Interventional left atrial appendage closure vs novel anticoagulation agents in patients with atrial fibrillation indicated for long-term anticoagulation (PRAGUE-17 study)［J］. Am Heart J, 2017, 183: 108-114.

［75］Sahay S, Nombela-Franco L, Rodes-Cabau J, et al. Efficacy and safety of left atrial appendage closure versus medical treatment in atrial fibrillation: a network meta-analysis from randomised trials［J］. Heart, 2017, 103(2): 139-147.

［76］Li X, Wen SN, Li SN, et al. Over 1-year efficacy and safety of left atrial appendage occlusion versus novel oral anticoagulants for stroke prevention in atrial fibrillation: a systematic review and meta-analysis of randomized controlled trials and observational studies［J］. Heart Rhythm, 2016 Jun, 13(6): 1203-1214.

［77］Lakkireddy D, Windecker S, Thaler D, et al. Rationale and design for AMPLATZER Amulet left atrial appendage occluder IDE randomized controlled trial (Amulet IDE Trial)［J］. Am Heart J, 2019, 211: 45-53.

［78］Huang H, Liu Y, Xu Y, et al. Percutaneous left atrial appendage closure with the LAmbre device for stroke prevention in atrial fibrillation: a prospective, multicenter clinical study［J］. JACC Cardiovasc Interv, 2017, 10(21): 2188-2194.

［79］Park JW, Sievert H, Kleinecke C, et al. Left atrial appendage occlusion with lambre in atrial fibrillation: initial European experience［J］. Int J Cardiol, 2018, 265: 97-102.

第三章

左心耳解剖、功能及在房颤卒中事件中的地位和作用

左心耳开口于左心房，是沿左心房前侧壁向前下延伸的狭长、弯曲的管状盲端结构。左心耳后上方与左上肺静脉毗邻，下方毗邻冠状动脉回旋支及二尖瓣环顶部。左心耳具有主动舒缩和内分泌功能，对调节左心房压力及维持左心室充盈有重要作用。研究显示，非瓣膜性房颤中大于90%的心房血栓及瓣膜性房颤中60%的心房血栓起源于左心耳，这为经皮左心耳封堵术的临床应用奠定了基础，而左心耳的特殊解剖结构与功能特点也成为临床研究热点。

第一节 · 左心耳的解剖结构与生理功能

一、左心耳的形成及起源

左心耳的形成有5个主要步骤。妊娠第3周，原肠胚和三层胚胎产生。由新月形组和次级心脏区产生中胚层细胞形成倒Y形的初级心内膜管（图3-1-1A）。心内膜管的伸长和成环在第25天发生，使其尾端和颅端接近，此时可以看出未来心脏的几个关键结构，包括圆锥动脉干、原心室、房室管和原心房（图3-1-1B）。原心房的外侧壁开始向外"气球化"，形成典型的右心房和左心房，后者的结构表现得尤其明显。在同化的过程中，静脉窦的细胞进入发育中的右心房，而肺静脉延续至左心房平滑部，左心房后壁外侧向外伸展形成左心耳（图3-1-1C）。在妊娠第5周，原始心脏中胚层分化成肌肉组织，导致肌小梁开始形成并逐渐发育成熟，成为左心耳体部重要的支撑结构。伴随肌小梁的形成，左心耳也进一步发育成熟，并在胎儿时期承担左心房的功能。成熟的左心耳是左心房旁一个"手指样"结构，其与左心房连接处存在一较易辨认的狭窄带。成人左心耳约呈大拇指大小，开口直径为10～40 mm。

二、左心耳的位置

左心房位于右心房左后方，左心房向左前方突出的狭长腔室为左心耳。左心耳多位于左心房前壁与后壁之间，其尖部朝向前上，并覆盖右心室流出道或肺动脉干的左侧边界，以及冠状动脉左主干或冠状动脉左回旋支（图3-1-2）。尖部朝向后外侧的左心耳亦不少见。少数人群的左心耳尖部可走行在动脉根部后侧，并进入心包横窦处。左心耳接受左回旋支或右冠状动脉房室结支的血液供应，受交感神经和迷走神经纤维支配。

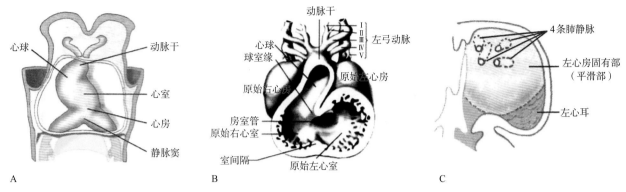

图3-1-1　原始心脏的发生与左心耳的形成[1, 2]

A.初级心内膜管；B.圆锥动脉干、原心室、房室管和原心房；C.左心耳

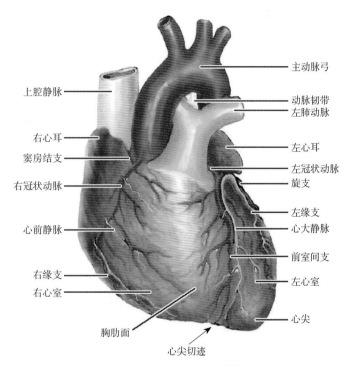

图3-1-2　心脏前面观[3]

三、左心耳的解剖形态及变异

左心耳结构变异性较大，但它的基本组成部分可以分为口、颈和体。开口连接左心房，并倾向于与二尖瓣环形成一个倾斜的角度。口的上、后边界一般由嵴状褶皱（图3-1-3）清楚地划定，将左心耳开口与左上肺静脉分离，而前部和下侧边界多不清。这一嵴部与心外膜侧的Marshall静脉（vein of Marshall）相对应，已有研究并分类：A型，嵴部从左上肺静脉口的上部延伸到左

下肺静脉的下部分；B型，嵴部从左上肺静脉口的上部延伸到左上和左下肺静脉口。左心耳的开口常常与左上肺静脉水平相同（60%～65%），但也可以高于（25%～30%）或者低于左上肺静脉（10%～15%）。心耳颈部通常是左心耳最狭窄的部分，该区域通常位于左回旋动脉的上方。在心耳开口和颈部之间的距离有很大的解剖变异。

通常将左心耳体部形成带有尾部结构的突起称为左心耳小叶，小叶增多意味着个体左心耳血栓形

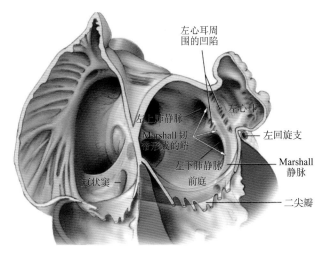

图3-1-3　心房和左心耳的心内膜面[4]

成的风险增高。左心耳体通常呈多叶（2～4叶），约占80%（图3-1-4A，B）[5, 6]。其中，2叶和3叶结构的占比约为64%和36%。Di Biase等[7]根据患者的CT或MRI所采集的影像学资料，分析了932

例患者的左心耳形态，根据左心耳的长度、分叶情况、左心耳与左心房体的成角关系，将左心耳形态分为4种形态：分别是"鸡翅形"（占48%，心耳主叶明确，心耳中部或尾部打折形成心耳尖部弯曲指向）、"仙人掌形"（占30%，心耳主叶明确，主叶上多个二级分叶）、"风向标形"（占19%，心耳单一分叶，且长度较长）和"菜花形"（占3%，心耳主叶不清，末端分叶多，梳状肌密集）（图3-1-4C～F和图3-1-5）。进一步研究发现，"菜花形"左心耳患者缺血性卒中发生率最高，达18%；其次为"仙人掌形"和"风向标形"，分别为12%和10%；而"鸡翅形"左心耳缺血性卒中发生率最低，仅为4%。其中，"风向标形"易施行左心耳封堵术。了解左心耳的尺寸和形态学特征有利于提高左心耳封堵术的准确度并减少手术相关并发症的发生。

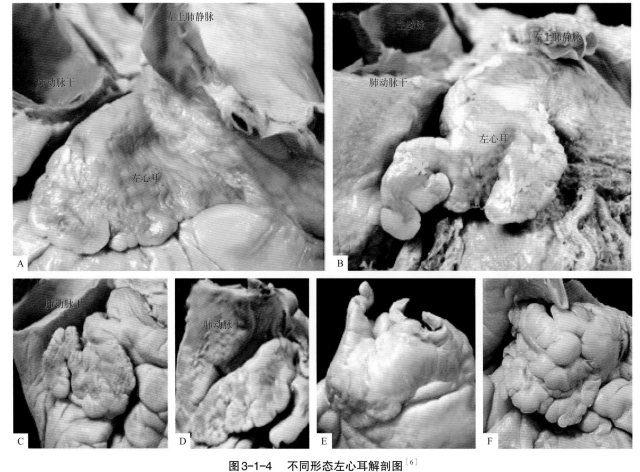

图3-1-4　不同形态左心耳解剖图[6]

A. 单叶左心耳；B. 多叶左心耳；C. 鸡翅形；D. 风向标形；E. 仙人掌形；F. 菜花形

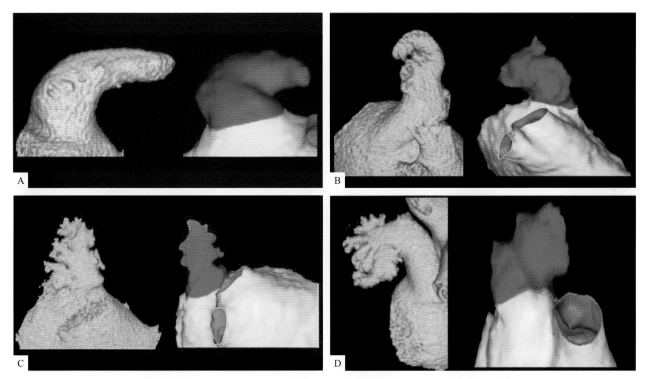

图3-1-5　不同形态左心耳的影像图（左侧CT图像；右侧MRI图像）[7]

A. 鸡翅形；B. 风向标形；C. 仙人掌形；D. 菜花形

四、左心耳的外部解剖与毗邻空间关系

左心耳起源自左心房的上部，并被心包所包围。在大多数情况下，尖端指向前面和头侧，与肺动脉干和右心室流出道重叠。罕见时，左心耳尖端位于肺动脉干后。左心耳与多根血管、膈神经及二尖瓣环具有密切的毗邻空间关系（图3-1-6）。

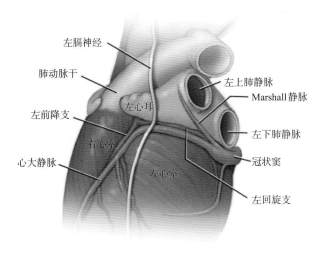

左膈神经
肺动脉干
左心耳
左前降支
右心室
心大静脉
左心室
左上肺静脉
Marshall静脉
左下肺静脉
冠状窦
左回旋支

图3-1-6　左心耳及其与周围结构的毗邻空间关系[4]

（一）脉管系统

左心耳位于许多重要血管结构附近。在左心耳开口下方，左回旋支和心大静脉位于左房室沟内。左回旋支与左心耳开口的位置平面非常接近（有时可以直接接触）。心大静脉最初起源于心室间静脉，走行于左心房后下方，进入左房室沟。左前降支与左心耳口也有密切的关系，在46%的个体中，两者的距离小于10 mm。左上肺静脉紧邻左心耳后方，而其前壁的一部分与左心耳后壁相交，左心耳开口的边缘与左上肺静脉之间的平均距离为（11.1±4.1）mm。此外，左上腔静脉在胎儿期间产生左心耳和左上肺静脉之间的凹陷，Marshall韧带/静脉（左上腔静脉的残余）位于此凹陷内。这个凹陷形成了嵴部，并且划定了左心耳和左侧肺静脉开口间的一个结构边界（上边界）。图3-1-7和图3-1-8显示了左心耳与相邻血管的位置关系。

（二）膈神经与二尖瓣环

左侧膈神经沿外侧纵隔，从胸廓入口向膈肌走

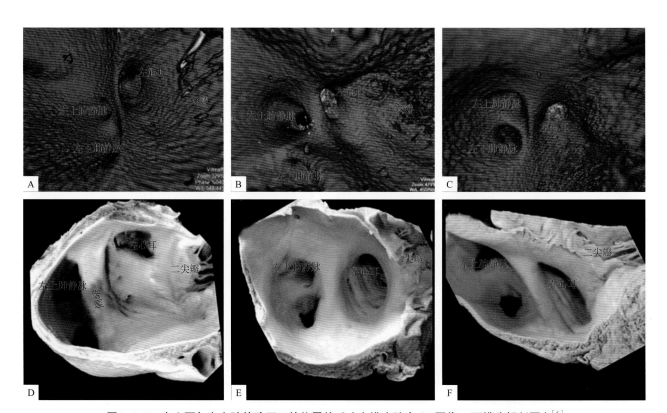

图3-1-7　左心耳与左上肺静脉开口的位置关系（上排为腔内CT图像；下排为解剖图）[6]

A，D. 左心耳位置高于左上肺静脉开口；B，E. 左心耳位置与左上肺静脉开口位于同一平面；C，F. 左心耳位置低于左上肺静脉开口

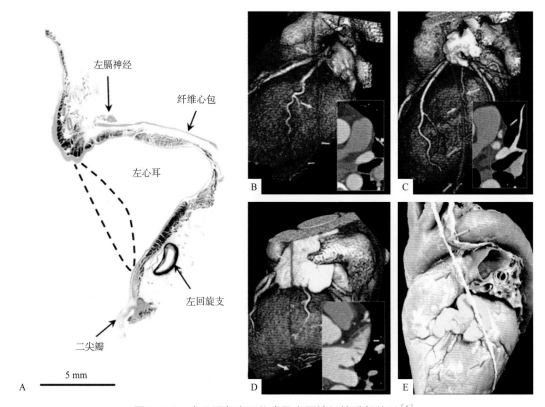

图3-1-8　左心耳与左回旋支及左膈神经的毗邻关系[6]

A. Masson染色显示，回旋支位于左心耳颈部的下方；B～D. CT渲染图像显示了3名患者的左膈神经血管束（黄色箭头所指）与左心耳不同的解剖关系；E. 大体解剖显示，该患者的左膈神经通常为一束位于左心耳体部之上的组织

行（图3-1-8）。59%和23%个体中，分别靠近左心耳尖端或朝向左心耳颈部顶端。二尖瓣位于左心耳开口下方，前庭位于两者之间。左心耳与二尖瓣环最短距离平均为10.3 mm，左心耳封堵器一般不会影响二尖瓣。

五、左心耳的内部解剖

（一）组织学

在组织学层面，重叠的心肌混合交叉于左心耳的心内膜层和心外膜层的各个方向。3个主要的肌束组成肌体结构：心外膜下，Bachmann束在左心耳颈部周围分叉，在左、右心房之间形成桥接道；Septopulmonary束与来自肺静脉肌袖及左心耳顶部和前壁的肌细胞融合；最后，形成心房内膜的一部分Septoartial束分裂成接近闭合的带到左心耳开口，并进入心耳腔内参与梳状肌的小梁形成。梳状肌小梁间的左心耳壁极其菲薄。

（二）梳状肌

与左心房其他部位不同，左心耳内膜面由一系列梳状的肌肉组成螺旋状，最终形成小梁状的外观特征，28%可从下端延伸至二尖瓣前庭[8]。一般而言，左心耳中的小梁与右心耳比相对较小。左心耳内部肌束多呈羽毛状样分布，并不呈梳齿样分布，尤其在左心耳上部及下部更为明显，而在靠近心房前庭交界处，肌束常呈带状或扇状分布。在超声心

动图下，较大的梳状肌是常见的，有时可能被误认为是血栓。此外，广泛的小梁可能与房颤患者血栓栓塞风险增加有关。

左心耳部分的心肌超微结构与心室肌及其他部分心肌结构基本相似。在肌纤维膜及浆膜处具有诸多深凹的内折，这些结构与细胞分化不相关，但在光镜下可于心肌细胞交界处看到细胞外表面的内折改变[9]。心房表面的心外膜比心室表面厚，左心耳位于心包下，上方毗邻肺动脉，下方则毗邻左心室游离壁。图3-1-9显示了矢状切面下左心耳与肺静脉的关系及梳状肌特征[6]。

（三）左心耳开口

与当前左心耳封堵装置的圆形形态不同，左心耳开口通常呈椭圆形或不规则形状。Wang等[10]在心脏CT影像下将左心耳开口形状分为五大类：① 椭圆形（68.9%）。② 足状（10%）。③ 三角形（7.7%）。④ 水滴样（7.7%）。⑤ 圆形（5.7%）（图3-1-10）。左心耳开口的平均长径和短径分别为18.5 mm和10.9 mm[11]。设备和测量尺寸轴不同，这些数值也会相应变化。尽可能精确地测定左心耳开口尺寸，对于左心耳封堵术中选择封堵器尺寸及封堵效果至关重要。

六、左心耳的生理功能

（一）左心耳的收缩及舒张功能

左心耳能够自主收缩和舒张[12]。正常左心耳

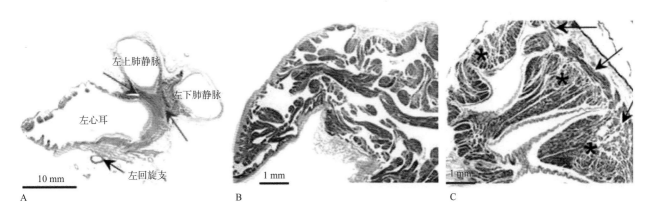

图3-1-9　矢状面下左心耳与肺静脉的关系及梳状肌组织形态特征[6]

A.左肺静脉通过侧嵴与左心耳相连（红色箭头）；B.非均匀排列的左心耳梳状肌；C.梳状肌细胞呈两层排列，较薄的心外膜层（箭头）及较厚的心内膜层（星号）

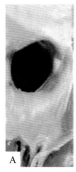 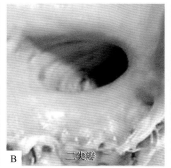 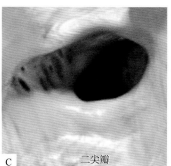 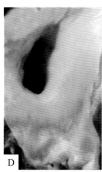 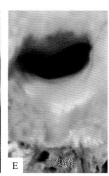

图3-1-10 左心耳开口形态[6]
A. 圆形；B. 椭圆形；C. 三角形；D. 水滴样；E. 足状

的收缩能力强，在窦性节律下，左心耳尖部收缩力较强而闭合消失，左心耳的基底部则相对不收缩[13]。Pollick等[14]研究显示，窦性节律下的左心耳有典型的充盈及排空血流频谱，体现为不连续的双向波形曲线，这是由于左心耳主动舒缩功能产生的。窦性节律下，经食管超声心动图显示左心耳血流周期由4个波形组成：心房收缩期左心耳排空波、心室收缩期左心耳充盈波、心室舒张期较小左心耳排空波及心房收缩期前的较小左心耳充盈波。左心耳的排空与充盈功能除左心耳的主动收缩外，当左心室舒张时，会对左心耳产生吸力，其对左心耳中下部的压力也会影响左心耳的排空和充盈。研究表明，与左心房体部相比，左心耳具有更强的收缩功能。

（二）左心耳的内分泌功能

研究表明，左心耳心肌细胞中含有较高密度的心房利钠肽（atrial natriuretic peptide, ANP）颗粒。左心房是心脏产生ANP的主要场所，其中30%的ANP由左心耳产生[15]。一旦左心房的压力负荷增加，左心耳通过舒张来减轻左心房压力，同时ANP释放增加，引起利尿排钠作用，进一步降低左心房压力[16]。此外，左心耳对保持心排血量及调节低血容量状态也起到一定作用。

（三）左心耳调节压力及容量的关系

左心耳不仅具有独立的舒缩功能，还能起到缓解左心房压力、维持左心室充盈的重要作用。当左心房压力及容量增高时，左心耳能够调节左心房血流动力学[17]。研究表明，左心耳顺应性较高，为左心房的2.6倍，且左心耳的贮备能力及容量调节能力强于左心房[18]。相对于左心房，左心耳腔的顺应性的提高使得允许它在左心房压力和（或）容量过载的条件下起到蓄水池样的缓冲作用。在切除左心耳后，左心房的顺应性显著下降，左心房内压力很快上升。对冠心病或瓣膜性心脏病患者进行心脏外科手术过程中，夹闭左心耳可导致舒张期通过二尖瓣的血流速度增加，左心房的平均压及容量也增加。

左心耳血流动力学的改变与多种因素有关。房性心律失常可引起左心耳功能发生一系列改变。左心室充盈受损也显著影响左心房和左心耳的排空和充盈。此外，左心耳形态也可能产生影响，与其他类型相比，鸡翅形有着较高的血流速度。由于不良的生理或形态学变化，左心耳流量和收缩力的降低增加了血栓形成的倾向，从而增加全身血栓栓塞的风险。

（四）左心耳的电生理特征

研究发现，左心耳是房性心律失常产生和维持的重要部位。左心耳内膜由富含弹性纤维的胶原层和少量心肌细胞组成，多条优势传导通路（Bachmann束、Marshall韧带等）交汇于此，成为折返性心律失常的潜在传导区（图3-1-11）[6]。因此，左心耳对维持左心房正常电生理活动意义重大。左心耳与二尖瓣峡部线密切相关，后者参与的折返环在慢性持续性房颤维持中起到主要作用。

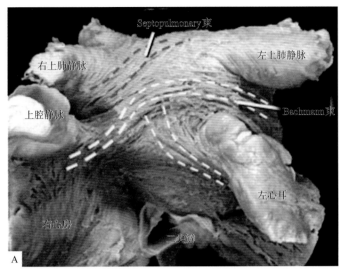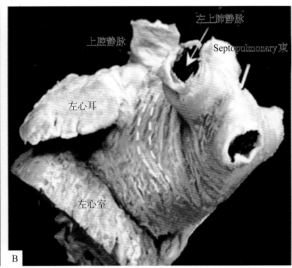

图3-1-11　左心耳与Bachmann束[6]

A. 正面观；B. 背面观

（五）心脏祖细胞库

在小鼠和人类的研究中发现，左心耳是心脏祖细胞的储存器，这些心脏祖细胞在成年期间仍保持相对较大的数量，这表明左心耳可能在人类心脏的再生中发挥重要作用。

第二节 · 左心耳在房颤卒中事件中的地位和作用

房颤患者缺血性卒中事件较非房颤人群显著增加，其风险在非瓣膜性房颤患者中增加5倍，而在瓣膜性房颤患者中增加17倍[19-21]。研究显示，约90%非瓣膜性房颤患者、60%风湿性心瓣膜病房颤患者血栓形成于左心耳[22]。可见，左心耳与房颤缺血性卒中有着密切联系。

在窦性节律下，左心耳具有正常收缩与舒张功能，左心耳内的血液可排空，因而很少形成心耳内血栓。房颤时，由于左心房电活动极其不规律，导致左心房及左心耳不能有效地收缩及舒张，因而左心耳内的血液淤滞，极易形成血栓，当不稳定的血栓部分或全部脱落，则引起心源性栓塞。供应脑部的重要动脉均起源于主动脉弓部，当心源性血栓沿升主动脉血流方向到达脑组织时，则形成缺血性卒中。左心耳相关卒中其本质是缺血性卒中形成。

血栓形成是一个动态过程，是心内膜、血管壁存在病变的基础上，血小板为主的多种细胞相互作用的结果。左心耳血栓形成包括3个阶段：自发性显影、泥浆样改变、血栓形成。随着阶段进展，缺血性卒中事件显著增加。房颤状态下，心房发生电重构与结构重构，造成心房纤维化与心房肌丧失，功能损伤表现为心房扩大并丧失有效收缩，引起舒张期左心房血流速度明显下降及血流淤滞，且血细胞呈缗钱状，经食管超声心动图下可探测到烟雾状回声，上述现象均预示着左心耳血流高凝状态并易致血栓形成。研究显示，房颤患者出现心房自发性显影是心房及心耳内血栓形成的独立预测因素[23]。

左心耳独特的管状结构及其丰富的肌小梁结构进一步使血流容易淤滞。房颤时，心房丧失机械收缩及协调能力，左心房及左心耳丧失正常舒张及收缩节律，有效排空能力明显下降，左心耳内血流速度缓慢。另一方面，房颤状态下的炎症反应可引起心房内膜组织受损、一氧化氮合成减少以及纤维蛋白原水平升高，导致血流进一步淤滞，从而引起自发显影及血栓形成[24]。房颤、心房纤维化、心力衰竭等诸多因素均可导致左心房压力升高，进而促进左心耳结构改变，同时左心耳排空功能下降，加之左心耳内梳状肌、肌小梁凹凸不平，左心耳内血流减慢，极易产生涡流，均是左心耳血栓形成的重要原因。

左心耳功能异常与左心耳血栓形成密切相关。研究显示，当左心耳收缩功能降低时，左心耳血栓形成危险性升高。房颤患者左心耳主动排空分数降至20%以下，是左心耳血栓形成的重要预测因子。房颤时，由于左心房有效收缩及舒张功能减退或丧失，左心耳开口常明显增大，左心耳形态进一步呈球形化，导致其容积增大，左心耳排空下降，血液显著淤滞，进而形成血栓。左心耳开口增大、左心耳血流速度减慢及排空率降低均是房颤缺血性卒中的重要预测因子[25, 26]。

左心耳结构增大、收缩功能减低、血液充盈及排空速度减慢，均提示自发性显影和血栓形成，进而易发生体循环栓塞事件。尽管房颤时左心耳功能与结构受到影响，但其程度不尽相同，在已形成血栓或血栓高危风险的患者中，左心耳功能的下降更为明显。左心耳体积增大、功能减低的程度反映了其血流动力学变化的程度。在房颤的病程中，不同阶段左心耳容积、射血分数等都有显著区别，提示房颤存在自然发展趋势，随着左心耳功能逐渐降低，血栓形成的风险也逐渐增加[27]。朱文晖等[28]研究发现，左心房、左心耳的结构与功能变化表现为线性负相关，这预示着左心耳结构及功能改变与左心耳重度自发性显影及血栓形成密切相关。

此外，左心耳的形态与卒中事件发生率关系密切。上节中提到，"菜花形"左心耳患者缺血性卒中发生率最高（18%），而"鸡翅形"左心耳缺血性卒中发生率最低（4%）[7]。这提示非"鸡翅形"左心耳是房颤患者缺血性卒中事件的重要预测因素。

综上可见，左心耳血栓形成与缺血性卒中关系密切。房颤或其他导致左心房及左心耳收缩功能减退或丧失的因素均可导致左心耳血栓形成。左心耳形态及功能与左心耳血栓形成及缺血性卒中事件密切相关。

（龚畅祺　王群山）

参·考·文·献

[1] 高英茂主译.奈特人体胚胎学彩色图谱 [M].北京：人民卫生出版社，2014：99-100.

[2] 徐晨，钟翠平，冯京生，等.组织学与胚胎学 [M].北京：高等教育出版社，2009：325-329.

[3] 丁文龙，刘学政，孙晋浩，等.系统解剖学 [M].北京：人民卫生出版社，2018：182-184.

[4] DeSimone CV, Gaba P, Tri J, et al. A review of the relevant embryology, pathohistology, and anatomy of the left atrial appendage for the invasive cardiac electrophysiologist [J]. J Atr Fibrillation, 2015, 8(2): 1129.

[5] Agmon Y, Khandheria BK, Gentile F, et al. Echocardiographic assessment of the left atrial appendage [J]. J Am CollCardiol, 1999, 34(7): 1867-1877.

[6] Cabrera JA, Saremi F, Sanchez-Quintana D. Left atrial appendage: anatomy and imaging landmarks pertinent to percutaneous transcatheter occlusion [J]. Heart, 2014, 100(20): 1636-1650.

[7] Di Biase L, Santangeli P, Anselmino M. Does the left atrial appendage morphology correlate with the risk of stroke in patients with atrial fibrillation? Results from a multicenter study [J]. J Am CollCardiol, 2012, 60(6): 531-538.

[8] Donal E, Yamada H, Leclercq C, et al. The left atrial appendage, a small, blind-ended structure: a review of its echocardiographic evaluation and its clinical role [J]. Chest, 2005, 128(3): 1853-1862.

[9] Lannigan RA, Zaki Saleh. Ultra structure of the myocardium of the atrial appendage [J]. Bri Heart J, 1966, 28: 796-807.

[10] Wang Y, Di Biase L, Horton RP, et al. Left atrial appendage studied by computed tomography to help planning for appendage closure device placement [J]. J Cardiovasc Electrophysiol, 2010, 21(9): 973-982.

[11] 杨志宏，丁仲如，吴弘，等.经皮穿刺封堵左心耳的应用解剖 [J].中国临床解剖学杂志，2015，23（2）：167-169.

［12］Syed TM, Halperin JL. Left atrial appendage closure for stroke prevention in atrial fibrillation: state of the art and current challenges［J］. Nat Clin Pract Cardiovasc Med, 2007, 4(8): 428−435.

［13］Ostermayer S, Reschke M, Billinger K, et al. Percutaneous closure of the left atrial appendage［J］. J Interv Cardiol, 2003, 16(6): 553−556.

［14］Pollick C, Taylor D. Assessment of left atrial appendage function by transesophageal echocardiography. Implications for the development of thrombus［J］. Circulation, 1991, 84(1): 223−231.

［15］Al-Saady NM, Obel OA, Camm AJ. Left atrial appendage: structure, function, and role in thromboembolism［J］. Heart, 1999, 82(5): 547−554.

［16］Dietz JR. Release of natriuretic factor from rat heart-lung preparation by atrial distension［J］. Am J Physiol, 1984, 247(6 Pt 2): R1093−1096.

［17］Tabata T, Oki T, Yamada H, et al. Role of left atrial appendage in left atrial reservoir function as evaluated by left atrial appendage clamping during cardiac surgery［J］. Am J Cardiol, 1998, 81(3): 327−332.

［18］Davis CA 3rd, Rembert JC, Greenfield JC Jr. Compliance of left atrium with and without left atrium appendage［J］. Am J Physiol, 1990, 259(4 Pt 2): H1006−1008.

［19］黄从新，张澍，黄德嘉，等. 心房颤动：目前的认识和治疗建议-2018［J］. 中国心脏起搏与心电生理杂志，2018，32（04）：6−59.

［20］Schnabel RB, Yin X, Gona P, et al. 50 year trends in atrial fibrillation prevalence, incidence, risk factors, and mortality in the Framingham Heart Study: a cohort study［J］. Lancet, 2015, 386(9989): 154−162.

［21］Wolf PA, Abbott RD, Kannel WB. Atrial fibrillation as an independent risk factor for stroke: the Framingham Study［J］. Stroke, 1991, 22(8): 983−988.

［22］Blackshear JL, Odell JA. Appendage obliteration to reduce stroke in cardiac surgical patients with atrial fibrillation［J］. Ann Thorac Surg, 1996, 61(2): 755−759.

［23］González-Torrecilla E, García-Fernández MA, Pérez-David E, et al. Predictors of left atrial spontaneous echo contrast and thrombi in patients with mitral stenosis and atrial fibrillation［J］. Am J Cardiol, 2000, 86(5): 529−534.

［24］Cai H, Li Z, Goette A, et al. Downregulation of endocardial nitric oxide synthase expression and nitric oxide production in atrial fibrillation: potential mechanisms for atrial thrombosis and stroke［J］. Circulation, 2002, 106(22): 2854−2858.

［25］Mügge A, Kühn H, Nikutta P, et al. Assessment of left atrial appendage function by biplane transesophageal echocardiography in patients with nonrheumatic atrial fibrillation: identification of a subgroup of patients at increased embolic risk［J］. J Am Coll Cardiol, 1994, 23(3): 599−607.

［26］鲁明军，吴书林，薛玉梅，等. 非瓣膜性心房颤动左心房和左心耳血栓形成的危险因素分析［J］. 中华医学杂志，2009，89（44）：3135−3137.

［27］Verhorst PM, Kamp O, Visser CA, et al. Left atrial appendage flow velocity assessment using transesophageal echocardiography in nonrheumatic atrial fibrillation and systemic embolism［J］. Am J Cardiol, 1993, 71(2): 192−196.

［28］朱文晖，唐水娟，肖际东，等. 阵发性房颤环肺静脉电隔离术前后左房结构和功能的研究［J］. 中国医学影像技术，2007，23（11）：1659−1662.

第四章
左心耳封堵预防房颤卒中的
循证医学证据

第一节 · **左心耳封堵的病理生理学基础**

一、房颤、卒中、心耳及血栓之间的关系

房颤是最常见的心律失常，在全球范围内影响超过3 350万人，在普通人群中患病率在1%～2%，并随着年龄增长而增加，并且在接下来的50年中将呈倍数增长的趋势。房颤是缺血性卒中的重要原因，与无房颤的患者相比，房颤患者的卒中发生风险增加了3～5倍[1]。尽管目前指南建议使用口服抗凝剂预防房颤患者的（心脏）血栓形成和缺血性卒中，但OAC也会增加出血风险，给治疗带来困惑。左心耳（LAA）是左心房的盲袋样附着物，临床大数据研究显示，房颤患者心脏血栓的90%来源于LAA。经食管超声实时捕获的图像显示，血栓从心耳脱落并成为阻塞脑供血的栓子[2]。另外左心耳封堵术（LAAC）可以预防血栓栓塞事件也侧面印证了这一假说。根据当前的欧美心脏病学会指南，对于缺血性卒中风险较高和长期抗凝禁忌证的房颤患者，可以考虑采用LAAC预防卒中[3]。

二、血栓形成风险因素

LAA在正常窦性心律（简称"窦律"）下，具有正常舒缩功能而不易形成血栓。而在房颤情况下，LAA内血流速度显著降低，尤其在左心房内压力增高的情况下，左心房及LAA需通过增大内径、增强主动收缩来缓解心房内压力，保证左心室有足够的血液充盈；同时随着左心房增大，LAA的充盈和排空速度将进一步降低；此外，房颤时LAA口部明显增宽，心耳呈球形或半球形改变，心耳壁的不规则内向运动难以产生足够的LAA排空，加之LAA内肌小梁凹凸不平，易使血流产生漩涡，导致血液在LAA淤积，进而易化血栓形成[4]。

2019年，为了进一步探究非瓣膜性房颤患者的栓子来源，来自意大利、西班牙、德国的多中心研究团队搜集到了1 000余名大样本数据进行评估，结果触目惊心。LAA作为心源性栓子的发源地比例高达100%。该研究一共入组了1 420名患者，所有患者因为有阵发性或持续性房颤或者需要行电转复律均进行了经食管超声观察。结果显示，在排除了二尖瓣狭窄、风湿性瓣膜病和假体瓣膜置换的患者之后，共发现87名患者有91例心源性栓子，探测出血栓的概率为6.13%（87/1 420）。除了发现1例栓子来源于左心房、3例栓子来源于右心耳，其余所有的栓子来源均为LAA。统计学多因素分析表明，心力衰竭、射血分数低、左心房体积增大都有可能增加心耳血栓的发生风险[5]。

第二节 · 左心耳封堵与口服抗凝药比较

一、Watchman 与华法林的临床应用对比

Watchman 左心耳封堵器是目前循证医学证据最为充分、样本量最大、随访时间最长的封堵器。临床研究结果覆盖了随机对照研究（randomized controlled trial, RCT）、多中心注册研究、上市后真实世界注册研究等多种类型。

LAAC 第一个 RCT 研究是 PROTECT AF，该研究是首次正面对比 LAAC 与长期规律服用华法林在预防房颤患者发生卒中方面的安全性和有效性的研究。PROTECT AF 研究由 Mayo 医学中心牵头，研究时间为 2005—2008 年，研究结果发表于 2009 年的 Lancet 上。共入选美国和欧洲的 59 个研究中的 707 例非瓣膜性心房颤动患者。患者按 2 ：1 方式随机分配到 LAAC 组（使用 Watchman 器）和华法林组（口服华法林）。主要有效终点为卒中、心血管死亡或系统性栓塞（systemic embolism, SE）的复合终点，主要安全性终点为大出血、心包积液和器械栓塞。结果显示，LAAC 组在有效终点方面不逊于华法林组（3.0/100 人-年 vs. 4.9/100 人-年），但安全性终点发生率较高（7.4/100 人-年 vs. 4.4/100 人-年）。LAAC 组的手术并发症发生率较高（心包积液为 4.8%，装置栓塞为 0.6%，大出血为 3.5%，操作相关卒中为 1.1%），而华法林组大出血（4.1%）和颅内出血发生率（2.5%）较高。该研究结题提示，LAAC 在有效性上令人满意，但手术并发症发生率较高。与所有的介入技术一样，LAAC 也有学习曲线，随着术者操作经验的积累和器械不断被改进，手术并发症必然会减少。PROTECT AF 研究的后续注册研究纳入了 PROTECT AF 研究中接受 LAAC 的患者（542 例）和后续接受 Watchman 装置植入的非随机注册患者（CAP 注册研究，460 例）。该研究中，LAAC 组患者术中静脉注射肝素，使活化凝血时间（activated clotting time, ACT）维持于

250 ～ 300 秒，术后予口服华法林抗凝治疗 45 天，然后予口服阿司匹林、氯吡格雷双联抗血小板治疗至术后 6 个月，之后终身口服阿司匹林。安全性终点包括出血和手术相关事件（心包积液、卒中、装置栓塞）。结果显示：PROTECT AF 研究的安全性终点事件发生率为 7.7%，显著高于 CAP 注册研究的 3.7%（P=0.007）；PROTECT AF 研究前一半病例、后一半病例和 CAP 注册研究的安全性终点事件发生率分别为 10.0%、5.5% 和 3.7%，差异有统计学意义（P=0.006）。Watchman 封堵器置入 7 天内，PROTECT AF 研究的严重心包积液发生率为 5.0%，占所有安全性事件的 50% 以上，显著高于 CAP 注册研究的 2.2%（P=0.019）。此外，PROTECT AF 研究的手术相关卒中发生率为 0.9%，显著高于 CAP 注册研究的 0（P=0.039）。上述这些数据显示，随着术者操作经验的积累，LAAC 的安全性明显提高[6]。

2012 年 Circulation 上发布了 PROTECT AF 研究的长期随访和进一步分析结果显示，患者平均随访时间为（2.3±1.1）年，469 例患者（66.3%）至少完成了 2 年观察。意向性治疗原则（intention to treatment, ITT）分析结果显示，LAAC 组和华法林组的首要有效终点（卒中、系统性栓塞和心源性死亡）发生率分别为 3.0%、4.3%，符合非劣性检验标准（> 0.99）；LAAC 组的主要安全性终点发生率为 5.5%，显著高于华法林组的 3.6%（OR=1.53）。但符合方案集（per protocol, PP）分析结果显示（剔除 69 例放弃手术者和 41 例器械植入失败患者），LAAC 组主要有效终点发生率为 2.5%，低于华法林组的 4.3%。由于 LAAC 组患者术后先要口服华法林 45 天和进行双联抗血小板治疗 5 个月，研究者进一步分析了停药后两组有效终点的区别。结果显示，即使在停用华法林后，LAAC 组主要有效终点发生率为 2.3%，仍低于华法林组的 4.1%；在停用双联抗血小板治疗后，LAAC 组的首要有效终点发

生率为2.3%，也是低于华法林组的4.1%。该结果首次证实，LAAC预防栓塞的有效性优于华法林。亚组分析结果还显示，对于有卒中或TIA患者，无论是采用ITT分析还是PP分析，LAAC预防栓塞的有效率显著优于口服华法林（8.2% vs. 5.3%）[7]。

PREVAIL试验是一项前瞻性、随机、多中心的研究，旨在确认PROTECT AF试验结果并优化植入手术的安全性，研究结果在2014年*JACC*上发布。该研究入组标准与PROTECT AF保持一致；主要有效终点为随访18个月期间的出血/缺血性卒中、系统性栓塞及不明原因死亡，其不良事件发生率为2.2%，低于事先预计的标准2.67%（95% *CI*）。次要有效终点包括出血/缺血性卒中、全身性栓塞、术后7天到18个月中发生心血管和不明原因死亡。结果表明：Watchman组发生概率为0.025 3，华法林组为0.020，达到了非劣性标准[8]。

PROTECT AF和PREVAIL研究5年随访结果荟萃分析显示，将患者以2∶1随机分组为装置植入组和对照组，有效性方面，两组的复合终点相似（*HR*=0.82；*P*=0.27），所有卒中/SE相似（*HR*=0.961；*P*=0.87）；LAAC对缺血性卒中的发生率有显著影响，但无统计学意义（*HR*=1.71；*P*=0.08）；但LAAC在出血性卒中、致残/致死性卒中、心血管/不明原因死亡、全因死亡和术后出血方面存在明显优势（*HR*=0.20，*P*=0.002 2；*HR*=0.45，*P*=0.03；*HR*=0.59，*P*=0.027；*HR*=0.73，*P*=0.035；*HR*=0.48，*P*=0.000 3）。尤其是与华法林相比，可以降低55%的致残、致命性卒中风险[9]。

二、Watchman与新型口服抗凝药的临床应用比较

由于LAAC相关的RCT研究仅有PROTECT AF和PREVAIL带来的Watchman左心耳封堵器与华法林的对照结果，而NOAC在RCT研究中都得出了与华法林相比降低出血事件的结论，但是仍然没有一项大型RCT研究直接对比LAAC与NOAC预防房颤患者卒中的安全性和有效性[10]。

2019年ESC Congress上，Pavel Osmancik教授代表研究团队公布了PRAGUE-17研究的结果。PRAGUE-17研究是目前第一个比较左心耳封堵（LAAC）和新型口服抗凝药（NOAC）的随机对照研究。目前已公布的结果显示，研究入组415名患者，按LAAC∶NOAC=1∶1进行匹配。主要研究终点包括：卒中或TIA、系统性栓塞事件、临床大出血事件、心血管相关死亡和围手术期/器械相关并发症。次要研究终点包括：除主要研究终点外的患者生活质量系数、小出血事件、药物经济学比较、细胞因子浓度比较、心耳解剖形态与封堵成功率之间的关系等。该研究随访（20.8±10.8）个月的初步结果表明：① 对于高风险的非瓣膜性房颤患者，LAAC在预防心脑血管事件方面不劣于新型口服抗凝药。② 要充分保证LAAC的安全性，术者的规范化、技术性操作以及不同种类器械的设计方面需要进一步加强和优化。③ 在目前新型口服抗凝药广泛应用的时代，LAAC与其具有相似的临床获益结果，可以作为房颤患者的非药物性治疗手段。PRAGUE-17研究所得出的非劣效性结果，将可能从一定程度上推进LAAC在ESC房颤指南中的推荐级别[11]。

三、经济学及临床经济获益

美国学者Gangireddy等对PROTECT AF试验中的707例房颤患者（LAAC与对照组比例为2∶1）和随后进行的非随机LAAC注册研究（CAP）中566例行LAAC的患者进行析因分析。观察事件包括缺血性卒中、颅内出血、严重出血事件、心包积液和死亡，将上述事件加权后评价其对致死和致残的相对影响程度。净临床获益（net clinical benefit, NCB）为LAAC组上述事件年发生率与华法林组上述事件年发生率之差。随访期内LAAC组1 623人/年，NCB为1.73%/年（95% *CI*为0.54%～4.39%），随访期内CAP注册组741人/年，NCB为4.97%/年（95% *CI*为3.07%～7.15%）。有缺血性卒中病史者，CAP组的NCB（8.68%/年，95% *CI*为2.82%～14.92%）优于PROTECT AF组

（4.30%/年，95% CI为2.07%～11.25%）。CAP研究中，CHADS$_2$评分=1分者的NCB为2.22%/年（95% CI为0.27%～6.01%），而对于CHADS$_2$评分≥2分者，NCB增加至6.12%/年（95% CI为3.19%～8.92%）。因此，结合血栓-栓塞、颅内出血、死亡风险来对比华法林抗凝和器械预防血栓的利与弊后，对于有较高卒中风险的房颤患者进行LAAC的净临床获益更大[12]。

我们对PROTECT AF和PREVAIL试验进行了LAAC相对于华法林的净临床获益汇总分析，相对于死亡指数权重（1.0），根据事件的失能效果为事件分配权重：① 卒中事件权重基于基本病例分析中的改良Rankin评分。② 大出血（0.05）和心包积液（0.05）。NCB计算为每100个患者-年的体重调整事件的总和。在1 114名随机受试者中，LAAC的NCB率为每年1.42%（95%CI为0.01%～2.82%，P=0.04），相对危险度为0.74（95%CI为0.56～1.00）。NCB评估点估计，早期随访时倾向于使用华法林，但1～2年后倾向于采用LAAC。LAAC的益处在所有亚组中均得以保留，在先前卒中且无糖尿病的亚组中观察到特别的益处。该分析证明了与华法林治疗相比，Watchman可以长期获得NCB，因为随着时间的流逝，出血事件和死亡率的降低可以抵消围手术期事件的前期风险。结合PROTECT AF和PREVAIL数据进行随访的NCB估算值和净临床收益，基于改良Rankin评分量表（modified Rankin scale, mRS）的卒中严重程度和颅外大出血（major extracranial bleeding, MEB）及肺栓塞（pulmonary embolism, PE）的固定重量合并为0.05，在整个随访期间，LAAC组的患者每100名患者年发生4.11例体重调整事件，而华法林组为5.53例体重调整事件。与华法林相比，LAAC的NCB为1.42%（95%CI为0.01%～2.82%，P=0.04），相对风险为0.74（95%CI为0.56～1.00）。通过分析，纳入了异质事件的差异临床影响，以评估LAAC与华法林治疗相比的总体效果。该分析利用了包括Watchman装置在内的LAAC的5年随机试验数据，表明从长远来看，与华法林相比，LAAC可能提供阳性的NCB。在随访的早期，由于围手术期并发症，对LAAC的不良影响预期不显著，但在1～2年的随访期间，平衡转移到了LAAC和Watchman上[13]。

LAAC带来长期获益跟进可能有几个原因：① LAAC没有相关的长期出血风险。② 与其他药物或需要维持的治疗范围之间没有相互作用。③ LAAC没有患者依从及完全长期遵守用药方案的限制。虽然在NOAC试验中根据患者坚持治疗方案的能力来选择患者，但华法林有效治疗比例在60%～70%变化。在许多研究中已经表明，随着时间的推移以及治疗方案中药物数量的增加，依从性进一步降低。鉴于房颤患者在诊断时一般具有较长的预期寿命以及高血压、心力衰竭和糖尿病等合并症，因此长期坚持使用华法林在临床实践中通常不是最佳选择。而LAAC不像华法林一样存在依从性问题，这也许是其远期疗效和净临床获益会随着时间的推移持续增加的原因。

第三节 · 左心耳封堵真实世界及注册研究

一、CAP和CAP2研究

为了进一步确认LAAC的安全性和有效性，美国食品药品管理局（Food and Drug Administration, FDA）开展了继续评估PROTECT AF和PREVAIL的研究——CAP（Continued Access to PROTECT-AF）和CAP2（Continued Access to PREVAIL）。CAP研究纳入了566名患者，平均随访时间50.1个月，2 293个患者年；CAP2研究共纳入578名患者，平均随访时间50.3个月，2 227个患者年。其中CAP平均年龄（74±8）岁，CAP2研究（75±8）岁，平均CHA$_2$DS$_2$-VASc评分CAP研究（3.88±1.5）分、

CAP2研究（4.5±1.32）分。两个研究手术成功率相似，均为94%。CAP主要复合终点事件发生率为3.05/100患者年，CAP2主要复合终点事件发生率为4.80/100患者年。出血性卒中显著低于缺血性卒中（CAP 0.17/100患者年；CAP2 2.92/100患者年）。全因卒中显著低于基于CHA$_2$DS$_2$-VASc评分的预测值，其中CAP研究结果显示降低78%，CAP2结果显示降低69%。综合5年随访结果，证实Watchman左心耳封堵器可以作为非瓣膜性房颤患者长期抗凝治疗的替代疗法。与RCT研究相比，CAP系列研究患者有更高的随访事件发生风险，这与高风险的入组人群有一定关系。手术成功率较高，但是手术并发症显著低于RCT研究；经1年的随访观察发现，患者停用抗凝治疗比例达到95%以上；出血性卒中分别为CAP 0.17/100患者年，CAP2 0.09/100患者年。缺血性卒中分别为CAP 1.30/100患者年，CAP2 2.20/100患者年。与基于CHA$_2$DS$_2$-VASc评分的卒中风险预测值相比，行LAAC患者卒中发生率在CAP研究中降低了78%（4.56/100患者年），CAP2研究中降低了69%（4.90/100患者年）[14]。

二、ASAP研究

Watchman左心耳封堵器对非瓣膜性房颤患者卒中预防的有效性得到RCT研究证实，封堵器表面完全内皮化后即可停用抗凝药，成为AF患者预防卒中的抗凝替代方案。对于抗凝禁忌患者，LAAC无疑提供了一个理想的新选择。ASAP研究纳入了150名抗凝禁忌患者，平均年龄（72.5±7.4）岁，平均CHA$_2$DS$_2$-VASc评分（4.4±1.7）分。以缺血性卒中、出血性卒中、系统性栓塞以及心血管/不明原因死亡做复合终点事件发生率评价疗效。所有接受Watchman封堵器植入的患者均采取双联抗血小板治疗（阿司匹林+氯吡格雷）6个月，复查内皮化完全后过渡至阿司匹林服用2年的抗栓方案。随访1年时（175个患者年），有效性终点事件发生率为4.6%（8/175），其中全因死亡率为5.0%（9/180），卒中2.3%，缺血性卒中1.7%，出血性卒

中0.6%。对比既往使用阿司匹林的患者，降低了77%的缺血性卒中发生率，对比既往使用阿司匹林+氯吡格雷的患者，降低了64%的缺血性卒中发生率。对比PROTECT AF研究全因栓塞率2.0%，ASAP研究者全因栓塞发生率2.3%，无显著性差异。随访55.4个月后，所有患者总计缺血性卒中事件或系统性栓塞发生率为1.8%，较予阿司匹林治疗的患者栓塞预期发生率降低75%，较予阿司匹林+氯吡格雷治疗的患者栓塞预期发生率降低74%。ASAP研究证明了对于抗凝禁忌患者，Watchman左心耳封堵器术后使用双抗（阿司匹林+氯吡格雷）能降低卒中发生率，术后单纯使用双抗不会明显增加器械相关血栓的风险，使用阿司匹林+氯吡格雷6个月后过渡至单抗血小板方案可行[15, 16]。

三、EWOLUTION研究

Watchman左心耳封堵器于2013年在欧洲上市后，随即进行了上市后真实世界研究，EWOLUTION研究是LAAC领域较早开展的一项真实世界临床注册研究，共纳入了欧洲、俄罗斯、中东地区的47个研究中心，入组患者1 025例，患者平均年龄（73.4±8.9）岁，平均CHA$_2$DS$_2$-VASc评分（4.5±1.6）分，高于其他临床试验的入组患者。值得注意的是，抗凝禁忌患者占总入组人数的72.2%。该研究设计以及3个月的随访结果、1年和2年的随访结果均已发布，LAAC的安全性和有效性得到证实。EWOLUTION研究中封堵器植入成功率高达98.5%，高于目前任何一项LAAC术的随机对照试验或注册研究，且围手术期并发症发生率低至2.7%，2年随访结果显示，85%的患者术后仅需服用阿司匹林单用或完全停用抗凝药。2012年，欧洲的房颤指南对于不能耐受长期口服抗凝药的房颤患者给予推荐LAAC治疗，基于ASAP试验，EWOLUTION中的绝大多数抗凝禁忌的患者都采用了双抗的用药策略。其安全性和有效性的结果也直接带来了后期LAAC术后用药使用说明的更新：即不同的用药方式还要依据患者的个体化差异进行评估选择，允许双抗用药或者术后服用

3个月的新型口服抗凝药。2019年发表的2年随访结果进一步证实，LAAC术后随着时间的延长，无论是低危房颤患者还是高危卒中和有出血史的房颤患者都可以长期获益。EWOLUTION 2年随访结果表明：绝大多数患者术后接受单抗/双抗治疗（77%）或者不采用抗栓治疗（14%）。器械血栓发生率4.1%，且与抗凝方式及卒中事件无关联。缺血性事件发生率仅为1.3/100患者年，比预期降低83%。术后出血性事件发生率仅为2.7/100患者年，比预期降低46%。对于高风险的缺血性/出血性卒中史患者，在卒中预防和降低出血事件方面同样获益[17]。

四、美国POST-FDA研究

2015年美国FDA批准了Watchman LAAC在美国上市，作为非瓣膜性房颤患者预防卒中的药物替代疗法，为了收集LAAC术在真实世界的更多安全性证据辅助临床决策，进行了POST-FDA的注册研究。该研究纳入了3 822例患者，最终成功植入3 653例（成功率95.6%），手术时长中位数50分钟（10～210分钟），共382名术者参与手术，其中71%为新术者，由新术者完成50%的手术量。共发生了39起心包积液/心脏压塞，其中24起进行了心包穿刺引流，12例外科手术抢救，致死3例，总体心包积液/心脏压塞发生率为1.02%，发生率低于PROTECT AF（4.3%）、PREVAIL（1.9%）、CAP（1.4%）、CAP2（1.9%）；3例发生手术相关卒中（0.078%）；9例发生器械栓塞（0.24%）；3例发生手术相关死亡（0.078%）。将该研究与前期研究进行比较发现，手术并发症的发生率明显降低，手术成功率明显增高。这些数据充分证明了Watchman LAAC具有较高的手术成功率和安全性，极低的临床并发症发生率，以及易于新术者开展和掌握该技术的可行性[18]。

五、WASP研究

由于亚裔人群对抗凝药物的敏感性更高，亚裔NVAF患者在服用抗凝药物时具有更高的出血风险。为了验证LAAC对亚裔人群的临床获益，研究者进行了一项前瞻性的队列研究WASP，旨在评估真实世界中东南亚及澳大利亚等国家和地区9个心脏中心植入Watchman左心耳封堵器后的随访结果。主要的研究终点为手术成功率、安全性和长期有效性。评价指标包括出血事件、缺血性卒中/TIA/系统性栓塞以及全因死亡率。WASP研究总共纳入201名患者，其中53%患者属于亚裔，平均年龄（70.8±9.4）岁，CHA_2DS_2-VASc评分（3.9±1.7）分，HAS-BLED评分（2.1±1.2）分，植入成功率98.5%，7天围手术期并发症发生率3%。2年随访结果显示，缺血性卒中发生率和大出血事件发生率分别为1.9/100患者年和2.2/100患者年，与基于CHA_2DS_2-VASc评分的预计值分别降低77%和49%。其中亚裔与非亚裔缺血性事件的相对降低值分别为89%和62%，出血性事件的相对降低值分别为77%和14%。此外亚裔心耳大小也显著大于非亚裔患者［（23.4±4.1）mm vs.（21.2±3.2）mm］。WASP亚裔队列真实世界研究证实Watchman LAAC具有极低的围手术期风险，较非亚裔患者，亚裔患者接受LAAC治疗的获益更显著[19]。

六、NESTED研究

为了进一步验证Watchman LAAC植入过程中的安全性，美国FDA获批后还进行了NESTED注册研究。该研究纳入了2016年4月至11月的美国132个中心1 000例患者，平均年龄达到了（76.5±8.1）岁，CHA_2DS_2-VASc评分（5.0±1.4）分，HAS-BLED评分（2.7±1.0）分，纳入患者是所有Watchman注册研究中年龄最高、卒中风险最大、出血风险最高的群体。主要安全终点是包括死亡、缺血性卒中、系统性栓塞、因手术或器械因素需外科处理的安全事件、介入手术相关大出血事件。结果显示终点事件发生率1.49%，较之前研究更低。NESTED研究纳入患者身体条件是所有研究中最差的，仍能在此条件下获得极低的并发症发生率，说明经过器械改良、手术流程规范、技术支持工程师等因素的干预，LAAC手术已经成为一项安全、便捷、可控性强的成熟治疗技术[20]。

七、左心耳封堵联合消融一站式手术

2019 ESC会议上发表了左心耳封堵欧洲共识，并提到了"导管消融+左心耳封堵"一站式手术在临床中的应用。根据指南和专家共识，对于栓塞中高危患者，目前没有大型RCT研究表明导管消融可以降低卒中风险，且消融术后仍需长期抗凝治疗以预防血栓栓塞。而LAAC可以预防心源性栓子的脱落，减少卒中事件发生同时减少长期抗凝治疗引起的出血风险，但不能恢复房颤患者的窦律和缓解症状。所以对于具有高卒中风险且同时具有消融指征的症状性房颤可以考虑采用"导管消融+左心耳封堵"一站式联合治疗手段。通过一次手术而使患者得到节律控制和卒中预防的综合获益。2019年一篇国际多中心注册研究中汇总的"导管消融+左心耳封堵"一站式联合手术信息，从EWOLUTION和WASP研究中共汇总了11家中心142例一站式手术，平均CHA_2DS_2-VASc评分（3.4±1.4）分，HAS-BLED评分（1.5±0.9）分，左心耳封堵器植入成功率高达99.3%，严重并发症发生率仅为2.1%。2年随访结果显示，92%的患者停用了抗凝治疗。缺血性卒中/TIA/系统性栓塞事件发生率为1.09/100患者年，围手术期外出血事件为1.09/100患者年，与理论预测值相比分别下降84%和70%。试验结果表明一站式手术成功率极高，具有较低的并发症发生率，有效性初步得到证实，是未来房颤综合管理的方向之一[21]。

八、其他种类的封堵器相关研究

第一款左心耳封堵器PLAATO于2002年首次应用于人体。相关临床研究初步证实了该项技术的可行性、安全性和有效性。研究入选了15例不适合长期抗凝治疗并有卒中高危风险的慢性房颤患者，14例患者均一次植入成功，术后1个月行胸片及经食管超声检查证实封堵器工作正常，无移位，

其心房面光滑，无血栓形成。随后欧洲的一项纳入180例患者的非随机注册研究，行PLAATO封堵器进行LAAC，随访9.6个月发现，卒中2例，卒中率较相应CHADS$_2$评分的预期值明显降低（2.2% vs. 6.6%）。目前PLAATO封堵器因商业原因退市，但是早期的临床试验结果依然为我们提供了一定的指导[22]。

此外，ACP和Amulet是在欧洲上市较早的左心耳封堵器。在1 047例登记的患者中，对ACP进行了安全性和有效性的评估。手术成功率97.3%，平均随访13个月后，年卒中或TIA的发生率为2.3%，与基于评分的估计值5.6%相比降低了59%。在Amulet注册研究中的1 088名患者中，83%的患者为抗凝禁忌。该封堵器99%的植入成功率和3.2%的并发症率也证明了手术的安全性。随访12个月，缺血性卒中发生率仅为2.9%。2020年进行了Watchman与Amulet的前瞻性对比研究（WATCH-LAAC）。该研究通过倾向评分匹配，以1：1的比例，分别从Watchman注册研究与Amplatzer注册研究中录入了532名患者，共1 322个患者年，中位随访时间分别为（2.4±1.3）年（Watchman）与（2.5±1.5）年（Amplatzer）。两组患者的卒中风险与出血风险评分相当，而Watchman组BMI指数更高。1 322个患者年随访结果显示，Watchman和Amplatzer左心耳封堵器均显示了其安全性、有效性和临床净获益。临床研究结果与Watchman的PROTECT-AF和PREVAIL研究结果基本一致，LAAC不仅可以预防卒中，还可以减少出血与死亡事件发生。该研究为接下来指南对于左心耳封堵器的推荐等级评估提供了多产品的临床证据。未来，随着更多的左心耳封堵器开展更多的临床研究，以及Amulet在美国逐步开展IDE和Watchman头对头研究，我们将会积累更多的证据观察房颤卒中预防的器械治疗方案以及不同左心耳封堵器的临床效果比较[23]。

另一款由中国先健科技（深圳）有限公司研发的LAmbre左心耳封堵器目前也得到了CFDA和CE Mark的批准。2017年，LAmbre中国的前瞻性多中心研究首次报道了其预防房颤患者卒中的有

效性和安全性的结果。该研究共入选中国12家中心、153例CHADS$_2$评分≥1分的非瓣膜性房颤患者，结果显示围手术期严重并发症发生率为3.3%，随访1年期间缺血性卒中的实际发生率为1.3%，较

基于患者CHADS$_2$评分预测的卒中发生率6.4%，降低了80%。目前LAmbre也提交了美国FDA的申请，预计在未来2年内开展IDE研究，随机对照研究对象为Watchman[24]。

第四节 · 左心耳封堵在各国真实世界中的临床应用分析

从2011年至2019年，LAAC的应用逐年攀升，截至2019年，Watchman全球植入量超过100 000例，超过55国批准上市。其中，德国领先开展，年植入量2 000例；中国2014年上市，累积植入超过10 000例；加拿大每年植入100例；美国在2015年被FDA批准上市后，目前累计植入量已超过50 000例。为了进一步评估LAAC在真实世界中的安全性和有效性，德国、中国、加拿大、美国等国家展开了一系列的临床研究。

2019年德国经皮LAAC术后住院结果的5年经验发表在JACC杂志上。这项研究的目的是评估德国全国住院患者样本中5年院内趋势和LAAC的安全性结果。文章中分析了2011—2015年在德国进行的所有经皮LAAC的患者特征和院内安全结果的数据。总共包括15 895名住院患者。结果表明：每年接受LAAC例数从2011年的1 347人增加到2015年的4 932人，院内死亡率无明显上升趋势。院内死亡率的重要独立预测因素是癌症（OR=2.49；95% CI为1.00 ~ 6.12；P=0.050），心力衰竭（OR=2.42；95% CI为1.72 ~ 3.41；P < 0.001），卒中（OR=5.39；95% CI为2.76 ~ 10.53；P < 0.001），急性肾衰竭（OR=13.28；95% CI为9.08 ~ 19.42；P < 0.001），心包积液（OR=5.65；95% CI为3.76 ~ 8.48；P < 0.001）和休克（OR=45.11；95% CI为31.01 ~ 65.58；P < 0.001）。上述结果表明：从2011年到2015年，经皮LAAC的使用增加了3.6倍；院内死亡的重要预测指标是急性肾衰竭、心包积液和住院期间的缺血性卒中，但真实世界中的院内病死率没有上升。

该研究还对住院期间任何原因导致的死亡（全因院内死亡）、主要心脑血管不良事件（major adverse cardiovascular and cerebrovascular events, MACCE）[包括院内死亡、心肌梗死和（或）缺血性卒中]、临床相关的出血事件和心包积液以及院内不良事件等进行了调查。结果显示：在德国，每10万人中每年（在此5年时间内）有3.91例患者接受LAAC，其中大多数患者为女性（60.8%），中位年龄为76岁。这些患者的心血管合并症很普遍：冠状动脉疾病的比例为45.1%，心力衰竭的比例为30.1%，周围动脉疾病的比例为6.2%。此外，28.1%的患者被诊断出患有慢性肾功能不全，而慢性阻塞性肺疾病（chronic obstructive pulmonary disease, COPD）的诊断率为10.6%。此外，该研究还显示，LAAC术后住院期间，有3.4%的患者发生了脑出血、蛛网膜下腔出血和胃肠道出血等出血事件；CHA$_2$DS$_2$-VASc危险因素增加与院内死亡和MACCE发生率较高相关[25]。

此外，加拿大研究者也比较早地在北美开展了Watchman封堵器多中心观察性注册研究。该注册研究连续纳入264名接受Watchman封堵器植入的患者，其中有239名（90.5%）曾有过出血（大出血率为89.1%，小出血率为10.9%），23例（8.7%）有其他相对口服抗凝药的禁忌证，2例（0.8%）服用OAC发生脑血管意外。平均年龄为（75.3 ± 8.8）岁，男性为63.5%，CHA$_2$DS$_2$-VASc（4.4 ± 1.7）分，CHADS$_2$（2.8 ± 1.3）分，HAS-BLED（3.5 ± 1.0）分，34.1%曾发生过脑血管意外或全身性栓塞。结果显示：Watchman装置植入成功率98.9%，平均总手术时间为（87.3 ± 30.2）分钟，LAAC后的平均住院时间为（1.6 ± 3.4）天（中位数为1.0天）。手术并发症包括5例需要引流的心包积液（1.9%）、2例大

出血（0.8%）、1例心肌梗死（0.4%）和1例死亡（0.4%）。76.5%的患者在术后（100.8±50.4）天进行了TEE和（或）CT检查，显示器械相关的血栓发生率为2.7%；在TEE检查的76例装置中有28例装置周围发生残余分流（37.0%），其中11.0%的残余分流最小<1 mm，21.9%的残余分流1～3 mm，4.1%的残余分流3～5 mm，没有>5 mm的严重残余分流发生。该研究结果与其他Watchman注册中心的已发布数据相当，与ACP装置在加拿大的早期数据相当。ASAP-TOO是一项多中心随机试验，旨在比较Watchman与单抗血小板疗法对OAC禁忌证患者的疗效，该研究尚在进行中。

美国也在FDA批准Watchman之后进行了多中心的回顾性研究。这项基于人群的队列研究使用了2015年1月至2017年12月的Medicare住院医疗保险数据，研究对象为13 627名65岁以上的房颤患者，他们于2015年1月至2017年11月接受了LAAC植入装置的治疗。有13 627例AF患者接受了Watchman植入的LAAC。平均（SD）年龄为78.0（6.3）岁，男性为7 997例（59.7%），女性为5 630例（41.3%），9 406例（69.0%）年龄超过75岁，平均CHA_2DS_2-VASc评分（4.3±1.4）分，根据该评分预估的年缺血性卒中风险为4.8%，但随访结果显示Watchman植入术后180天内缺血性卒中再入院的风险仅为1.2%，明显低于基于CHA_2DS_2-VASc评分预估的风险[26]。

在ASAP中，对150例不适合口服抗凝治疗的AF患者进行了LAAC。患者在植入Watchman后接受阿司匹林+氯吡格雷治疗6个月，此后停用氯吡格雷，继续阿司匹林治疗。结果显示，年平均缺血性卒中和全身栓塞率为1.8%，1年死亡率为4.6%。另一项来自欧洲EWOLUTION研究对真实世界中1 025例使用Watchman进行LAAC的患者进行了注册，根据术后1年的随访结果，缺血性卒中的年发生率为1.1%，但1年死亡率为9.8%。值得一提的是，该研究所观察到1年的死亡率显著高于既往随机研究中的死亡率，这可能与纳入了合并症数量较多的患者有关[27]。

2020年美国心脏病学会（American College of Cardiology, ACC）发表了美国Watchman上市后的NCDR全国注册性研究[28]。这项研究基于NCDR左心耳封堵注册的数据，这是一个全国性的数据库，收集有关Watchman植入的数据，也是FDA的上市后监测研究，符合医疗保险和医疗补助服务中心的报销要求。研究人员分析了2016—2018年美国495家医院1 318名医师对38 158名接受Watchman植入患者的数据。注册的患者平均年龄为76岁，比那些参加过Watchman关键临床试验的患者平均年长2～5岁。他们也有更高的卒中风险（平均CHA_2DS_2-VASc评分为4.6分），70%的患者有过出血史，较上市前试验中的大多数患者更高危。虽然在全国范围内进行的手术数量很多，但每年的手术数量中位数是每家医院30例，每名医师12例。7%的手术在手术当天被取消或中止。在将Watchman装置植入心脏的手术中，98.1%的装置成功植入，装置周围几乎没有渗漏，成功率高于关键试验中的报道，与先前较小的注册研究相当或更好。与临床试验相比，注册的手术也有较低的主要不良事件发生率。最常见的并发症是需要干预的心包积液，发生率为1.4%，大出血发生率为1.3%。较少见的并发症包括卒中（发生率为0.2%）、死亡（发生率为0.2%）。

中国的房颤负担巨大且迅速增加，到2050年估计将超过830万，中国患者的卒中率远高于欧美患者。卒中作为最严重的房颤并发症，与非房颤相比，其死亡率和发病率更高，这使得对房颤患者进行有效的卒中预防更为重要。由于其公认的功效，口服抗凝（OAC）治疗已被认为是预防卒中的基石。但是，尽管近年来观察到OAC的使用有所改善，但由于依从性差、禁忌证、出血风险和其他原因，该疗法在中国的使用率明显不足。Watchman于2014年在中国上市，有研究对2014—2017年中国27个中心共658例接受Watchman装置连续中国患者进行了回顾性分析[29]。该研究根据手术年份将患者分为四组：2014年组、2015年组、2016年组和2017年组。研究对中国患者的手术成功率、并发症发生率和特征以及患者选择和治疗的趋势进行了分析。结果显示：① LAAC在现实世界中的中国患者中可以成功且安全地进行，手术成功率高达97.7%，并发症发生率低至约0.6%。② 与往年相比，2017年的手术时间明显减少，出院后LAAC的抗血栓治疗率相对较高，且在不同年份相似。③ 我们患者的CHA_2DS_2-VASc和HAS-BLED平均得分分别为（3.7±1.6）分和（2.5±1.1）分。约92.2%的受试者CHA_2DS_2-VASc得分≥2分，约45.6%的患者HAS-BLED得分≥3分，表明卒中和出血的风险相对较高。

LAAC的前两项随机试验（PROTECT AF和PREVAIL）的目标人群是适合使用OAC的房颤患者，并且这两个试验都没有对出血或高出血风险患者给予足够的重视。以前的出血事件是因为华法林禁忌是一项排除标准。但是，近年来患者的状况发生了很大变化。在PROTECT AF和PREVAIL之后进行的一系列研究包括更多的出血事件或出血风险增加的患者，这些患者被认为不适合使用OAC。在EWOLUTION研究中，2/3的患者不适合OAC，在ASAP研究中甚至为100%。在加拿大经验、ASAP研究和法国全国性LAAC观察（FLAAC）注册研究中，曾经历过出血/出血事件或趋势的患者比例分别高达90%、93%和90%。所有这些研究表明，在没有其他降低血栓栓塞风险的选择的情况下，对房颤患者进行LAAC是合理的。总之，在过去的几年中，使用Watchman装置的LAAC在中国房颤患者中成功且安全地进行了治疗。此外，更多的中国患者接受LAAC时存在出血风险增加或不符合OAC的适应证，但以前因OAC发生的出血事件较少，并且在LAAC后接受OAC进行抗血栓治疗，与其他国家/地区的适应证不同，导致LAAC后抗血栓治疗方案的差异。

（曾　杰）

参·考·文·献

[1] Wolf PA, Abbott RD, Kannel WB. Atrial fibrillation as an independent risk factor for stroke: the Framingham Study [J]. Stroke, 1991, 22: 983−988.

[2] Pollick C, Taylor D. Assessment of left atrial appendage function by transesophageal echocardiography. Implications for the development of thrombus [J]. Circulation, 1991, 84: 223−231.

[3] Blackshear JL, Odell JA. Appendage obliteration to reduce stroke in cardiac surgical patients with atrial fibrillation [J]. Ann Thorac Surg, 1996, 61: 755−759.

[4] Michael G, Rafael W, Gerhard H, et al. EHRA/EAPCI expert consensus statement on catheter-based left atrial appendage occlusion — an update [J]. Ep Europace(2): 2.

[5] Alberto, Cresti. Prevalence of extra-appendage thrombosis in non-valvular atrial fibrillation and atrial flutter in patients undergoing cardioversion: a large transesophageal echo study [J]. EuroIntervention, 2019, 15: e225−e230.

[6] David, R, Holmes, et al. Percutaneous closure of the left atrial appendage versus warfarin therapy for prevention of stroke in patients with atrial fibrillation: a randomised non-inferiority trial [J]. Lancet, 2009.

[7] Reddy VY, Doshi SK, Sievert H, et al. Percutaneous left atrial appendage closure for stroke prophylaxis in patients with atrial fibrillation: 2.3-year follow-up of the PROTECT AF (Watchman left atrial appendage system for embolic protection in patients with atrial fibrillation) trial [J]. Circulation, 2013, 127(6): 720−729.

[8] Holmes DR, Kar S, Price MJ, et al. Prospective randomized evaluation of the Watchman left atrial appendage closure device in patients with atrial fibrillation versus long-term warfarin therapy: the PREVAIL trial [J]. Journal of the American College of Cardiology, 2014, 64(1): 1−12.

[9] Lukas Hobohm, MD, Ralph S. von Bardeleben, MD, Mir A. Ostad, MD, et al. 5-year experience of in-hospital outcomes after percutaneous left atrial appendage closure in Germany [J]. Journal of the American College of Cardiology, 2019: 1044−1052.

[10] Osmancik P, Tousek P, Herman D, et al. Interventional left atrial appendage closure vs novel anticoagulation agents in patients with atrial fibrillation indicated for long-term anticoagulation (PRAGUE-17 study) [J]. American Heart Journal, 2017, 183: 108−114.

[11] Osmancik P. Percutaneous left atrial appendage closure versus novel anticoagulation agents in high-risk atrial fibrillation

patients (PRAGUE-17 study)［J］. ESC, 2019.

［12］ Gangireddy SR, Halperin JL, Fuster V. Percutaneous left atrial appendage closure for stroke prevention in patients with atrial fibrillation: an assessment of net clinical benefit［J］. European Heart Journal, 33(21): 2700–2708.

［13］ Tom F. Brouwer, MD, PhD, William Whang, MD, et al. Net clinical benefit of left atrial appendage closure versus warfarin in patients with atrial fibrillation: a pooled analysis of the randomized PROTECT-AF and PREVAIL studies［J］. Journal of the American Heart Association, 2019: 5–6.

［14］ David R. Holmes. Long-term safety and efficacy in continued access left atrial appendage closure registries［J］. Journal of the American College of Cardiology, 2019, 74: 2878–2889.

［15］ Möbiuswinkler S, Reddy SY, Wiebe DJ, et al. Left atrial appendage closure with the Watchman device in patients with a contraindication for oral anticoagulation: the ASAP study (ASA plavix feasibility study with watchman left atrial appendage closure technology)［J］. Journal of the American College of Cardiology, 2013, 61(25): 2551–2556.

［16］ Dinesh Sharma. Left atrial appendage closure in patients with contraindications to oral anticoagulation［J］. Journal of the American College of Cardiology, 2016, 18: 2190–2192.

［17］ Evaluating real-world clinical outcomes in atrial fibrillation patients receiving the watchman left atrial appendage closure technology［J］. Circulation Arrhythmia and Electrophysiology, 2019, 12(4).

［18］ Reddy VY, Gibson DN, Kar S, et al. Post-approval U.S. experience with left atrial appendage closure for stroke prevention in atrial fibrillation［J］. Journal of the American College of Cardiology, 2017, 69(3): 253.

［19］ Phillips KP, Santoso T, Sanders P, et al. Left atrial appendage closure with Watchman in Asian patients: 2 year outcomes from the WASP registry［J］. IJC Heart & Vasculature, 2019, 23.

［20］ Varosy P, Masoudi FA, Reisman M, et al. Procedural safety of watchman implantation: the US nested post approval study ［J］. Journal of the American College of Cardiology, 2018, 71(11).

［21］ Karen P. Phillips, Aleksandr Romanov, Sergey Artemenko. Combining Watchman left atrial appendage closure and catheter ablation for atrial fibrillation: 2-year outcomes from a multinational registry［J］. Europace, 2019: 1–7.

［22］ Ostermayer SH, Reisman M, Kramer PH, et al. Percutaneous left atrial appendage transcatheter occlusion (PLAATO system) to prevent stroke in high-risk patients with non-rheumatic atrial fibrillation: results from the International multi-center feasibility trials［J］. Journal of the American College of Cardiology, 2005, 46(1): 9–14.

［23］ Caroline K, Jiangtao Y, Philip N, et al. Clinical outcomes of Watchman vs. Amplatzerocccluders for left atrial appendage closure (WATCH at LAAC)［J］. Europace. 2020.

［24］ He Huang, Yu Liu, Yawei Xu. Percutaneous left atrial appendage closure with the LAmbre device for stroke prevention in atrial fibrillation［J］. Journal of the American College of Cardiology Cardiovascular Interventions, 2017, 10(21): 2188–2194.

［25］ Lukas Hobohm, MD, Ralph S. von Bardeleben, MD, Mir A. Ostad, MD, et al. 5-year experience of in-hospital outcomes after percutaneous left atrial appendage closure in Germany［J］. Journal of the American College of Cardiology, 2019: 1044–1052.

［26］ Jacqueline Saw, Peter Fahmy, Lorenzo Azzalini. Early Canadian multicenter experience with Watchman for percutaneous left atrial appendage closure［J］. Journal of Cardiovascular Electrophysiology, 2017: 396–401.

［27］ Rajesh Kabra, MD, Saket Girotra, MD, SM, Mary Vaughan Sarrazin, PhD. Clinical outcomes of mortality, readmissions, and ischemic stroke among medicare patients undergoing left atrial appendage closure via implanted device［J］. JAMA Network Open, 2019, 2(10): e1914268.

［28］ James V. Freeman, Paul Varosy, Matthew J. Price. The NCDR left atrial appendage occlusion registry［J］. Journal of the American College of Cardiology, 2020.

［29］ Zhengqin Zhai, Min Tang, Xi Su, et al. Experience of left atrial appendage occlusion with the Watchman device in Chinese patients［J］. Anatol J Cardiol, 2019, 21: 314–321.

第五章
国际指南和共识对左心耳封堵预防房颤卒中的推荐

作为房颤患者预防血栓栓塞的一种非药物手段，左心耳封堵术（LAAC）早在2001年就开始应用于临床。近年来，LAAC得到了迅速发展，先后有多种不同设计的左心耳封堵器（包括Watchman FLX、Amplatzer cardiac plug/Amulet、LAmbre等）被批准上市[1]。随着相关研究结果的发表，LAAC预防房颤卒中的有效性及安全性逐渐被认可。全球LAAC数量已超过10万余例。为规范LAAC应用，国内外多个学术组织的指南及专家共识均对LAAC进行了介绍与推荐。

第一节 · 欧美指南及专家共识对左心耳封堵术的推荐

2006年美国ACC/AHA/ESC联合房颤指南在预防栓塞事件的非药物途径中提到，对于不能安全接受抗凝治疗的患者，去除掉血栓的来源——左心耳，是一种新兴的方法[2]。除了外科直视下的切除和缝扎，去除左心耳还可以考虑经血管和经心包的途径。2011年更新的指南里，提到Watchman封堵器尚未通过FDA批准，对LAAC未做推荐[3]。

2010年ESC房颤指南在预防卒中的非药物方法中提到，对于长期抗凝治疗存有禁忌证的房颤患者可以考虑使用LAAC[4]。指南所引用的循证医学证据仅有2009年发表的PROTECT AF研究[5]。PROTECT AF是基于Watchman封堵器的第一个前瞻性、随机、对照试验，平均18个月的随访结果显示LAAC的有效性终点事件（包括卒中、心血管死亡和系统栓塞的复合终点）发生率不劣于华法林，但不良事件的发生率（主要是手术并发症）高于华法林。作为当时一种新型的介入技术，该研究中LAAC的手术成功率仅为91%，而术后7天的主要不良事件发生率却达到8.4%。考虑到有限的证据和较高的操作并发症风险，指南没有对LAAC做出推荐。

2012年ESC更新了房颤指南，首次将LAAC推荐应用于具有较高血栓栓塞风险且存在长期抗凝禁忌的患者（Ⅱb，B）[6]。指南做出这样的推荐主要还是基于PROTECT AF的研究结果。但实际上PROTECT AF入选的是能够耐受华法林长期抗凝的患者，因此上述抗凝禁忌患者的循证医学证据是缺乏的，也无法进行随机对照研究。PROTECT AF的后续注册研究（CAP）显示，随着术者经验的积累，围手术期并发症发生率较PROTECT AF研究已显著降低[7]。鉴于LAAC的有效性和安全性的相关证据不够充分，指南不建议将LAAC应用于存在抗凝禁忌之外的其他非瓣膜病房颤患者。

2014年，AHA/ACC/HRS发布房颤指南，其中详细介绍各种左心耳封堵或套扎装置预防房颤患者血栓栓塞的临床证据[8]。指南引用PROTECT AF研究更长时间的随访结果指出，采用Watchman行LAAC在复合终点方面不劣于华法林，但早期并发症发生率高。而之后的另一项RCT研究——PREVAIL研究的初步结果显示，在通过学习曲线后，器械相关并发症会随术者经验积累逐渐下降。考虑到有限的高质量循证医学依据及美国食品药品管理局尚未批准Watchman封堵器上市，该指南未对LAAC提出明确的推荐等级。但在此次更新的指南中首次建议在心脏外科手术的同时可考虑行左心耳切除预防血栓栓塞（Ⅱb，C）。

2014年，AHA/ASA发布的卒中和TIA二级预防指南提出，伴有房颤的卒中和TIA患者，应用Watchman进行LAAC的价值尚不明确（Ⅱb，C）[9]。指南强调，尽管PROTECT AF研究提示，使用Watchman进行LAAC可能使部分卒中高危且不适于抗凝药物治疗的患者获益，但对此尚需更多的研究论证。

2014年，欧洲心律协会（European Heart Rhythm Association, EHRA）联合欧洲经皮心血管介入学会（European Association of Percutaneous Cardiovascular Interventions, EAPCI）共同发布了经导管左心耳封堵专家共识[10]。共识从现有临床研究结果、适应证选择、各种封堵器械、标准操作流程、相关影像学技术及围手术期管理等方面为开展LAAC提供了具体的指导和建议。共识中指出，PROTECT AF和PREVAIL两个随机对照研究入选的均为能够接受抗凝治疗的房颤患者，并且FDA拟批准的Watchman左心耳封堵装置适应证也是在非瓣膜性房颤患者中替代长期口服抗凝药物。但对于能够接受抗凝治疗的房颤患者，长期口服抗凝剂（尤其是NOAC）仍是这类患者的标准治疗。医师可以与此类患者讨论LAAC预防血栓的方法，并详细告知药物治疗与LAAC各自的优缺点。存在较高卒中风险（$CHA_2DS_2-VASc > 2$分）且存在抗凝禁忌（如既往颅内出血或危及生命的出血）或抗凝治疗存在较高出血风险（HAS-BLED ≥ 3分）的患者，被认为是LAAC的适宜人群，但需要关注封堵术后短期抗凝或（和）抗血小板治疗带来的出血风险。对于充分抗凝治疗期间仍发生卒中的患者，LAAC可考虑作为抗凝治疗的一个补充，尤其是在加大抗凝强度或更换NOAC存在禁忌的情况下。

2015年3月，FDA最终批准Watchman左心耳封堵装置替代华法林用于非瓣膜性房颤患者血栓栓塞的预防。同年6月，ACC、美国心律学会（Heart Rhythm Society, HRS）与美国心血管造影和介入学会（Society for Cardiovascular Angiography and Interventions, SCAI）为规范LAAC上市后临床应用，联合发布经皮左心耳封堵装置推荐声明，该声明对LAAC治疗进行了概述，提出术者培训、围手术期管理和患者选择等方面的推荐意见[11]。2016年，SCAI、ACC和HRS进一步联合颁布了LAAC关于医院及术者要求的专家共识，旨在确保LAAC技术得到安全有效的推广[12]。LAAC术者需了解房颤的整个临床处理原则，熟悉心脏尤其是左心耳解剖及影像，掌握房间隔穿刺、左心房内导管操作技术，能够及时识别和处理操作并发症（包括心脏压塞和器械脱落等）。开展LAAC的医院应必备开展心脏介入操作的导管室、血管造影场所和造影机等设备，并常规开展结构性心脏病介入和（或）心脏电生理介入项目，每年至少50例结构性心脏病或左心房导管消融手术，其中至少25例涉及房间隔穿刺操作。医院导管室应配备有经食管心脏超声，并有能够实施经食管心脏超声的医师参与手术。此外，医院还需有能够实施心脏外科手术和体外循环操作的医师团队，以便外科紧急处理严重并发症。

2016年ESC联合欧洲心胸外科协会（European Association for Cardio-Thoracic Surgery, EACTS）发布的房颤指南维持了2012年指南对LAAC的推荐[13]。究其原因，一方面，仅有Watchman这一种封堵器器械有高等级的循证医学证据，而其他的多个封堵器仅有例数有限的注册研究结果。另一方面，随着越来越多的房颤患者应用NOAC，既往那些所谓不适合华法林抗凝治疗的患者被发现能够较好地耐受NOAC。因此需要更多的证据探索LAAC

的最佳适用人群，尤其是真正不适于抗凝治疗的患者以及抗凝治疗期间发生卒中的患者，并开展NOAC与LAAC随机对照研究。

颅内出血被认为抗凝治疗的禁忌证，也是抗凝治疗最危险的并发症。2018年美国*Chest*杂志发布的房颤抗栓指南中，对于有较高颅内出血（包括硬膜下、蛛网膜下腔和脑实质内出血）复发风险的幸存者（如脑淀粉样血管病）推荐应用LAAC替代抗凝[14]。该指南中还推荐LAAC应用于卒中风险高且存在绝对抗凝禁忌的房颤患者，并指出对此类患者需考虑封堵术后短期应用抗血小板药物的出血风险及应用NOAC的可能性。

2019年，AHA/ACC/HRS对2014年房颤指南进行了更新，LAAC首次被纳入新的指南[15]。对于有长期抗凝禁忌证、卒中风险较高的房颤患者，可以考虑经皮LAAC，作为Ⅱb类推荐，证据等级B NR。指南特别提到，做出上述推荐是因为Watchman的临床试验结果和FDA的上市批准。指南证据主要源于Watchman与华法林进行的RCT试验，包括PROTECT AF及PREVAIL试验，并结合了这两项试验数据的荟萃分析。上述两个研究更长时间的随访结果显示，接受Watchman封堵的患者出血性卒中的发生率明显少于接受华法林抗凝的患者，而缺血性卒中的发生无显著差异（去除围手术期操作及器械相关并发症后）。指南中提到了FDA批准的适应证和美国医疗保险和公共医疗补助服务中心（Center for Medicare and Medicaid Services, CMS）批准的适应证的不同。FDA适应证要求患者能够耐受长期抗凝治疗；而CMS则要求患者CHADS$_2$评分≥2分或CHA2DS$_2$-VASc评分≥3分，能耐受短期抗凝但不适于长期抗凝。而完全不能耐受抗凝治疗的患者是被Watchman的随机对照研究排除的。正在进行中的ASAP-TOO随机对照试验，则评价了Watchman封堵器在口服抗凝药物禁忌的房颤患者应用的有效性和安全性，其结果有望为识别LAAC的最佳适应证提供依据。

2019年8月，EHRA/EAPCI更新了经导管左心耳封堵专家共识，对LAAC的临床应用做了进一步的详细讨论[16]。共识指出，对于非瓣膜性房颤患者，CHA$_2$DS$_2$-VASc评分≥2分（女性≥3分），都需要进行卒中和血栓栓塞的预防。目前的首选治疗仍然是口服抗凝剂，优选NOAC。LAAC的应用情景被细分为以下5种情况：可以耐受长期口服抗凝药物的患者、口服抗凝药物禁忌的患者、口服抗凝出血风险增高的患者、依从性差的患者（不愿或不能服用抗凝药）以及一些特殊情况。共识将LAAC的适用强度表述为"应该（should do）""可以（may do）"和"不应该（should not do）"三类。非瓣膜性房颤CHA$_2$DS$_2$-VASc评分≥2分（女性≥3分），如患者存在长期口服抗凝的绝对禁忌，但可以耐受最短2～4周的单联抗血小板药物的治疗，则应该进行LAAC；如患者虽然可以耐受口服抗凝，但拒绝服药或服药依从性差，或者长期服药出血风险升高，可以考虑进行LAAC。共识还专门讨论了某些特定临床情况下LAAC的应用，这些特定情况包括：① 房颤患者服用足量抗凝药物治疗期间发生卒中，如临床考虑与左心耳血栓有关，可以考虑LAAC，从而避免更强的抗栓药物应用。② 导管消融导致左心耳电隔离的患者，由于左心耳机械运动的丧失，即使抗凝仍然存在血栓形成和栓塞的风险，LAAC可能是一个合理的选择。③ 同期导管消融联合LAAC的一站式手术，其可行性已在一些小规模的注册研究中得以证实，但共识强调LAAC适应证不应该因行导管消融而改变。④ 受外科手术中预防性左心耳切除的启发，该共识首次提出房颤卒中"零级预防"的概念，即对于有较高风险发生房颤的房间隔缺损患者，在封堵房间隔缺损前同期进行LAAC。上述情况下，LAAC可能有一定的特殊的应用价值，但由于极其有限的研究数据，共识对LAAC在这些情景下的应用未给出明确建议。

第二节 · 国内专家共识对左心耳封堵术的推荐

2014年3月，中国食品药品监督局即批准 Watchman 左心耳封堵器在国内上市。为规范左心耳封堵器在预防房颤血栓栓塞中的临床应用，中华医学会心电生理和起搏分会、中华医学会心血管病学分会和中国医师协会心律学专业委员会共同发布了《左心耳干预预防心房颤动患者血栓栓塞事件：目前的认识和建议》[17]。共识提出我国 LAAC 的适应证：CHA_2DS_2-VASc 评分 ≥ 2分，且同时伴有以下情况之一，建议行 LAAC：① 不适合长期口服抗凝药。② 服用华法林，但在国际标准化比值达标的基础上仍发生卒中或血栓栓塞事件。③ HAS-BLED 评分 ≥ 3分。2015年，中华医学会心电生理和起搏分会、中国医师协会心律学专业委员会心房颤动防治专家工作委员会联合发布的《心房颤动：目前的认识和治疗建议—2015》，将上述适应证作为 IIa 类推荐[18]。该共识指出考虑到经皮 LAAC 的学习曲线及并发症风险，建议在有心脏外科条件的医院开展此项技术。

2019年，中华医学会心血管病分会组织结构性心脏病和心脏电生理等不同领域的专家，制定了《中国左心耳封堵预防心房颤动卒中专家共识》[19]。在现有循证医学证据和临床实践经验基础上，该共识根据 LAAC 及其相关技术应用的合理性、是否有更多临床获益或更少操作相关并发症等，分别给予"适合"（合理，有更多获益或更少并发症）、"不确定"（有一定合理性，但尚需更多证据）和"不适合"（不一定合理，不太可能获益或有更多并发症）等3种不同等级的推荐，以指导 LAAC 及相关技术的临床应用。在 LAAC 适应证的推荐上，共识不再停留在 IIa 或者 IIb 适应证的讨论，而是根据卒中风险评分高低、是否存在长期抗凝禁忌、出血风险

以及患者意愿等具体临床情形给予不同级别的建议。共识推荐以下患者适合进行 LAAC 预防血栓事件：具有较高卒中风险（CHA_2DS_2-VASc 评分：男性 ≥ 2分，女性 ≥ 3分），对长期服用抗凝药有禁忌证，但能耐受短期（2～4周）单药抗凝或双联抗血小板药物治疗者；具有较高卒中风险，口服抗凝药期间曾发生致命性或无法/难以止血的出血事件者（如脑出血/脊髓出血，严重胃肠道/呼吸道/泌尿道出血等）。

在抗凝药物之外，LAAC 为非瓣膜性房颤患者卒中的预防提供了一个重要的补充，正日益得到广泛应用。但现有国内外指南对 LAAC 的推荐级别仍较低，与以下因素有关：① 虽然 PROTECT AF 和 PREVAIL 两个前瞻性、随机化对照研究证明了 LAAC 的安全性、有效性、复合终点方面的优势，但大规模 RCT、长期随访的研究仍然缺乏。② 非瓣膜性房颤的抗凝治疗已经进入后华法林时代，越来越多患者应用 NOAC。与华法林相比，NOAC 显示了更好的有效性和安全性，被指南优先推荐。目前缺乏 LAAC 与 NOAC 直接的对比研究。③ 目前仅有两个 RCT 研究均是应用 Watchman 封堵器。各种不同设计的封堵器其有效性、安全性是否与 Watchman 一致尚不明确。④ 非瓣膜病房颤仍有 10%的血栓不是来源于左心耳，这部分患者即使进行了 LAAC，抗凝治疗仍是不可避免的。⑤ LAAC 的最佳适应证人群有待进一步确认。

随着正在进行中的 LAAC 系列研究结果公布，其在房颤患者卒中预防中的循证医学证据会更加丰富，并可能改变 LAAC 的推荐等级。

（李松南）

参·考·文·献

［1］Chow D, Wong YH, Park JW, et al.An overview of current and emerging devices for percutaneous left atrial appendage closure［J］. Trends Cardiovasc Med, 2019, 29(4): 228-236.

［2］Fuster V, Rydén LE, Cannom DS, et al. ACC/AHA/ESC 2006 guidelines for the management of patients with atrial fibrillation: a report of the American College of Cardiology/American Heart Association Task Force on Practice Guidelines and the European Society of Cardiology Committee for Practice Guidelines (writing committee to revise the 2001 guidelines for the management of patients with atrial fibrillation)［J］. Circulation, 2006, 114(7): e257-354.

［3］Fuster V, Rydén LE, Cannom DS, et al. 2011 ACCF/AHA/HRS focused updates incorporated into the ACC/AHA/ESC 2006 Guidelines for the management of patients with atrial fibrillation: a report of the American College of Cardiology Foundation/American Heart Association Task Force on Practice Guidelines developed in partnership with the European Society of Cardiology and in collaboration with the European Heart Rhythm Association and the Heart Rhythm Society［J］. J Am Coll Cardiol, 2011, 57(11): e102-198.

［4］Camm AJ, Kirchhof P, Lip GY, et al. Guidelines for the management of atrial fibrillation: the task force for the management of atrial fibrillation of the European Society of Cardiology (ESC)［J］. Europace, 2010; 12: 1360-1420.

［5］Holmes DR, Reddy VY, Turi ZG, et al. Percutaneous closure of the left atrial appendage versus warfarin therapy for prevention of stroke in patients with atrial fibrillation: a randomised non-inferiority trial［J］. Lancet, 2009, 374(9689): 534-542.

［6］Camm AJ, Lip GY, De Caterina R, et al. 2012 focused update of the ESC Guidelines for the management of atrial fibrillation: an update of the 2010 ESC Guidelines for the management of atrial fibrillation. Developed with the special contribution of the European Heart Rhythm Association［J］. Eur Heart J, 2012, 33(21): 2719-2747.

［7］Reddy VY, Holmes D, Doshi SK, et al. Safety of percutaneous left atrial appendage closure: results from the Watchman left atrial appendage system for embolic protection in patients with AF (PROTECT AF) clinical trial and the continued access registry［J］. Circulation, 2011, 123: 417-424.

［8］January CT, Wann LS, Alpert JS, et al. 2014 AHA/ACC/ HRS guideline for the management of patients with atrial fibrillation: a report of the American College of Cardiology/American Heart Association Task Force on Practice Guidelines and the Heart Rhythm Society［J］. J Am Coll Cardiol, 2014, 64: e2-76.

［9］Kernan WN, Ovbiagele B, Black HR, et al. Guidelines for the prevention of stroke in patients with stroke and transient ischemic attack: a guideline for healthcare professionals from the American Heart Association/American Stroke Association［J］. Stroke, 2014, 45: 2160-2236.

［10］Meier B, Blaauw Y, Khattab AA, et al. EHRA/EAPCI expert consensus statement on catheter-based left atrial appendage occlusion［J］. Europace, 2014, 16(10): 1397-1416.

［11］Masoudi FA, Calkins H, Kavinsky CJ, et al. 2015 ACC/HRS/SCAI left atrial appendage occlusion device societal overview: a professional society overview from the American College of Cardiology, Heart Rhythm Society, and Society for Cardiovascular Angiography and Interventions［J］. Heart Rhythm, 2015, 12: e122-e136.

［12］Kavinsky CJ, Kusumoto FM, Bavry AA, et al. SCAI/ACC/HRS institutional and operator requirements for left atrial appendage occlusion［J］. J Am Coll Cardiol, 2016, 67(19): 2295-2305.

［13］Kirchhof P, Benussi S, Kotecha D, et al. 2016 ESC Guidelines for the management of atrial fibrillation developed in collaboration with EACTS［J］. Eur Heart J, 37(38): 2893-2962.

［14］Lip GYH, Banerjee A, Boriani G, et al. Antithrombotic therapy for atrial fibrillation: CHEST Guideline and Expert Panel Report［J］. Chest, 2018, 154(5): 1122-1201.

［15］January CT, Wann LS, Calkins H, et al. 2019 AHA/ACC/HRS focused update of the 2014 AHA/ACC/HRS guideline for the management of patients with atrial fibrillation: a report of the American College of Cardiology/American Heart Association Task Force on Clinical Practice Guidelines and the Heart Rhythm Society in Collaboration With the Society of Thoracic Surgeons［J］. Circulation, 2019, 140(2): e125-e151.

［16］Glikson M, Wolff R, Hindricks G, et al. EHRA/EAPCI expert consensus statement on catheter-based left atrial appendage occlusion — an update［J］. EuroIntervention, 2020, 15(13): 1133-1180.

［17］中华医学会心电生理和起搏分会，中华医学会心血管病学分会，中国医师协会心律学专业委员会. 左心耳干预预防心房颤动患者血栓栓塞事件：目前的认识和建议-2014［J］. 中国心脏起搏与电生理杂志，2014，28（06）：472-486.

［18］黄从新，张澍，黄德嘉，等.心房颤动：目前的认识和治疗建议-2015［J］.中国心脏起搏与电生理杂志，2015，29（05）：377-434.

［19］中华医学会心血管病学分会，中华心血管病杂志编辑委员会.中国左心耳封堵预防心房颤动卒中专家共识（2019）［J］.中华心血管病杂志，2019，47（12）：937-955.

第六章

左心耳封堵装置分类、设计原理和操作要领

第一节 · Watchman™ 左心耳封堵器的设计原理及操作要领

一、Watchman™ 封堵器的设计原理

（一）Watchman™ 封堵装置

Watchman™ 封堵装置由美国波士顿科学国际有限公司研发生产，是一种表面覆有可渗透 PET 织物帽的自膨式镍钛合金伞形框架，属于最经典的内塞型封堵器。该封堵器在左心耳中展开后，像塞子一样塞住左心耳开口，将左心耳内血流隔绝于左房循环之外，可防止左心房内淤滞的血流或血栓颗粒进入左心耳形成大块血栓（图6-1-1）。该装置有10个倒钩形锚爪，展开后可确保装置牢固固定于左心耳壁组织中；自膨胀型径向支撑可保持封堵装置稳定贴靠于左心耳壁，从而减少固定锚爪对心耳壁的损伤。Watchman™ 封堵装置有 21 mm、24 mm、27 mm、30 mm 和 33 mm 共 5 种尺寸，适合开口介于 17 ～ 31 mm、不同解剖结构左心耳的封堵（图6-1-2）。

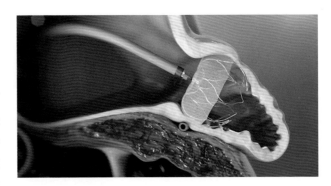

图6-1-1 Watchman™ 左心耳封堵装置在左心耳内展开示意图

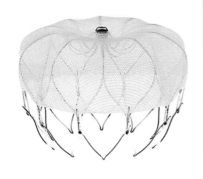

WATCHMAN™ 尺寸选择	
最大左心耳开口	装置尺寸（长度）
17 ～ 19 mm	21 mm（20.2 mm）
20 ～ 22 mm	24 mm（22.9 mm）
23 ～ 25 mm	27 mm（26.5 mm）
26 ～ 28 mm	30 mm（29.4 mm）
29 ～ 31 mm	33 mm（31.5 mm）

图6-1-2 Watchman™ 左心耳封堵装置尺寸和适应心耳大小

（二）Watchman导引系统（WAS）

Watchman™导引系统（Watchman access system, WAS）由导管鞘和血管扩张器组成。导管鞘是提供输送Watchman™封堵装置所用的管道，内径为12 F、外径为14 F，工作长度75 cm，头端设有标记环和通气孔、尾端具有止血阀和冲水管；扩张器外径为12 F。导管鞘特征如下。

（1）导管鞘头端设有4个不透射线标记环，可在左心耳内定位导管鞘和封堵器的位置。远端第1个标记环可用于引导导管鞘进入左心耳远端，并引导封堵器远端到达左心耳底部的最远安全位置；近端3个标记环由远及近分别对应21 mm、27 mm和33 mm尺寸，可用于测量导管鞘头端与心耳底部的距离，以及定位不同尺寸封堵器距离导管鞘头端第

一个标记环和心耳底部的相对位置（图6-1-3）。

（2）导管鞘头端设有通气孔，在注射造影剂时可向周围扩散，使心耳底部显影，同时还可减小压力以免对心耳底部造成创伤。

（3）头端第1个标记环远端设有长度为5 mm的软端，可防止推送封堵器时导管鞘张力过大对心耳底部造成损伤。

（4）导管鞘尾端设有冲水管，可冲水排除空气，也可注射造影剂，左心耳造影时经猪尾导管和导管鞘尾端冲水管同时造影可充分使左心耳显影，心耳口部大小、分叶和深度显影更清晰，以便准确测量心耳大小、深度和选择合适尺寸的封堵器。

导管鞘具有双弯、单弯和前弯3种弯型结构（图6-1-4），其中双弯鞘使用最为普遍，其次是单弯鞘。双弯鞘与单弯导鞘相比多了一个前弯，可用

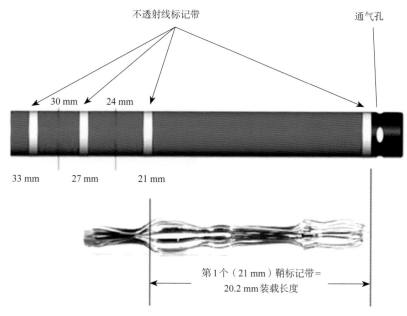

图6-1-3 Watchman™导引系统头端标记环和头端通气孔

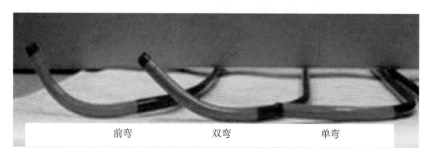

图6-1-4 Watchman™导引系统不同弯型特征

于绝大多数左心耳的封堵。单弯鞘或前弯鞘可用于低位心耳、显著靠前生长或向下转角心耳（如正鸡翅形心耳）的封堵。左心耳封堵术应基于左心耳解剖结构的术前评估和术中造影选择合适弯型的导管鞘。

（三）Watchman™递送系统（WDS）

Watchman™递送系统（Watchman delivery system, WDS）为预装Watchman™封堵伞的推送装置（图6-1-5）。递送系统外径为12 F，封堵器通过连接装置连接（预装），头端有标记环和5 mm保护软端，尾端具有冲水孔，可用于冲水和注射造影剂；推送连接装置（俗称推送杆）尾端具有旋钮，逆时针旋转可释放封堵器。沿导管鞘推送封堵器在心耳内展开时，经递送系统尾端冲水孔注射造影剂可指导导管鞘和封堵器头端与心耳底部的相对位置，以便减少封堵器放置过程中导管鞘或封堵器位置过深造成心耳底部损伤。递送系统头端设有5 mm长度保护软端，也可预防封堵器头端对心耳底部造成损伤；当心耳深度不够时，有经验的术者可从5 mm长的保护软端预借一定的深度放置封堵器。

二、Watchman™封堵器的操作要领

左心耳封堵术前应进行抗凝治疗，并完善经胸心脏超声（transthoracic echocardiography, TTE）、经食管超声和其他血液或物理检查。如患者存在食管疾患不能耐受TEE检查或TEE插入失败者，可使用CT心脏成像（cardiac CT angiography, CCTA）检查替代。明确左心耳封堵适应证并排除禁忌证后，进行术前谈话，告知患者手术过程、目的、风险、获益及术后注意事项和随访计划，完善签字手续后方可安排左心耳封堵术。

左心耳封堵术前应复习患者临床和相关检查资料，再次确认左心耳封堵术的适应证、禁忌证或排除指征。术者还应根据术前TTE、TEE或左房CCTA等检查结果，充分了解患者左心耳解剖特征（包括开口直径、可用深度、梳状肌分布和分叶等），左、右心房大小，左心室射血分数，心包积液及程度，以及是否做过房间隔修补术或封堵术，是否合并肺部手术、胸廓畸形、心脏转位等特殊情况，预判房间隔穿刺难度、可能选择的封堵器类型及尺寸，制订合理的操作方案及可能的替代措施。

（一）术中麻醉

全身麻醉状态下，不仅有助于实施全程TEE监控和指导，而且患者处于制动状态，受呼吸影响小，左心耳封堵术成功率高，并发症发生率低。即使术中发生封堵器脱位、心脏压塞等严重并发症，手术医师也可得心应手处理。目前包括美国、欧洲和中国的多数心脏中心在实施左心耳封堵术时常规使用全身麻醉。尽管有小样本文献报道，采用局

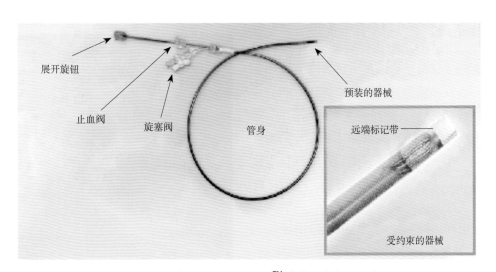

图6-1-5　Watchman™递送系统（WDS）

麻+心腔内超声（intracardiac echocardiography, ICE）指导同全麻+TEE指导下的左心耳封堵成功率相当[1, 2]，但局麻下实施左心耳封堵术中可能因为患者活动和呼吸影响降低封堵成功率和增加发生并发症的风险，因此《中国左心耳封堵预防心房颤动卒中专家共识（2019）》[3]建议：左心耳封堵术应当经麻醉科医师专业评估后常规在全身麻醉下施行（表6-1-1）（具体参见麻醉章节）。

表6-1-1　左心耳封堵术中麻醉的建议[3]

左心耳封堵术中麻醉的建议	推荐级别
推荐在全身麻醉+食管超声监控下实施左心耳封堵术	适合
如患者存在食管疾患不能耐受TEE检查或食管超声插入困难，在术前CCTA检查已明确左心耳解剖特征和排除血栓情况下，有经验的术者可使用ICE替代TEE指导左心耳封堵术； 有经验的术者可以在TEE或ICE指导下、在局麻/镇静下实施左心耳封堵术	不确定
不推荐常规在局麻/镇静下实施左心耳封堵术	不适合

（二）Watchman™左心耳封堵操作要领及注意事项

通常在麻醉之后先插入TEE探头进一步探查左心房和左心耳，再次确认左心房或左心耳内是否存在血栓（包括云雾状回声），并明确心包积液情况。如探测到左心房或左心耳内血栓或疑似血栓，应当立即停止继续手术，予规范抗凝2～3个月后复查TEE，如血栓或疑似血栓消失，可考虑安排择期手术。然后小心穿刺股静脉，确认股静脉穿刺成功后，送入6 F血管鞘然后开始房间隔穿刺术。

1. 房间隔穿刺　在左心耳封堵术中，好的鞘管轴向是成功的一半，而房间隔穿刺位点的选择直接决定轴向的好坏与否，对于常规的心耳，一般推荐靠下、靠后位置穿刺房间隔。

（1）TEE引导房间隔穿刺。TEE可以清晰显示房间隔位置和引导穿刺针在房间隔合适位置穿刺，根据《中国左心耳封堵预防心房颤动卒中专家共识

（2019）》[3]建议：如无禁忌，左心耳封堵术中应常规使用TEE指导房间隔穿刺和指导左心耳封堵术；如患者因食管疾患存在TEE禁忌或TEE插入困难，也可使用ICE定位房间隔和指导穿刺，但费用较昂贵。

房间隔穿刺过程如下：在正位X线透视下，沿0.032英寸（1英寸=2.54 cm）长钢丝送入房间隔穿刺鞘至上腔静脉，然后退出钢丝，送入连接造影剂的穿刺针（通常根据左、右心房大小塑成一定弯型），在接近鞘顶端1 cm处固定。在Multi-D模式TEE指引下，缓慢回撤房间隔穿刺鞘至房间隔部位。当鞘尖顶住房间隔时，TEE观察下显示"帐篷顶"现象，如果"帐篷顶"在TEE的上、下腔切面和主动脉短轴切面观显示上、下及前、后位置合适（常用穿刺点位于房间隔靠下、靠后位置）（图6-1-6），然后在右前斜（right anterior oblique, RAO）45°X线下将穿刺针缓慢送至穿刺鞘顶端，并适当顺时针旋转刺破房间隔，然后在X线下从穿刺针注射少量造影剂（或者注射少量生理盐水，TEE显影下左心房呈水泡征），判断针尖是否进入左心房。穿刺针尖进入左心房后右手固定，再将穿刺鞘缓慢送入左心房少许，然后回到正位在X线下固定穿刺鞘，缓慢回撤穿刺针，送入0.032英寸导引钢丝至左上肺静脉，接着将穿刺鞘穿过房间隔并来回充分扩张穿刺点后再送入左上肺静脉。如果房间隔穿刺部位较韧或较厚，穿刺针通过困难，可使用穿刺针针芯或经皮冠状动脉腔内血管成形（percutaneous

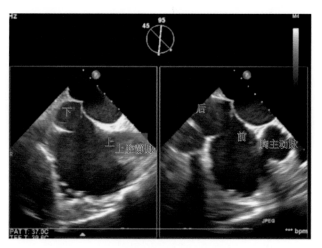

图6-1-6　TEE显示常用的房间隔穿刺位置

transluminal coronary angioplasty, PTCA）导丝尾端（硬端）顶住房间隔穿刺点穿刺，必要时辅用外科手术电刀（选用电切功能，10～20 W通电＜2秒）。房间隔穿刺成功后，沿鞘管补充适量肝素（通常按60～100 U/kg给予肝素），肝素给药约5分钟后，抽血监测ACT，维持ACT在250～350秒（如手术时间过长需重复监测，必要时追加肝素）。对于存在肝素抵抗或肝素诱导血小板减少症（heparin-induced thrombocytopenia, HIT）或极高危出血风险患者，术中可使用比伐芦定替代肝素。

（2）ICE指导下房间隔穿刺。对于不能耐受TEE的特殊患者，在术前通过CCTA检查排除左心房/左心耳内血栓的情况下，根据《中国左心耳封堵预防心房颤动卒中专家共识（2019）》[3]建议，有条件的单位和有经验的术者，可以考虑使用ICE替代TEE指导房间隔穿刺和实施左心耳封堵术（表6-1-2）。使用ICE指导房间隔的操作流程如下：穿刺左侧股静脉置入10 F或11 F血管鞘，将ICE导管沿下腔静脉送入右心房等部位，通过调节操作手柄观察房间隔，确认左心房/左心耳内有无血栓，并初步明确左心耳解剖情况[4, 5]（图6-1-7）。在确认左心房/左心耳内无血栓情况下，继续在ICE指导下穿刺房间隔（图6-1-8）。房间隔穿刺完成后，经

房间隔穿刺鞘送入加硬长导丝至左上肺静脉，并交换封堵器输送鞘来回充分扩张房间隔穿刺点。然后，固定导丝在左上肺静脉，回撤输送鞘至右心房侧，再将ICE导管经房间隔穿刺点送入左心房或左上肺静脉内先观察左心耳的形态、结构及血栓情况。进一步确认左心耳解剖适合封堵后，保留ICE导管在左心房/左上肺静脉内，再沿长导丝将封堵器输送鞘送至左心房继续左心耳封堵术和ICE评估过程[6]。

（3）X线定位房间隔穿刺。有丰富房间隔穿刺经验的术者也可在X线定位下穿刺房间隔，但与

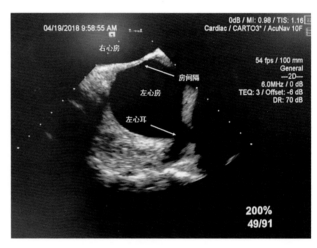

图6-1-7　ICE在右心房观察房间隔、左心房和左心耳形态

表6-1-2　左心耳封堵术中影像学指导、评估和操作的建议[3]

左心耳封堵术中影像学指导、评估和操作的建议	推荐级别
• 全身麻醉后先行TEE检查，再次确认左心耳/左心房内有无血栓，并进一步明确左心耳解剖特征； • TEE可清楚显示房间隔的上、下和前、后位置，建议常规使用TEE和X线引导下穿刺房间隔； • 通常在RAO30°+CAU20°或其他合适体位行左心耳造影，根据DSA和TEE测量左心耳开口宽度和可用深度选择合适封堵器； • 封堵器在左心耳内打开后（预释放）应常规多角度（0°-45°-90°-135°）TEE评判，并在TEE或DSA观察下行牵拉试验评价封堵器的稳定性，评估是否符合释放标准（如"PASS"原则和"COST"原则），如符合释放标准，则完全释放封堵器； • 封堵器完全释放后再次多角度TEE检查，评价封堵器释放效果、是否存在封堵器移位情况和对邻近结构及肺静脉、二尖瓣的影响，观察有无心包积液及程度等情况	适　合
• 如果患者存在食管疾患不能耐受TEE检查或TEE探头插入困难，在术前CCTA检查已明确左心耳解剖特征和排除血栓情况下，可考虑在局麻下使用ICE引导和监控左心耳封堵术	不确定
• 如无TEE/ICE指导，不推荐仅在DSA下实施左心耳封堵术	不适合

注：CAU，足位；DSA，数字减影血管造影。

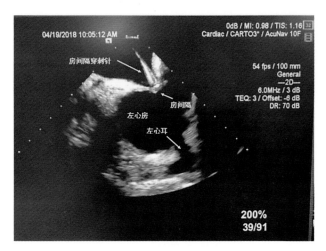

图6-1-8　ICE指导下房间隔穿刺

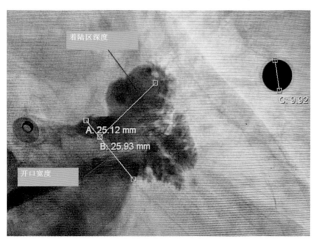

图6-1-9　左心耳造影及测量（Watchman™封堵器）

TEE引导下房间隔穿刺相比，房间隔穿刺位置多偏高，而且并发症发生率也偏高，通常情况下不做常规推荐。

2. 导管鞘置入　房间隔穿刺成功后，将0.032英寸软导丝送至左上肺静脉，然后沿导丝送入房间隔穿刺鞘管反复扩张房间隔穿刺孔后并送至左上肺静脉，继而撤出软导丝及扩张内芯，并交换加硬导丝（通常选用SupperStiffAmplartz加硬钢丝）送至左上肺静脉远端，随后固定导丝小心撤出Swartz鞘管和送入Watchman™导管鞘至左上肺静脉口部。接着，撤回加硬导丝和导管鞘内芯，并将6 F猪尾导管小心送入左心耳内。

3. 左心耳造影及测量　通常在RAO30°+CAU20°位置（或者调整至左心耳最佳展开位置）X线透视下将猪尾导管尾端朝向心耳最深部位，封堵器输送鞘送至左心耳口部，沿输送鞘冲水管（排除空气）和猪尾导管（排除空气）同时由慢而快注射造影剂，让左心耳口部和心耳底部各个分叶充分显影。清晰显示左心耳形态、开口和分叶，然后DSA测量左心耳开口最大直径与最大可用深度（锚定区深度），并在手术屏幕上用白板笔画出左心耳轮廓（锁定DSA位置），确定左心耳封闭线、锚定区和工作轴线（图6-1-9）。根据鞘管轴向和可能到达位置、左心耳开口宽度及可用深度选择合适尺寸封堵器。通常情况下，选择比开口宽度大4～6 mm型号的封堵器。但需要综合考虑左心耳开口TEE测量值、梳状肌强度、分叶和可用深度，以选

择合适尺寸的封堵器。

4. Watchman™封堵器放置过程及评价　Watchman™封堵器尺寸选定之后，然后体外准备封堵器。体外准备封堵器时，首先确认封堵器与递送系统推送杆连接牢靠，反复冲水排除空气后再次确认封堵器头端位置是否与递送系统头端标线吻合（左心耳深度不够时，可适当在封堵器递送系统头端标线远端5 mm的预留空间预借一定深度）。然后根据屏幕上指示的左心耳轮廓，术者首先沿预定的工作轴线将猪尾导管送入左心耳目标锚定区深处，再小心将导引鞘送至目标锚定区。然后术者左手固定输送鞘，右手小心撤回猪尾导管，松开阀门让血液从导引鞘流出排除空气，在助手持续冲水状态下小心送入封堵器递送系统，送入一半后，将封堵器推送系统尾端冲水管连接造影剂，然后将封堵器缓慢送至Watchman导引鞘头端标记线位置对齐（封堵器推送至导引鞘头端附近时，助手可少量推注造影剂观察导引鞘头端和封堵器远端与左心耳远端心耳壁的距离，如距离太近，可稍许回撤导引鞘和封堵器）。封堵器到位（封堵器头端标记环与导引鞘头端标记环重合）后，右手固定封堵器递送系统，左手回撤导引鞘，锁死导引鞘和递送系统（听到"咔嚓声"表示锁死），然后助手拧松推送系统阀门，术者右手固定推送杆，左手小心回撤导引鞘，缓慢展开封堵器，完成封堵器预释放。预释放后，拧紧递送系统阀门，注射造影剂（推荐切线位造影，必要时大角度足位造影）观察是否存在残余分流。同时

用TEE从不同角度（0°-45°-90°-145°）评估封堵器位置、露肩、残余分流和压缩比情况（8%～30%为佳），判断是否符合Watchman™封堵器释放的"PASS"原则。"PASS"原则包括：① 封堵器在心耳内打开位置理想（position，P），封堵器完全封堵心耳口部位置，无明显歪斜且露肩小于封堵器尺寸的1/3。② 牵拉试验提示固定牢靠（anchor，A）。牵拉试验过程：拧松推送杆尾端旋钮，顶住推送杆、回撤导管鞘1～2 cm，然后在TEE或者DSA观察下牵拉封堵器，如封堵器与心耳一起发生位移，松开手柄后封堵器仍回归原位，则提示封堵器倒钩稳定固定于心耳壁。③ 左心耳开口封堵完全（seal，S），在TEE不同角度（0°-45°-90°-145°）观察下左心耳封堵完全，或封堵器周边仅存在不超过5 mm的残余分流。④ 封堵器大小合适（压缩比符合要求）（size，S），封堵器展开后TEE多角度测量计算压缩比，即压缩比=（原始尺寸-展开直径）/原始尺寸×100%，如压缩比在8%～30%即满足要求，推荐压缩比在20%左右。如果TEE和造影评价封堵器位置合理，无明显露肩（露肩小于封堵器尺寸的1/3），完全封堵（无残余分流或仅存在 < 5 mm的小量残余分流），封堵器位置良好，在45°TEE观察下或DSA透视下做牵拉试验，直到最后一次牵拉与前一次牵拉比较无位置改变，压缩比无明显变化，符合封堵器释放的"PASS"原则，则可逆时针旋转推送杆尾端旋钮3～5圈完全释放封堵器（图6-1-10）。如预释放后TEE多角度评估显示封堵器存在位置不佳、明显残余分流、封堵器尺寸不合适，或封堵器形态与心耳不匹配等情况，则不符合封堵器释放的"PASS"原则，可微回收、半回收或全回收封堵器，调整位置或更换其他型号的封堵器。封堵器完全释放后，最后造影再次评估左心耳的封堵效果，并再行多角度TEE检查，观察并记录封堵器完全释放后最终位置、露肩、残余分流和压缩比情况。如患者因食管疾患，存在TEE禁忌或TEE插入失败，可使用ICE指导和评估封堵器的释放过程，但费用较昂贵，且成像范围不及TEE，同时术者也需要有丰富经验。封堵器完全释放后，需要再次造影和TEE评价，观察封堵器释放后是否

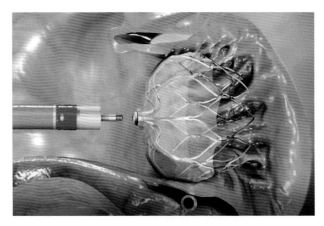

图6-1-10 封堵器释放示意图

符合"PASS"原则，是否存在心包积液等并发症情况。

5. 特殊技巧

（1）封堵器回收：如封堵器放置过深时，可能导致封堵器膨胀不全和左心耳封堵不完全，此种情况下，通常需要将导管鞘顶住封堵器铆部，旋松推送杆尾端阀门，然后用大拇指顶住，右手四指握住推送杆尾端旋钮，适当用力回拉推送杆让封堵器前端锚爪与心耳壁解离进行微回收，然后连同导管鞘一起向外轻微回拉后再释放；如微回收封堵器位置仍过深，可将封堵器一半回收至导管鞘中实现半回收（此时可听到一声"咔嚓声"），然后连同导管鞘一起向外回拉少许后再次展开封堵器。如封堵器位置不佳，如露肩过多（露肩超过原尺寸1/3）或转位，或牵拉试验不稳定，或残余分流过大（ > 5 mm），则需要全回收封堵器。全回收时操作与半回收基本相同，但当封堵器部分回拉至导管鞘中时需要连续回拉推送杆（听到两声"咔嚓声"），直至封堵器完全回收至导管鞘内（图6-1-11）。封堵器全回收后，需要重新送入猪尾导管至左心耳和重新定位。如全回收的封堵器需要再次使用，可在体外冲水时，将和洗封堵器连接的推送杆尾端旋钮顺时针旋转2～3圈，拧紧封堵器，然后可预借一定深度或重新调整位置再次释放；也可更换其他尺寸的新封堵器重新调整位置后释放。封堵器回收时可能因为卡住梳状肌出现回收困难情况，此时如果强力回收封堵器可能造成心耳壁划伤和导致心包积液/心脏压塞情况。如果出现此种情况造成回收困

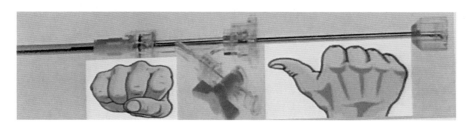

图6-1-11　封堵器回收姿势

难，可通过导管鞘冲水管注射适量4℃冷生理盐水使封堵器变软，然后再进行回收。

（2）预借深度：如左心耳位置过浅，可利用封堵器递送系统头端5 mm的软端预借一定深度，通常情况在体外冲洗封堵器时，可将封堵器远端与递送系统头端标记环对齐后再向前推动1～3 mm，推出距离即为体外预借的深度。如果体外预借深度仍不足以理想放置封堵器，可在助手经递送系统尾端冲水管注射造影剂观察封堵器远端与心耳壁的距离，如封堵器远端与心耳壁仍有一定空间，可在封堵器头端部分展开情况下向前轻微推送封堵器稍许，实现二次借深度。值得说明的是，预借深度，尤其封堵器展开过程中二次借深度存在一定的风险，仅限于有丰富经验的术者方可完成。

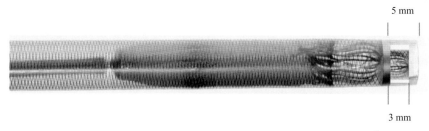

图6-1-12　封堵器预借深度示意图

利用推送系统头端5 mm保护端，将封堵器越过远端标记环向前推3 mm，即预借3 mm深度

（三）术后观察及护理

左心耳封堵术后常规心电监护24小时，密切观察心率、血压、呼吸和氧饱和度情况，并行心电图、血常规、凝血功能和肾功能等检查。因患者术中使用全麻和镇静药物，术后常规需要吸氧，并密切观察是否存在呼吸抑制和误吸等情况。如术后患者长时间未解小便，需警惕尿潴留，必要时需要及时导尿处理。

除左心耳封堵术中可能发生急性心脏压塞情况外，少数患者也可能在术后出现迟发性或慢性心包积液（可能与封堵器压缩比过大或反复牵拉力量过大时，封堵器倒钩刺穿心耳壁引起的少量出血有关）。因此患者返回病房后，应密切观察患者是否存在不良主诉（如胸闷、气促、烦躁等）和不良体征（如面色苍白、出冷汗、脉搏微弱、心动过速或过缓、血压降低等），一旦患者出现上述情况，需考虑急性心脏压塞，应立即床边TTE检查，如确认心脏压塞需要紧急心包穿刺引流；如不能改善，需要心脏外科心包切开引流和修补。除发生急性心脏压塞症状需要立即床边TTE检查外，术后24小时内应常规复查TTE，明确封堵器是否在位，有无迟发心脏压塞和心包积液等情况。

此外，术后24小时内也需要密切观察穿刺部位血肿和穿刺并发症情况。如术后第二天排除穿刺部位严重并发症，TTE检查提示封堵器在位，无心脏压塞或明显心包积液等情况，启动规范抗凝，术后2～3天出院。

（江立生）

第二节·LAmbre 左心耳封堵器的设计原理及操作要领

一、LAmbre 设计原理

LAmbre左心耳封堵器系统由左心耳封堵器（图6-2-1）和输送器（图6-2-2）两部分组成。左心耳封堵器由固定盘和密封盘组成，固定盘和密封盘由连接钢套连接。固定盘是由NITI材料构成的骨架，骨架具有弹性。在骨架上设有固定锚，固定锚刺入左心耳壁，以固定器械在左心耳上。密封盘是由NITI丝构成的弹性支撑网盘，密封盘的近端装有连接螺母，输送钢缆和连接螺母连接，输送钢缆通过输送鞘管把左心耳封堵器输送到预定部位。固定盘和密封盘上都缝有阻流膜。输送器由输送鞘管、扩张器、输送钢缆、装载器和止血阀组成。

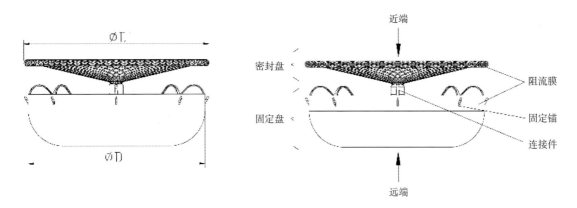

图6-2-1　LAmbre 左心耳封堵器

二、LAmbre 设计特点

（一）封堵器设计

（1）固定盘上独有的8个锚刺设计加上8个尾端U形结构设计，双重保障其稳固锚定在左心耳壁上（图6-2-3）。

（2）聚对苯二甲酸乙二醇酯（polyethylene terephthalate, PET）双层膜，采用纳米氮化钛涂层工艺能有效抑制镍离子释出，加速内皮化（图6-2-4）。

（3）可完全回收再释放。

（4）多角度细小的输送鞘：8～10 F，共6种选择。

（二）封堵器规格

LAmbre左心耳封堵器具有国内最多的17种型号选择（图6-2-5），能够适合更多形态和尺寸的左心耳结构，尤其是特殊复杂结构，为患者提供更多安全有效的手术方案。

三、LAmbre 规范化左心耳封堵术流程

（一）手术器械准备

6 F血管鞘，房间隔穿刺套件及穿刺针，0.035导丝（J弯、加硬、加长），6 F的110 cm猪尾巴导管，造影剂，连通板-三通阀，多路转接，带螺纹接头的50 mL注射器，连接管，LAmbre封堵器，LAmbre输送系统，肝素化的盐水，带食管探头超声设备，数字减影血管造影设备等。

（二）患者术前准备

通过TEE或者CT扫描来排除左心耳内有血栓

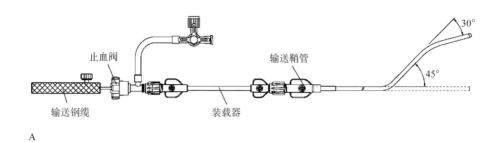

A

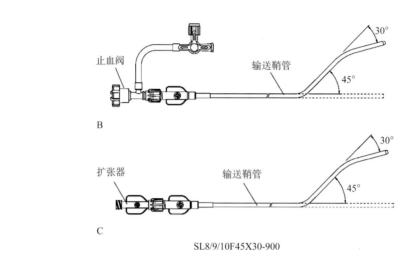

B

C

SL8/9/10F45X30-900

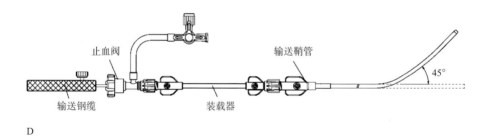

D

E

F

SL8/9/10F45-900

图6-2-2　LAmbre输送鞘

A. 输送钢缆、止血阀、装载器、输送鞘管工作装配图；B. 止血阀、输送鞘管工作装配图；C. 扩张器、输送鞘管工作装配图；D. 输送钢缆、止血阀、装载器、输送鞘管工作装配图；E. 止血阀、输送鞘管工作装配图；F. 扩张器、输送鞘管工作装配图

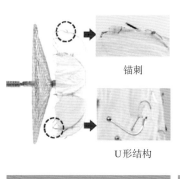
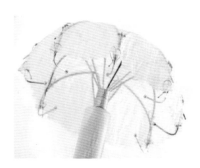

8个锚刺
（刺入左心耳壁）

锚刺

8个尾端独立
的U形结构

U形结构

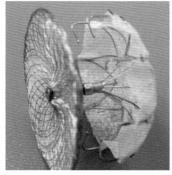
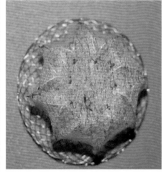
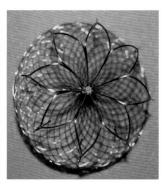

图6-2-3　LAmbre封堵器外形特点

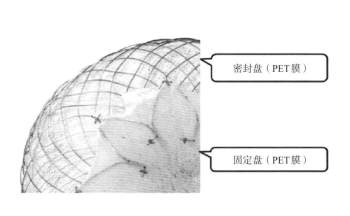
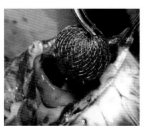
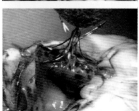

密封盘（PET膜）

固定盘（PET膜）

图6-2-4　LAmbre封堵器内皮化设计

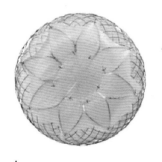
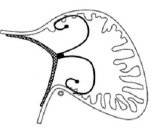
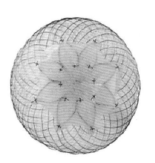
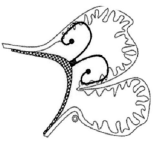

A

B

图6-2-5　LAmbre封堵器规格及型号选择

A. 单叶：固定盘16～36 mm，密封盘比固定盘大4～6 mm；B. 多叶：固定盘16～26 mm，密封盘比固定盘大12～14 mm。适用于：①多叶；②小尺寸左心耳的情况和明确左心耳内解剖结构及测量。

（1）TEE测量左心耳大小。经食管超声0°、45°、90°、135°检查。

1）测量左心耳开口大小。

2）锚定区的大小（心耳开口往深1 cm处），观察左心耳与左心房、房间隔的位置关系，预估左心耳的形态、封堵的位置、封堵器的尺寸（图6-2-6）。

（2）查看患者心包的基线情况，以备和术后对照。

（3）术前有效抗凝。

（4）患者禁食后给予适当的静脉补液。

（5）术前1小时进行感染性心内膜炎的预防。

（6）用异丙酚进行全身麻醉或者深度镇静。

（7）在食管超声TEE和X线透视下引导手术。

（8）术中操作流程。

1）股静脉穿刺。

2）房间隔穿刺。为保证鞘管操作同轴性，房间隔穿刺点推荐偏下偏后。推荐使用食管超声双房切面和主动脉短轴切面来确认穿刺位点位置。穿刺针的塑形一般比穿刺卵圆窝时塑形角度大。具体流程如下：① 送长鞘至上腔静脉。将长导丝送至上腔静脉，当感到钢丝有阻力时停止上送，正位短时透视长导丝的位置，确定其在上腔静脉，左手摁住穿刺点，右手撤出短鞘管，同时右手用纱布擦拭导丝上的血液，并将其螺旋状盘起，沿导丝送入长鞘，当长鞘尾端到达患者膝盖位置处透视，将其送至气管分叉高度并头端指向脊柱，缓慢撤出导丝，回抽，冲管。② 经鞘管送入房间隔穿刺针。根据术者的经验，提前将房间隔穿刺针塑形，同时尾端连接装有造影剂的5 mL注射器，将针送入鞘管，注意不能将穿刺针完全送入鞘管内，而是留有大约一横指的间隙。③ 穿刺点定位。左手把住长鞘尾端，右手把住房间隔穿刺针尾端，正位透视下，顺时针向旋转穿刺针和鞘管至5点处，使两者同轴。同步回撤（整个过程一定不要使穿刺针头端露出长鞘，以免损伤）。过程中有二次弹跳，上腔静脉至右心房，滑落到卵圆窝，第二次弹跳是初步定位的穿刺点，在后前位透视下适当调整穿刺点的高度。④ 穿刺。左手轻轻推送内外鞘，使其顶住房间隔，同时保持外旋的力量固定内外鞘，右手推送穿刺针，此时会有突破感，回抽注射器可见鲜红血，推

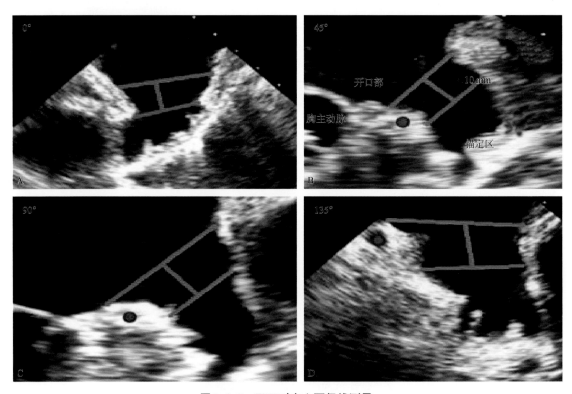

图6-2-6　TEE对左心耳径线测量

A. 0°；B. 45°；C. 90°；D. 135°

注造影剂，向左心房呈柱状喷射，此为穿刺成功标记。右手把住穿刺针，固定，左手轻轻推送内外鞘，使内鞘刚好覆盖住穿刺针即可，缓慢回撤穿刺针出鞘管，注射器回抽，肝素水冲洗内鞘（注意一定要固定住鞘管，避免其从房间隔处脱出至右心房）。透视下稍顺时针转鞘，使其指向稍靠后，将导丝经鞘管送至上肺静脉（出心影），右手固定导丝，左手轻轻推送内外鞘，使外鞘通过房间隔（内鞘尖端不要出心影），把住内鞘，送外鞘，使其进一步通过房间隔。把住外鞘，回撤内鞘及钢丝。肝素抗凝，ACT为250～350秒。⑤ 交换封堵器输送鞘：将0.035/260 cm的加硬导丝沿房间隔穿刺鞘送入左上肺静脉，并撤下房间隔穿刺鞘；将封堵器输送鞘沿加硬导丝送入左心房，并将内鞘撤出，在外鞘尾端接上止血阀。

3）左心耳造影测量、选择合适封堵器。① 撤下加硬导丝，将110 cm的猪尾导管沿导丝送入左上肺静脉。② 导引鞘后撤至接近房间隔水平，缓慢后撤猪尾导管，待猪尾导管的头端出现向下的跳跃，逆时针向旋转前送猪尾导管，进入左心耳。猪尾导管放入左心耳深处，输送鞘沿猪尾导管到达左心耳口部位置。③ RAO 30° 和头位（cranial, CRAN）20°角度下，同时向鞘管和猪尾导管注射造影剂进行左心耳造影。测量心耳口部及锚定区最大径（锚定区为口部往心耳深处1 cm处）。RAO 30° 和CAU 20°角度下造影，并测量心耳口部及锚定区最大径。根据使用说明书的尺寸表选择封堵器大小，采用造影下最大测量直径。一般情况下，选择比锚定区大2～6 mm的封堵器。若开口部直径比锚定区大10 mm及以上，则考虑选择特殊形状封堵器（小伞大盘型）。

4）封堵器装载。① 将封堵器连接至输送钢缆上，并拉动钢缆使封堵器完全收入装载器中。② 将装载器完全浸入肝素化盐水中，使用50 mL注射器反复冲洗排气，并拧紧止血阀，确保装载系统内没有空气。③ 将三联三通接在装载器止血阀上，并保持高压盐水冲洗。④ 撤下输送鞘上的止血阀及猪尾导管，看到血流持续流出后将装载器连接至输送鞘尾端。⑤ 推动输送钢缆，将封堵器送至鞘管头端（图6-2-7）。

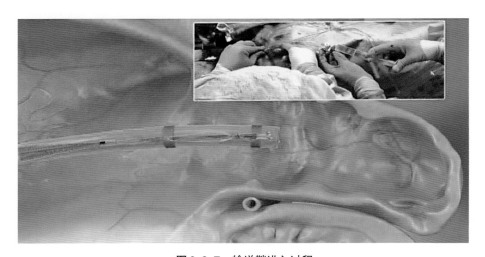

图6-2-7　输送鞘进入过程

5）释放封堵器前请检查是否符合"COST"原则。C（circumflex artery）：固定盘在左回旋支冠状动脉后面展开；O（open）：固定盘充分展开（固定盘脚的末端与连接在密封盘和固定盘之间的显影标志在一条线上）；S（sealing）：密封盘达到最佳的密封（残余漏≤3 mm）；T（tug test）：封堵盘稳固，通过牵拉测试确认（图6-2-8）。

6）释放封堵器。① 推送钢缆，在开口部参考线远端/后方释放固定盘。② 回撤输送鞘，释放密封盘。③ 造影评估残余分流情况。④ TEE检查是否影响左心耳周围结构及残余分流。⑤ 牵拉测试固定盘稳定性。⑥ 解脱钢缆释放封堵器。注意：造影/

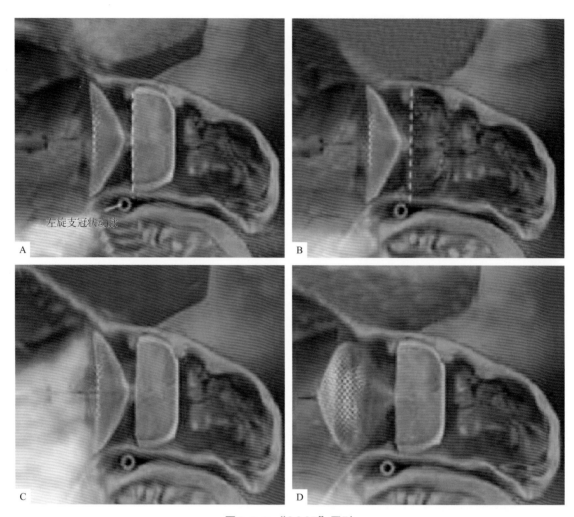

图6-2-8 "COST"原则

A. 固定盘在左旋支冠状动脉（circumflex artery）后面展开；B. 固定盘充分展开（open）（固定盘脚的末端与连接在密封盘和固定盘之间的显影标志在一条线上）；C. 密封盘达到最佳的密封（sealing）（残余漏≤3 mm）；D. 封堵器稳固，通过牵拉测试（tug test）确认

TEE检查确保封堵器的固定伞在回旋支内完全打开；术中残余分流≤3 mm；没有干涉周围组织，例如二尖瓣、左上肺静脉等（图6-2-9）。

（三）围手术期的抗凝治疗方案

左心耳封堵术前，建议行TEE检查排除左心房及左心耳血栓。对于长期口服华法林的患者，术前应调整华法林剂量，使INR < 2.0。术中的抗凝目前推荐使用普通肝素，维持术中（房间隔穿刺后至整个植入过程结束）ACT为250～350秒。在普通肝素使用禁忌的情况下可选择使用比伐卢定。

左心耳封堵术后最佳抗栓方案尚无统一标准，左心耳封堵术后抗栓的主要目标在于防止封堵器相关血栓形成及由此引发的潜在卒中风险，因此建议根据患者出血风险、卒中风险、术中封堵器植入状态等决定抗凝方案。目前临床采用的术后抗栓方案主要来自PROTECT AF和PREVAIL研究，即术后予华法林＋阿司匹林抗凝治疗至少45天，维持INR值2～3。术后45天行经TEE评估左心耳封堵完全（无残余分流或残余分流≤3 mm），且没有封堵器表面血栓（device-related thrombus, DRT），即可停用华法林，改用双联抗血小板治疗（阿司匹林＋氯吡格雷）至术后6个月，之后再停用氯吡格雷，维持阿司匹林长期治疗。针对无法耐受口服抗凝药的患者，术后予双抗血小板治疗（阿司匹林＋氯吡格雷）6个月，之后长期服用阿司匹林。如果术后随

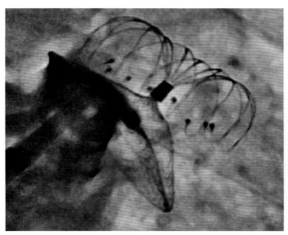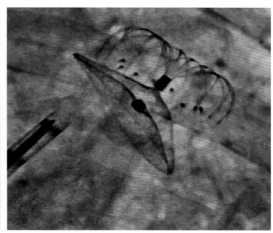

图6-2-9　封堵后DSA影像

访时提示存在残余分流（＞3 mm），则维持长期抗凝治疗；如术后随访发现DRT，则强化抗栓治疗至少2个月直至血栓溶解。

（四）围手术期及随访期间常见并发症及处理

1. **心包积液及心脏压塞**　心包积液是左心耳封堵术中最常见的并发症。2009年PROTECT AF研究报道，需要干涉的心包积液患者约占所研究病例的4.3%。2014年CAP2研究中心包积液及心脏压塞的概率分别约1.9%和1.3%。封堵器输送过程中，输送鞘必须沿着猪尾巴导管慢慢推进，过程需要非常谨慎小心。对于心包积液的早期识别很重要。心包穿刺设备需要提前准备好且做好外科开胸手术的准备。心包积液/心脏压塞更注重预防，鉴别方式如下：① 心排血量下降、回血明显减少。② 体征：血压低、心率快、心音遥远、颈静脉怒张。③ X线：心影搏动消失、半环状透光带。④ 超声：心包积液、右侧房室舒张受限、下腔静脉扩张。病房及心导管室必须常备心包穿刺包，一旦发现心包积液及心脏压塞，需尽早进行心包穿刺引流：① 体位：平卧或半卧位。② 穿刺点：心尖下部或内侧。③ 带造影剂穿刺，置入猪尾管引流，量多时可以双管引流。④ 必要时使用鱼精蛋白逆转肝素化，输注血制品（红细胞及浆）。⑤ 严重的心脏破裂需要尽快开胸手术。

2. **脱落栓塞**　最近Watchman的临床研究报道器械脱落栓塞的概率约0.25%。栓塞于左心室、主动脉、左心房的概率分别为43%、43%和14%。详细评估左心耳尺寸和轴向有助于选择合适的设备类型和尺寸，进而减少器械脱落栓塞的风险。安装过程中确保器械正确且稳定的连接可避免脱落的发生。封堵器到位后不应急于释放，应该让其得到充分的膨胀。对于大于25 mm的封堵器要更加小心。万一脱落，能否经导管回收，这取决于栓塞的位置及术者的手术经验。若有封堵器不能经导管回收的话，就只能外科开胸取出。脱落的封堵器会进入主动脉，少数封堵器可能会卡在二尖瓣、左室肌小梁、主动脉瓣，一旦发生，会造成左室射血分数下降，严重的发生急性心力衰竭、心脏和主动脉破裂，造成死亡。其预防通过严格遵守各封堵器的释放"COST"原则。

3. **左心耳封堵术相关卒中**　这是一种严重但在很大程度上可避免的并发症，发病率通常低于0.5%，通常在手术后24小时内出现。大多数与空气栓塞有关，立即发生，但却是可逆的。在PROTECT AF研究中，因空气栓塞导致的卒中事件约1%（463例中有5例）。手术过程中严格的冲管排气可以减少卒中的发生。全麻、插管正压通气也可以减少空气栓塞的发生。维持左心房压大于10 mmHg（通过注射生理盐水）是防止空气栓塞的另一种有效的方法。成功穿刺房间隔后，撤离穿刺针及扩张鞘时需动作缓慢且稳定。万一出现了空气栓塞，患者需要保持仰卧，给予100%的氧气吸入甚至给予高压氧治疗。

4. **血栓形成**　左心耳封堵术过程中血栓可以

在器械表面或者左心房其他结构上。大部分血栓形成是因为肝素化不完全、非操作时间太长或者缺乏肝素冲管。一般认为，在将器械送入左心房之前，ACT必须达到250秒以上，且每20分钟需要监测一次。TEE有助于早期识别血栓形成。

5. DRT　DRT通常无症状，随访时经TEE才检测到。在PROTECT AF研究中，4.2%的患者出现DRT，0.3%的患者出现卒中事件。万一发生封堵器相关血栓，必须加用或者加强抗凝药物的使用至少6周，很少需要外科手术。

6. 器械周围漏　至于多大的周围漏是可接受的，目前学术界并没有达成共识。在PROTECT AF和PREVAIL研究中，小于5 mm的周围漏不影响左心耳封堵术的效果。但有些其他的学者认为小于3 mm才是可接受的。处理办法包括继续抗凝治疗以及选择第二次封堵，封堵器可选择房间隔缺损封堵器、卵圆孔未闭（patent foramen ovale, PFO）封堵器或者其他的一些封堵器。

7. 其他的并发症　① 穿刺点的出血、血肿、假性动脉瘤形成、感染以及深静脉血栓形成。② 食管损伤。③ 气管损伤、呼吸机相关肺炎。④ 心包炎。⑤ 心律失常。左心耳封堵术相关的主要手术并发症在实践中相对较少（＜1% ～ 2%），一旦发生会造成一定的伤残率和死亡率，所以左心耳封堵术术者必须对这些潜在的并发症有充分的了解，并对其做好相应的预防及处理措施。

（潘　欣　李艳杰）

第三节 · ACP/Amulet 左心耳封堵器的设计原理及操作要领

一、AMPLATZER Cardiac Plug 设计结构特点

AMPLATZER Cardiac Plug（ACP）封堵器是美国AGA公司生产的一款双碟样自膨胀式左心耳封堵装置（图6-3-1），其结构类似于Amplatzer房间隔封堵装置，由一个置于左心耳的碟形叶片和一碟形帽构成，其间由凹陷的腰部连接，远端的碟形片置于左心耳防止移位，近端的碟形帽封住左心耳的开口。固定盘12根稳定导丝（6对），实现封堵器的稳定滞留；封堵盘与固定盘之间产生的张力，使心耳口部被盘完全封堵；镍钛合金网状设计（144根钢丝）与可弯曲腰部，提供器械自适应力。ACP封堵器基于评估的着陆区宽度，推荐的封堵器与输送鞘管的尺寸如表6-3-1所示。2011年，Park等报道了欧洲地区应用ACP封堵器的试验结果，137例入选的非瓣膜性房颤患者中，132例患者植入成功，10 例患者发生严重并发症。2012 年，Lam 等研究显示，亚太地区20例植入ACP封堵器的非瓣膜性房颤患者中，19例患者封堵成功，仅发生2例手术并发症：冠状动脉空气栓塞和食管损伤各1例；全部患者随访1个月时行经食管超声检查，证实左心耳封堵成功，且无封堵装置相关血栓形成；平均随访12.7个月期间未出现血栓栓塞事件或死亡事件。2013年，Urena 等随访20个月发现，对于口服抗凝药物禁忌、血栓栓塞高危的非瓣膜性房颤患者，使用ACP封堵器显著降低血栓栓塞和出血事件，且随访6个月内无明显残余渗漏和器械相关血栓形成。

二、Amplatzer Amulet 封堵器设计特点

AMPLATZER™ Amulet™属于第四代左心耳封堵伞，是ACP封堵器的升级版。该装置由镍钛合金丝网构成，其组成部分包括一个圆瓣和一个圆盘，两者通过一个中间腰部连接在一起。圆瓣和圆盘都缝上聚酯补片，有利于封堵。圆瓣上有若干稳定丝，有利于装置的置放和固定。装置的两端都有螺丝紧固件，用于连接主控钢丝和装载钢丝。装置的两端及稳定丝上都有不透X线标记，以在荧光透视检查期间可见。与前一代ACP封堵器相比，Amulet™有以下特点：① 伞已预先装载。② 密封

Amplatzer™ Cardiac Plug （ACP）产品结构

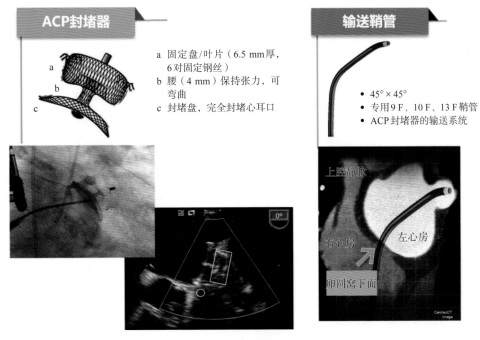

ACP封堵器

a 固定盘/叶片（6.5 mm厚，6对固定钢丝）
b 腰（4 mm）保持张力，可弯曲
c 封堵盘，完全封堵心耳口

输送鞘管

- 45°×45°
- 专用9 F、10 F、13 F鞘管
- ACP封堵器的输送系统

图6-3-1　ACP封堵器产品结构及封堵左心耳示意图

表6-3-1　ACP封堵器对应着陆器宽度、封堵器尺寸和输送鞘尺寸对照表

基于评估的着陆区宽度，推荐的封堵器尺寸与鞘管尺寸			
着陆区宽度（mm）	封堵叶直径（mm）	封堵盘直径（mm）	推荐输送鞘直径（F）
12.6～14.5	16	20	9
14.6～16.5	18	22	10
16.6～18.5	20	24	10
18.6～20.5	22	26	10
20.6～22.5	24	30	13
22.6～24.5	26	32	13
24.6～26.5	28	34	13
26.6～28.5	30	36	13

盘直径更大（1.5～4 mm > ACP）。③ 固定盘长度更大（2～3 mm > ACP）。④ 两盘之间连接的腰部更长（1～2 mm > ACP）。⑤ 封堵伞更大的直径可选（31 mm & 34 mm）。⑥ 伞顶端螺丝口凹陷。⑦ 更多更僵直（stiffer）的固定倒钩（6～10对）。⑧ 内径为0.014英寸导丝的双钢缆输送系统。

三、ACP/Amulet 的释放过程及步骤

使用ACP/Amulet封堵器时，根据术前TEE/CT测量并结合术中造影测量选择合适封堵器，但左心耳测量与Watchman封堵器明显不同，准确测量左心耳对封堵器尺寸选择和手术成功率具有重要影

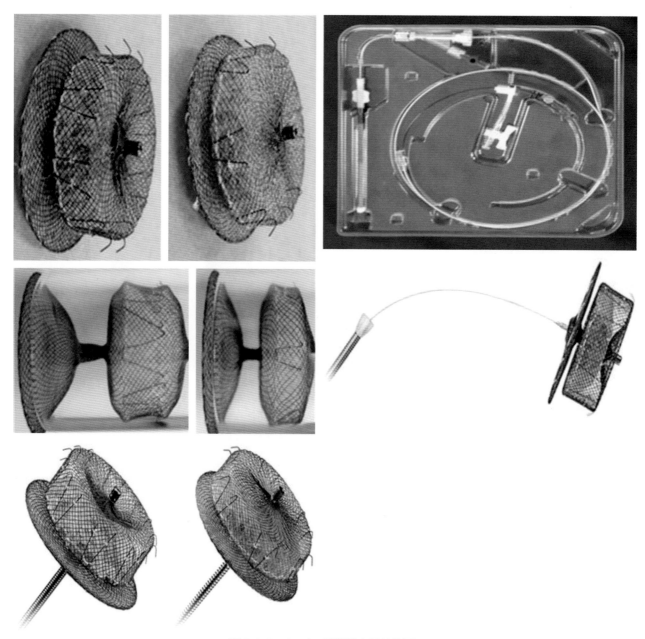

图 6-3-2　Amulet 封堵器产品结构图

响。测量的具体步骤如下。

（1）在 TEE 短轴切面 45° 见到左心耳嵴部、回旋支、二尖瓣等结构。

（2）左心耳口部测量：在心耳嵴部与心耳前壁回旋支处连线。

（3）Lobbe 固定盘尺寸测量：从 a 线沿 c 线向左心耳内 10 mm 处划线。线两侧分别为心耳嵴部及回旋支后部。回旋支侧如太靠近回旋支，可向心耳深处稍做倾斜以避免损伤。

（4）左心耳深度：从口部线中点向左心耳后壁做垂直线。

ACP/Amulet 封堵器的释放过程也与 Watchman 封堵器存在较大差别，主要操作过程及步骤如下（图 6-3-3 A ～ H 和图 6-3-4）。

（1）输送鞘的尖端应置于距离开口至少 10 mm 深度，通过猪尾巴导管测量的左心耳参数：图 A 中所示左心耳开口直径（a）、深度（b）、封堵伞参考直径（c）。

（2）采用对应的体位通过 TEE 测量验证开口直径（a）/深度（b）/封堵伞大小（c）。

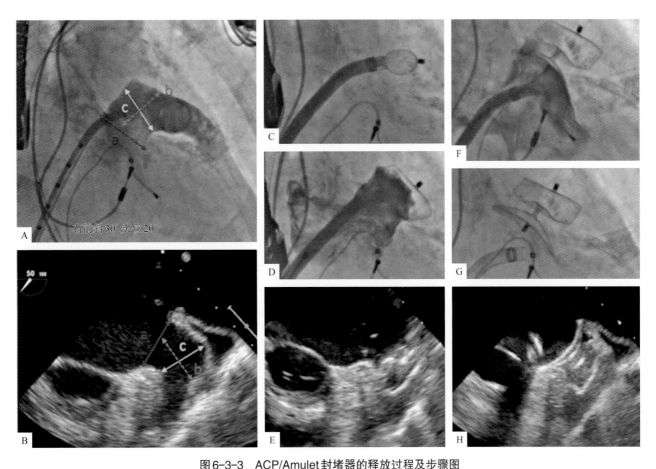

图 6-3-3　ACP/Amulet 封堵器的释放过程及步骤图

A，C，D，F，G. 左心耳造影及 ACP 封堵器释放过程；B，E，H. 食管超声测量及评估过程

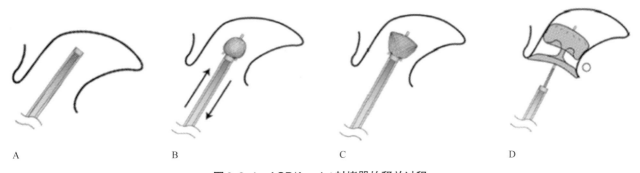

图 6-3-4　ACP/Amulet 封堵器的释放过程

A. 保持鞘的轴向与左心耳颈部轴向一致；B. 封堵器出鞘呈球形时调整鞘的头端超出着陆区 5 mm；C. 缓慢推送封堵叶至着陆区内，通过推拉的方式减少封堵叶打开时的回弹；D. 顺序打开封堵盘，释放前做 5 个特征检查

（3）推出远端的伞成为"球形"（图 6-3-3D 和 E），确认远端伞至少 2/3 置于回旋支远端；造影检查盘密闭性能，伞释放前确定封堵位置（图 6-3-3F ～ H）。

（4）释放前 TEE 评估"CLOSE"原则（图 6-3-5），是否符合释放标准。

对于 ACP 释放"CLOSE"原则，在此强调：释放前，若固定盘形状似轮胎形，说明固定盘有足够压缩，固定牢固（当然经过牵拉试验证实），这是理想的结果。若是草莓状，说明固定盘尺寸过大，或呈原始形状没变化，说明固定盘尺寸偏小，这两种情况均需要更换合适大小的封堵伞（图 6-3-6）。

关键步骤——稳定性评判："CLOSE"原则

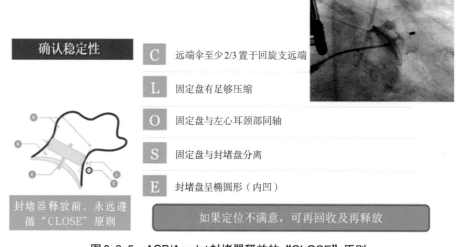

确认稳定性

C 远端伞至少2/3置于回旋支远端

L 固定盘有足够压缩

O 固定盘与左心耳颈部同轴

S 固定盘与封堵盘分离

E 封堵盘呈椭圆形（内凹）

封堵器释放前，永远遵循"CLOSE"原则

如果定位不满意，可再回收及再释放

图6-3-5 ACP/Amulet封堵器释放的"CLOSE"原则

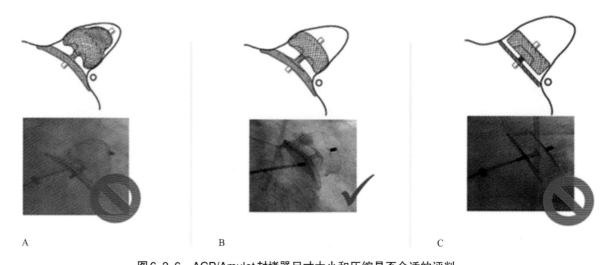

A　　　　　　　　　B　　　　　　　　　C

图6-3-6 ACP/Amulet封堵器尺寸大小和压缩是否合适的评判

A.尺寸选择过大："草莓"形状；B.正确的尺寸：轮胎状；C.尺寸选择过小：固定盘依旧是方形

（韩志华）

第四节 · LACbes® 左心耳封堵器的设计原理及操作要领

上海长海医院秦永文团队从2004年起便开始了国产左心耳封堵器械及输送装置的探索性研究。历经12年的多次改进和数百次动物实验，最终在2016年与上海普实医疗器械科技有限公司共同研制成功了LACbes®左心耳封堵器，并于2019年正式在中国上市。

一、LACbes® 左心耳封堵器设计原理

LACbes®封堵器为分体式设计，分为封堵盘和

固定盘，中间有连接腰，兼顾柔韧需求，张力灵活可控。该封堵器的覆盖盘和固定盘分别由不同直径的镍铁合金丝编织而成，因此，固定盘和覆盖盘具有不同的硬度。此外，LACbes®封堵器的封堵盘边缘进行了钝化处理，并且将覆盖盘由平直圆盘改变为弧形的圆盘。覆盖盘略向内凹，可减少对心房组织及肺静脉嵴的摩擦，减少迟发性心包积液的发生。覆盖盘阻隔膜放置在两层镍钛合金网的中间，外露部分是镍钛合金网，这种设计类似房间隔缺损封堵器，故封堵器表面不易形成血栓。覆盖盘表面的不锈钢连接铆圆钝且短小，释放时更安全，释放后更快内皮化。LACbes®封堵器的核心设计和作为发明创新的部分是倒刺，固定盘周围8～12个均匀分布的微型倒刺，该微倒刺系由固定盘的镍钛丝经激光雕刻而成，其为整体雕刻形成的微刺，倒钩截面设计为扁方形"面接触"，不仅增加封堵器放置后的稳固性，且倒钩远端方向向内，以便在回收调整位置时，不对心耳壁和输送鞘管造成损伤，更重要的是，该倒刺具有超弹性，可以反复收放不变形（图6-4-1）。

目前LACbes®封堵器根据固定盘的直径分为18 mm、20 mm、22 mm、24 mm、26 mm、28 mm、30 mm、32 mm、34 mm共9种规格，可以适应绝大部分不同形态及大小左心耳的封堵治疗。LACbes®封堵器主要创新点：① 一体化、无嫁接微倒刺。② 覆盖盘边缘圆弧形钝化，平滑接触左

心耳壁。③ 分段式结构，能随左心耳的轴向适应性方向调整。④ 密网编织，8～12根倒刺对称性分布，锚定可靠。

LACbes®封堵器为后装载型封堵器，故其输送系统的基本结构和组成部分与目前房间隔缺损封堵所使用的鞘管和推送装置类似，包括输送外鞘、扩张内芯、预载短鞘、推送钢缆。目前输送外鞘临床上主要应用的是12 F和14 F鞘管。LACbes®封堵器的输送外鞘的管壁为融合成一体的三层结构，中层为金属弹簧圈层，有良好的抗折性能。输送鞘和预载短鞘均带有止血阀和排气阀，推送钢缆外表面光滑，保证了良好的密封性能。各项设计均使得鞘管的安全性能提升，极大地减少了术中经鞘管尾端渗血和气栓的风险。此外，推送杆钢缆为多节段设计连接，确保了良好的扭力传送。输送外鞘的头端设计了两个45°角转弯，以便于容易将鞘管与左心耳轴向一致。输送外鞘前部有两个不透X线标记环，且头端6 mm为软性设计，避免了鞘管对心房或心耳壁的损伤，同时该部分还留有3个侧孔，使得其在通过输送鞘管造影时，缓冲头端的压力，取得安全且清晰的造影效果（图6-4-2）。

二、LACbes®左心耳封堵器操作要领

术前准备可按照2019年《中国左心耳封堵预防心房颤动卒中专家共识》[3]中要求执行。一般认

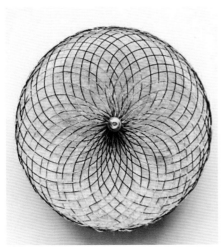
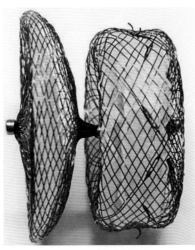
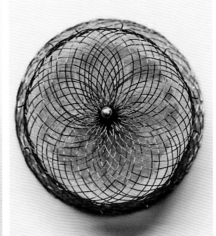

图6-4-1　LACbes®封堵器正、侧位观

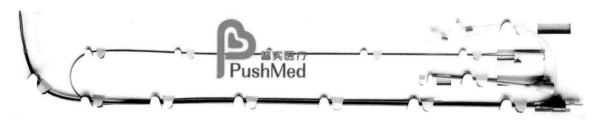

图6-4-2　LACbes®封堵器的输送装置

为，应用LACbes®封堵器行左心耳封堵时应实施全身麻醉，在X线和食管超声心动图监测下进行。对于手术经验丰富的中心及术者也可尝试在局麻或者深度镇静条件下进行手术。房间隔穿刺点要求近房间隔的下部和后部，以保证与左心耳轴向一致。在RAO30°+CRA20°及RAO30°+CAU20°投射体位下进行左心耳造影，测量左心耳内口及外口直径，并结合术前食管超声心动图测量结果选择封堵器。一般选择比着陆区最大直径大3～5 mm的封堵器。

输送鞘管需沿加硬钢丝上送入左心房，在猪尾巴导管引导下送至左心耳颈部。封堵器在体外与推送杆连接，拉入装载鞘内。经装载鞘的侧管反复抽吸和推送稀释的肝素盐水，完全排除装载鞘和封堵器中的气体。固定输送鞘，向前推送推送杆，当封堵器前端与输送外鞘前端平齐时，固定推送杆，回撤输送鞘使封堵器的固定盘部分释放，尽量在固定盘释放出鞘管的部分成为倒三角形时，整体轻轻向前推送输送鞘及已部分释放的封堵器，使之位于左

心耳口部内约10 mm。接着在回撤输送鞘管的同时向前推送封堵器，释放出封堵器固定盘，使固定盘固定在着陆区，并借助倒刺的作用，使封堵器牢固固定。继续回撤输送鞘和向前送入推送杆，使封堵盘完全释放。待封堵器完全释放后2分钟左右，再进行推拉试验确定封堵器是否固定，并再次行左心房造影和食管超声心动图检测明确封堵器位置及有无残余分流。确定封堵器置入合适后释放封堵器（图6-4-3）。LACbes®封堵器释放前必须达到下列4条标准：① P（proper position），位置正确，封堵器的固定盘应放置在着陆区，即在经食管超声心动图下观察封堵器固定盘的2/3位于回旋支远侧。② A（absolute anchor），完全锚定，反复牵拉覆盖盘时，封堵器的固定盘不移位。③ S（separate seal），分离密封，即固定盘和覆盖盘完全分开，且覆盖盘周围没有大于3 mm的残余分流。④ T（typical tyre），完美的封堵器释放后的形态表现为固定盘有一定的压缩比例，使之压缩成"轮胎状"。上述四点简称为"PAST"原则。

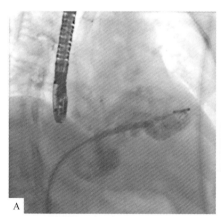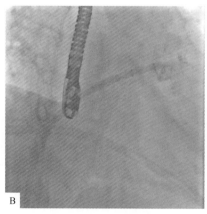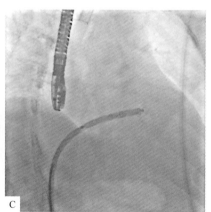

图6-4-3　LACbes®封堵器的释放过程

A. 输送鞘管和猪尾巴导管同时行左心耳造影；B. 输送鞘管送至左心耳口内侧的着陆区，造影明确鞘管头端位置，无须进入心耳深部；C. 封堵器前端与鞘管远端平齐后，开始回撤鞘管释放封堵器

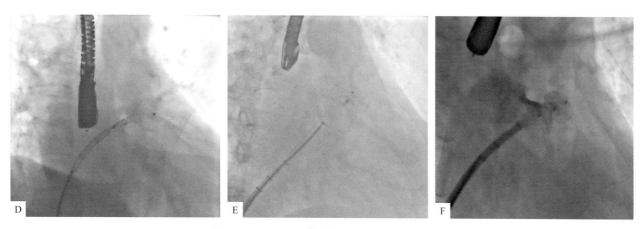

图6-4-3　LACbes® 封堵器的释放过程（续）

D. 封堵器的固定盘呈类圆盘形时轻轻向前送；E. 将鞘管回撤后行牵拉试验；F. 解离推送杆后再次经鞘管造影确认封堵器位置和封堵效果

（白　元）

参·考·文·献

［1］Masson JB, Kouz R, Riahi M, et al. Transcatheter left atrial appendage closure using intracardiac echocardiographic guidance from the left atrium［J］. Can J Cardiol, 2015, 31(12):1497. DOI: 10.1016/j.cjca.2015.04.031.

［2］Frangieh AH, Alibegovic J, Templin C, et al. Intracardiac versus transesophageal echocardiography for left atrial appendage occlusion with Watchman［J］. Catheter Cardiovasc Interv, 2017, 90(2): 331−338. DOI: 10.1002/ccd.26805.

［3］何奔，马长生，吴书林，等. 中国左心耳封堵预防心房颤动卒中专家共识（2019）［J］. 中华心血管病杂志. 2019，47（12）：937−955.

［4］Baran J, Stec S, Pilichowska-Paszkiet E, et al. Intracardiac echocardiography for detection of thrombus in the left atrial appendage: comparison with transesophageal echocardiography in patients undergoing ablation for atrial fibrillation: the Action-Ice I Study［J］. Circ Arrhythm Electrophysiol, 2013, 6(6): 1074−1081. DOI: 10.1161/CIRCEP.113.000504.

［5］Enriquez A, Saenz L C, Rosso R, et al. Use of intracardiac echocardiography in interventional cardiology: working with the anatomy rather than fighting it［J］. Circulation, 2018, 137(21): 2278−2294. DOI: 10.1161/CIRCULATIONAHA.117.031343.

［6］Aguirre D, Pincetti C, Perez L, et al. Single trans-septal access technique for left atrial intracardiac echocardiography to guide left atrial appendage closure［J］. Catheter Cardiovasc Interv, 2018, 91(2): 356−361. DOI: 10.1002/ccd.27246.

第七章
左心耳封堵术前影像学评估

第一节 · 经胸心脏超声检查与评估

在2019年中国左心耳封堵预防心房颤动卒中的专家共识中，明确了经胸心脏超声的重要性并建议在术前1周内完成检查以评估心脏功能及排除手术禁忌证，其着重点包括以下几方面。

一、左心房内径的测量

左心房内径增大，是舒张期功能障碍严重程度、持续时间以及左心房压力升高幅度的标志，因此房颤患者需对左心房内径进行准确测量。TTE使用M型超声，在胸骨旁长轴观，取样线经过主动脉窦最宽处并尽量与左心房长轴保持垂直，在收缩末期测量左心房前壁与后壁内膜间的距离以获得左心房前后径，部分患者需在心尖四腔观测量左心房上下径及左右径（图7-1-1）。

二、左心室收缩功能评估

左心室收缩功能是评估心房颤动患者病情及临床转归的重要指标，也是左心耳封堵术前筛查的指

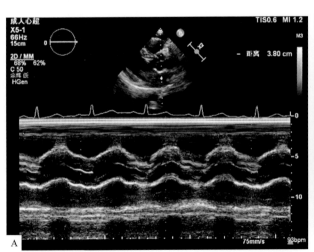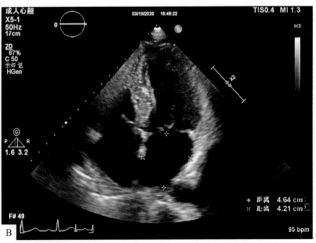

图7-1-1 左心房内径测量

A. M型超声测量左心房内径，于收缩末期测量左心房前壁与后壁内膜间距离；B. 心尖四腔观于收缩末期测量左心房上下径及左右径

标之一，左心室射血分数（left ventricular ejection fraction, LVEF）＜30%的患者不适宜立即进行手术。

TTE有多种常用方法评估左心室收缩功能。M型超声（图7-1-2）较为简单快捷，取胸骨旁短轴观，取样线置于二尖瓣腱索水平且与左心室长轴垂直位置，分别记录左心室舒张末期前后径及收缩末期前后径，从而得出LVEF、左心室舒张末期容积等数据，测量中应注意避开强回声的左心室假腱索及右心室调节束。其缺点在于实际工作中因患者体型、心脏位置不同或肺部疾病影响，取样线较难放置于理想位置而引起测量结果误差，同时M型超声仅显示前室间隔及左心室后壁，无法对左心室节段性运动异常患者的LVEF进行准确评估。

Simpson法（图7-1-3）：在二维TTE心尖四腔观于舒张末期及收缩末期分别描记左心室心内膜，

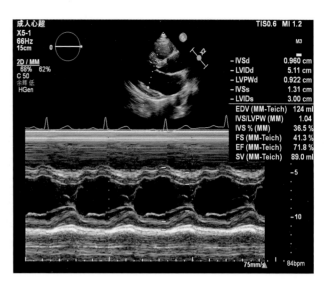

图7-1-2　M型超声于胸骨旁左心室长轴观测量左心室容积

IVSd：舒张期室间隔厚度；LVIDd：左心室舒张末内径；LVPWd：左心室后壁厚度；IVSs：收缩期室间隔厚度；LVIDs：左心室收缩末内径；EDV：左心室舒张末容积；IVS/LVPW：室间隔与左心室后壁厚度的比值；IVS%：室间隔增厚率；FS：左心室缩短分数；EF：射血分数；SV：每搏输出量

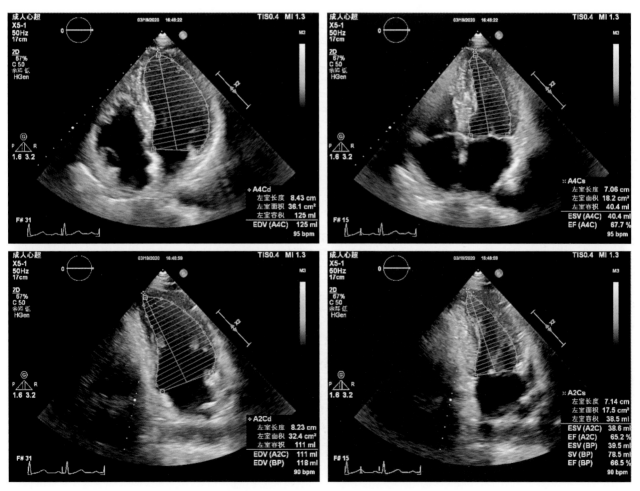

图7-1-3　双平面Simpson法测量左心室射血分数（LVEF）

由仪器自动得出左心室功能数据，具有较高的准确性。目前可通过超声造影增加心腔与心肌对比度，使心内膜显示更为清晰，提高测量准确率。双平面Simpson法在此前基础上追加了心尖二腔观，可用于左心室节段性活动异常患者的左心室功能评估，但四腔观及二腔观无法在同一心动周期内获得。

随着三维TTE的发展，新的功能也不断投入运用，Xplane技术的出现，使左心室四腔观、二腔观可在同一心动周期中获得（图7-1-4），减少不同心动周期对收缩功能测量带来的影响。三维超声心动图通过对左心室腔内包含的像素量来定量左心室容积及LVEF，可对左心室功能做更为精确测量，但其图像要求心律规整，在持续性房颤患者中的应用较为局限。

三、房间隔形态评估

房间隔穿刺术是左心耳封堵术中必不可少的步骤，为保证手术安全，TTE需要对房间隔形态进行评估。房间隔缺损是成人较为常见的先天性心脏病，边缘良好的中央型房间隔缺损对左心耳封堵术无影响，但大型或者边缘短小的房间隔缺损则应进行外科手术纠治。TTE可在大动脉短轴观显示靠近主动脉的缺损前缘及靠近左心房后壁的缺损缘，在心尖或胸骨旁四腔观显示靠近房顶的房间隔缺损上缘及靠近二尖瓣、三尖瓣的缺损下缘（图7-1-5）。部分房间隔缺损修补术后患者房间隔可见补片痕迹，如手术时间较长，在超声上显示为房间隔局部

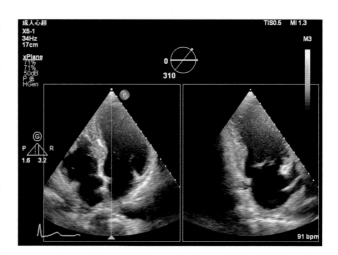

图7-1-4 使用三维超声心动图的Xplane功能可获得同一心动周期心尖四腔观、二腔观

增厚的强回声，可能对房间隔穿刺有一定影响，需将此情况告知术者。有时TTE图像质量不甚理想，房间隔形态的观察可在术前TEE检查时一并进行。

一些情况下，TTE可发现房间隔异常回声附着，此时则需要行外科手术治疗，常见的原因有血栓形成、心房黏液瘤，前者一般左心房内血流缓慢淤滞，后者则可见左心房内异常团块状回声，蒂常附着于房间隔卵圆窝处。

四、心脏瓣膜情况

TTE对心脏瓣膜功能的评估有着较大及无可比拟的优势，通过二维图像可观察瓣膜形态，脉冲或彩色多普勒则可评估瓣膜功能。正常情况下，TTE显示各组瓣膜为质地柔软的膜状组织，关闭良好，

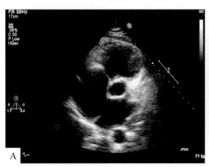
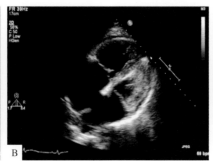
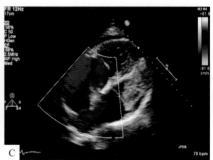

图7-1-5 TTE大动脉短轴观

A. 胸骨旁大动脉短轴观显示房间隔前缘及后缘；B. 胸骨旁斜四腔观显示房间隔缺损上缘及下缘；C. 彩色多普勒示红色部分表示心房水平左向右分流

彩色多普勒于瓣膜关闭时不出现或仅出现微量的反流，严重的瓣膜功能异常是左心耳封堵术的禁忌证。

二尖瓣可通过TTE多个切面进行观察，二尖瓣的重度狭窄，多为风湿性瓣膜病引起，胸骨旁左室长轴、心尖四腔观均可发现瓣膜增厚、挛缩、回声增强、开放幅度明显减小，胸骨旁短轴观显示二尖瓣开放呈"鱼口样"（图7-1-6）。二尖瓣狭窄程度通过胸骨旁短轴观描记二尖瓣口开放面积或在心尖四腔观利用脉冲多普勒获得二尖瓣血流图，通过时间压力减半法进行估算。如二尖瓣口开放面积 < 1.0 cm^2 则为重度狭窄。二尖瓣关闭不全原因较多，常见于左心增大引起二尖瓣环扩大、二尖瓣后叶受牵拉引起前后叶对合不良及二尖瓣脱垂伴或不伴有腱索断裂（图7-1-7），超声特点为彩色多普

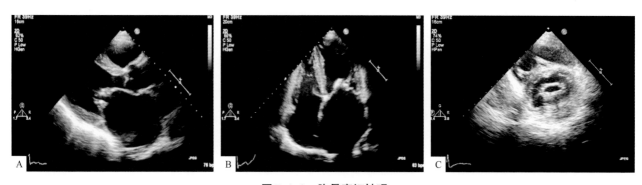

图7-1-6　胸骨旁短轴观

A，B.胸骨旁左室长轴观及心尖四腔观显示二尖瓣增厚，回声增强，开放幅度减小；C.胸骨旁二尖瓣水平左心室短轴观显示二尖瓣瓣缘增厚，瓣口呈"鱼嘴样"

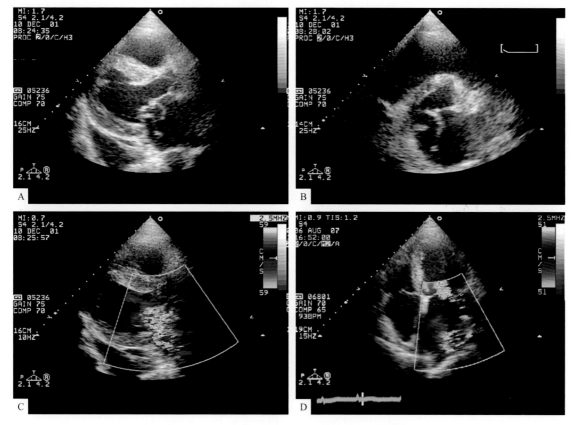

图7-1-7　一例二尖瓣前叶脱垂患者的TTE图像

A，B.胸骨旁左心室长轴观及胸骨旁二尖瓣水平左心室短轴观，显示二尖瓣前叶脱垂并伴有主腱索断裂；C.胸骨旁左心室长轴观彩色多普勒显示收缩期五彩镶嵌的反流束；D.心尖四腔观显示左心房内蓝色为主的反流束，到达房顶部并折返至左心房中部，提示重度二尖瓣反流

勒显示收缩期由左心室经二尖瓣口向左心房行走的蓝色为主五彩镶嵌的射流，该射流具有以下特征之一，即可定义为重度反流：反流束最窄部位宽度 > 7 mm、折返的反流束超过左心房中线、反流面积分数 > 75%、反流容积 > 80 mL，而重度的二尖瓣关闭不全，往往在前后叶对合处可以发现明显的缝隙。值得一提的是，左心耳毗邻二尖瓣外侧瓣环，部分盘式左心耳封堵器术后移位可能影响二尖瓣功能，因此术前需对二尖瓣反流的评估详细描述其反流起源位置、反流程度，便于与术后TTE复查时进行对比。

严重的主动脉瓣、三尖瓣及肺动脉瓣病变包括主动脉瓣先天性异常、肺动脉瓣狭窄、三尖瓣下移畸形等也是左心耳封堵术的禁忌证，因此术前TEE需要对瓣膜进行完全评估以确保手术的安全进行。

五、心包积液情况

正常情况下TTE图像中心包显示为心肌外层一条亮而致密的回声带，回声明显高于心肌及心内膜部分。心包积液的TTE表现则为带状强回声与心肌之间出现无回声区（图7-1-8），需注意的心包腔常可见低回声附着于脏层心包，心动周期中形态变化较小，这是正常的心脏脂肪垫结构。心包积液的定量一般记录无回声区宽度，于右心室前壁前方、左心室后壁后方、左右心室侧壁外方及心尖部测量。准确记录各部位心包积液量有助于鉴别术中损伤引起急性心包积液和术后随访排除部分封堵器引起的迟发性心包积液的可能。如术前心底部及左心室后壁出现大于10 mm的积液，则需停止手术并查明原因。

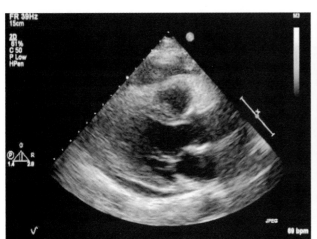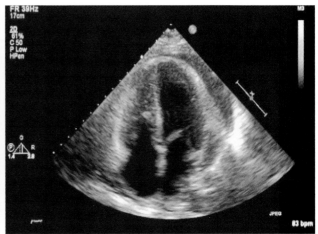

图7-1-8 胸骨旁左心室长轴观及心尖四腔观示右心室前壁前方、左心室后壁后方及左心室侧壁外方无回声区，提示少量心包积液

（谢晓奕）

第二节 · 经食管超声检查与评估

1977年经食管超声心动图首次开始应用于临床，由于其特殊的探查位置和优质的图像显示，开辟了心脏及大血管影像学检查的新视窗，弥补了经胸超声心动图的不足。仅过了4年，在1981年，TEE便开始被用在心脏手术中进行实时的心脏解剖和功能监测，尤其是对于心血管介入手术而言，不仅大大减少了术中的X线辐射剂量，而且弥补了X线透视仅能呈现二维平面的局限。1988年日本山口

大学的Suetsugu医师首次报道了采用TEE来评估左心耳内血栓及血流速度，他们发现，与经胸超声相比，TEE评估左心耳的形态和功能具有明显优势，而且首次发现房颤患者的左心耳内血流速度明显低于窦性心律患者，因此可能是其形成血栓的原因之一。进入20世纪90年代后，对心耳的评估已经成为TEE检查的常规内容。特别是近几年，经食管实时三维超声成像技术已经成为术前筛查左心耳血栓有无的常规手段，Marek等的研究发现，TEE可清晰区分左心耳内梳状肌与血栓（图7-2-1）。

经食管超声心动图是进行经导管左心耳封堵术前必要的检查之一。2014年8月，EHRA联合EAPCI共同发布了基于导管的左心耳封堵术专家共识，该共识中明确指出，左心耳封堵术前、术中及术后的随访均应采用TEE标准操作。2015年美国SCAI/ACC/HRS联合发布的经导管左心耳封堵术共识中还声明，开展经导管左心耳封堵术的医院必须配备专业的TEE装备及有经验的操作师。中国左心耳封堵预防心房颤动卒中专家共识（2019）中不建议常规使用左心耳CT三维重建代替TEE，除非患者有食管疾病，无法耐受TEE检查或TEE检查失败，更不推荐术前仅进行经胸超声心动图检查后就开始经导管左心耳封堵术。

目前的TEE机器可显示左心耳的二维和三维静态和动态图像，术前的TEE检查通常建议在术前48小时内进行，检查前应给予患者轻度镇静或者于咽后壁喷洒表面麻醉剂，将超声探头插入食管中段后，分别从0°、45°、90°和135°4个角度开始检查。也可采用目前TEE机器中Xplane双切面功能，在0°同时观察90°，45°同时观察135°切面。首先要确认左心房/左心耳内无血栓（图7-2-2），这是进一步行左心耳封堵术的前提，虽然少部分研究指出，左心耳内存在血栓的情况下也可行左心耳封堵术，但目前的诊疗规范中，仍不建议常规开展。

在明确了左心耳或左心房无血栓存在时，即可对左心耳形态及分叶、左心耳内梳状肌位置及分布、最大开口直径、可用深度（着陆区深度）和左心房自发显影程度进行评估。左心耳的大体形态根据CT三维重建的结果一般分为风向标形、菜花形、鸡翅形和仙人掌形。左心耳的大体形态与封堵术的难易程度相关，如风向标形左心耳，一般因具有较长的主叶，故封堵难度较低。而菜花形左心耳一般口部直径大于有效深度，封堵难度增加。同样，鸡翅形左心耳因近端的深度不足，也难以获得良好的封堵位置。左心耳开口大小和有效深度决定着封堵器大小的选择，0°和135°可显示左心耳开口的最大直径，测量的标准目前为从回旋支到肺静脉嵴后1～2 cm处。也可采用三维重建来测量左心耳开

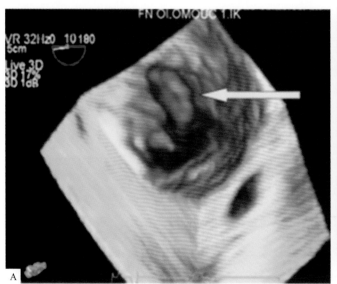
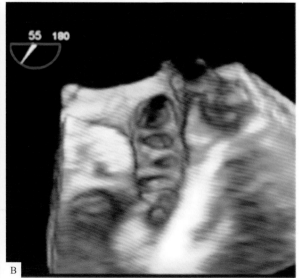

图7-2-1　3D TEE显像

A. 左心耳内血栓；B. 梳状肌

左心耳内大块血栓

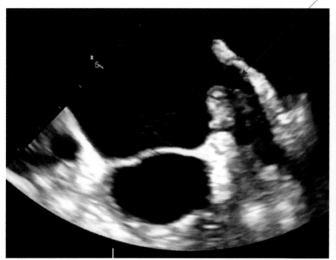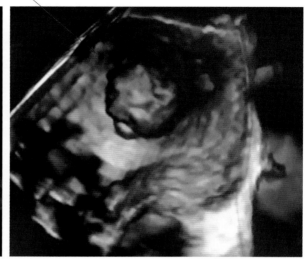

图7-2-2　TEE术前检查提示左心耳内巨大血栓

口的大小。除了左心耳的开口大小外，左心耳的有效深度也是一个重要参数，由于多数左心耳为多分叶，因此术前TEE测量时，应选择可用于封堵器放置的主要分叶进行测量，测量开口线至主要分叶顶点的距离。在评估左心耳分叶情况时，应特别重视心耳内的梳状肌分布和位置，大的梳妆肌不仅影响封堵器展开的情况，还可能导致术后残余漏的发生。左心房自发显影的程度（图7-2-3）术前也应记录，因为多项研究表明，左心房内自发显影的严重程度与术后封堵器相关血栓有关系，也提示此类患者可能需要较长时间的抗凝或双联抗血小板治疗。

此外，术前TEE检查时，还需描述患者房间隔状态（如缺损、房间隔瘤或卵圆孔未闭）以及二尖瓣、肺静脉等左心耳邻近结构情况。同时测量肺静脉血流、二尖瓣环运动与功能、有无心包积液、左心室功能等。

左心房内自发显影分级及示例图（left atrial spontaneous echo contrast, LASEC）		
0	nil：左心房及左心耳内均无自发性回声显影	
1	mild（无须进行增益调整）：左心房内可见稀疏的回声显影信号，心耳内亦有少量回声显影，有时为一过性表现	

图7-2-3　左心房自发显影分级图表

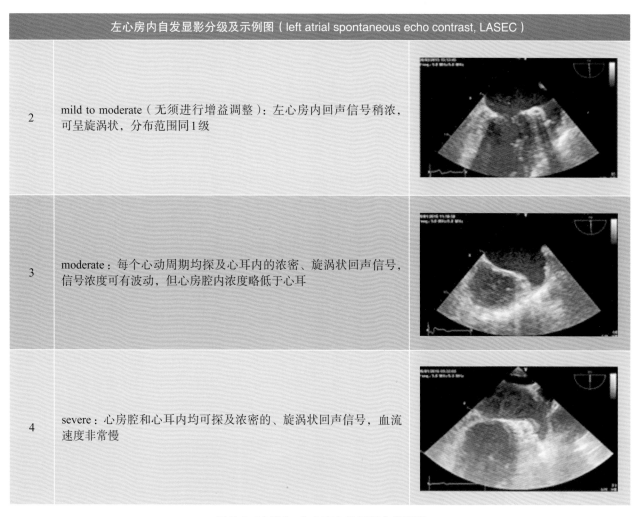

	左心房内自发显影分级及示例图（left atrial spontaneous echo contrast, LASEC）	
2	mild to moderate（无须进行增益调整）：左心房内回声信号稍浓，可呈旋涡状，分布范围同1级	
3	moderate：每个心动周期均探及心耳内的浓密、旋涡状回声信号，信号浓度可有波动，但心房腔内浓度略低于心耳	
4	severe：心房腔和心耳内均可探及浓密的、旋涡状回声信号，血流速度非常慢	

图7-2-3（续） 左心房自发显影分级图表

（白 元 谢晓奕）

第三节 · 心脏 CT 成像技术的应用

随着左心耳封堵术的开展，临床上对左心耳的认识越来越深入，可以看到不同的患者，左心耳的大小、形态差异非常大。因此，准确的术前影像学评估对于左心耳参数测量、封堵器尺寸选择以及术前封堵相关策略规划等都具有重要意义。传统的TEE是目前左心耳封堵影像学评估的金标准，广泛用于临床实践。但值得注意的是，对于复杂的三维结构，二维的评估方式在参数测量上存在有一定的

局限性，并且对于新术者来说，通过简单几个超声切面也很难想象心耳的全貌。

心脏CT具有较高的空间分辨率，利用CT影像进行三维重建，构建左心耳和左心房的3D模型，可以非常直观地了解左心耳的形态、大小以及与相邻结构的关系。近期多项观察性研究肯定了心脏CT对左心耳封堵术的指导价值[1-3]，另外一项小型的随机对照研究也表明3D心脏CT相较于传统

TEE，可提高术前封堵器选择的准确性并减少手术时间[4]。此外，通过影像融合技术，还可以将3D心脏CT模型与术中X线影像融合，实时指导左心耳封堵术中房间隔穿刺和封堵器展开及释放的过程[5]。正是由于心脏CT在左心耳封堵中的价值越来越得到认可，相应的CT指导左心耳封堵专家共识也已在2019年制定[6]。本节将对心脏CT成像技术在左心耳封堵术前评估方面的临床应用进行重点介绍，包括心脏CT成像技术、左心耳血栓筛查、CT图像处理软件和三维重建、左心耳参数测量、指导房间隔穿刺和新技术应用等。

一、心脏CT成像技术

64层的CT扫描是左心耳封堵术前评估的最低要求，一般推荐至少128层的CT扫描，以期有不错的分辨率，同时减少患者的放射线暴露剂量。一般来说，目前国内大部分的中心配备的多层螺旋CT都能满足这个要求。但是值得注意的是，大部分中心开展的心脏CT项目主要是为了检测冠状动脉疾病而开展的，虽然冠脉CT的图像基本能满足左心耳封堵的要求，但是如果想要更好地用于术前评估，有条件的中心可以开展左心房及肺静脉的CT项目（主要区别在于选择的RR间期不同）。

了解一些心脏CT成像的关键技术，对于我们介入医师利用CT图像指导左心耳封堵会有较大帮助。不同于呼吸，可以通过暂时屏气来控制呼吸运动，心脏是一直在不停搏动的，所以心脏CT成像比较关键的技术之一就是心电门控。心脏CT成像上通过心电门控扫描，只选取预设RR间期选定的时相（舒张晚期或收缩末期）触发进行图像扫描。在心动周期中，心脏运动幅度较小的两个时相分别为收缩末期（40%～50% RR）和舒张晚期（70%～80% RR），所以心脏CT往往根据心率的快慢选择这两个时相之一进行图像重建。对于左心耳，理论上在心脏收缩末期充盈是最佳的，这与研

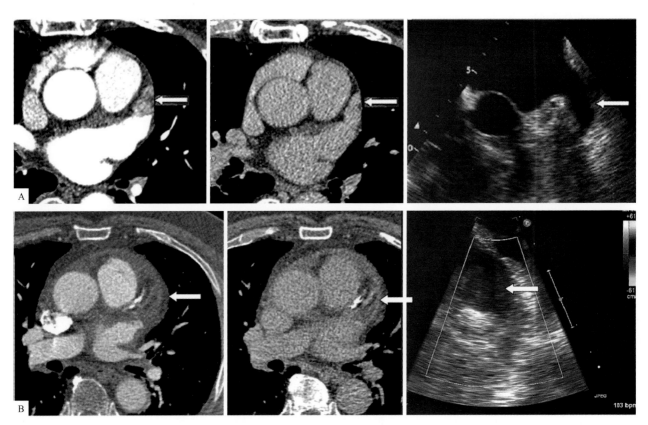

图7-3-1 心脏CT排除左心耳血栓

A. 增强CT早期图像中存在充盈缺损，但在延迟显像中无充盈缺损，提示左心耳血液淤滞而非血栓，TEE也证实不存在血栓；B. 增强CT早期和延迟图像中都存在充盈缺损，提示左心耳血栓，TEE证实左心耳血栓（Lazoura O, Int J Cardiovasc Imaging, 2016）

究所得的结果也一致[7,8]。因而更推荐选择收缩末期的图像进行分析，考虑成像技术清晰度的问题，尽量选取30%～60% RR间期内的时相进行图像重建。另外推荐采用延时显像技术，以提高CT排除左心耳血栓的准确率。心率控制也是需要考虑的，极快心室率的患者可能需要在稳定心室率后再考虑行心脏CT检查。

二、左心耳血栓筛查

利用心脏CT检测和排除左心耳血栓已经有大量的研究所报道，一项荟萃分析结果显示心脏CT诊断左心耳血栓的敏感性和特异性分别为96%和92%[9]。不同的研究结果比较一致的是心脏CT的阴性预测值非常高，根据研究不同可以达到96%～100%[9]。因此，大部分研究人员认为，如果心脏CT显示左心耳没有充盈缺损，则可以无须额外的TEE来排除左心耳血栓。但是值得注意的是，心脏CT对左心耳血栓的阳性预测值仅为44%，心脏CT的筛查血栓的最主要的挑战是难以鉴别充盈缺损是由于血液淤滞还是血栓造成的[10]。

延迟显像技术是提高心脏CT阳性预测值最常用的方法，延迟扫描一般选择首次扫描后的30～180秒进行。如果在早期图像中存在充盈缺损，但在延迟显像中不存在则提示血液淤滞（图7-3-1A）。相反，如果在早期和延迟显像中都存在充盈缺损，则提示血栓的可能性较大，需要行进一步的TEE或者心腔内超声来排除左心耳血栓（图7-3-1B）[11]。延迟显像技术可以提高诊断的敏感性和特异性至100%和99%，同时阳性预测值和阴性预测值分别为92%和100%[9]，不足之处是增加了患者的放射线暴露量。另外的方法是采用两次增强技术，即包含2次造影剂注射、1次延迟的CT扫描。第一次注射造影剂后180秒进行第二次注射造影剂，然后进行CT扫描，这次CT扫描即包含第2次的增强与第1次的延迟扫描结果。随后根据图像中造影剂衰减和形状来排除是否为血栓。左心耳血栓一般为圆形或椭圆形，血流淤滞通常为三角形并且造影剂均匀衰减（图7-3-2）[12]。两次增强技术的缺点是增加2倍的造影剂量，增加了造影剂对肾功能产生损害的风险。

三、CT图像处理软件和三维重建

很多软件可以辅助临床医师进行CT图像的后处理，包括syngo.via（西门子医疗，埃朗根，德

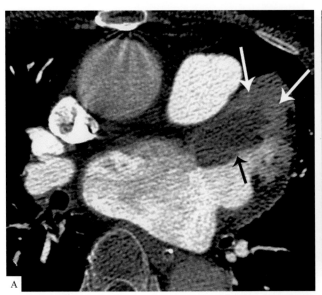
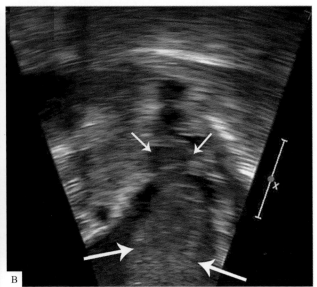

图7-3-2　心脏CT两次增强技术显示左心耳血栓及血液淤滞

A. 圆形的充盈缺损（黑色箭头）提示左心耳血栓，远端充盈缺损显示造影剂较高的衰减密度提示血液淤滞（白色箭头）；B. TEE证实血栓（大箭头）以及远端血液淤滞（小箭头）（Hur J, Stroke, 2011·）

国）、Brilliance（飞利浦医疗保健，埃因霍温，荷兰）、Vitrea（东芝医疗系统，祖特尔梅尔，荷兰）、3mensio软件（Pie Medical imaging，比尔特霍芬，荷兰）、OsiriX软件（Pixmeo，贝涅克斯，瑞士）和Mimics（Materialise，勒芬，比利时）。每个软件的心脏图像处理程序包虽然有些差异，但是都能满足图像测量和三维多平面重建的要求。建议介入医师熟悉并掌握其中一种软件的操作，通过左心房、左心耳的三维重建，不仅可以帮助指导具体某名患者的封堵操作，对于理解左心耳的解剖与毗邻关系[13]（图7-3-3）、左心耳及左心耳口部形态[14]

（图7-3-4）等都会有极大帮助。此外，通过多次三维重建，对左心耳解剖理解的加深，会进一步提高对左心耳封堵术的体会。

四、左心耳参数测量

多平面重建（multiplanar reconstruction，MPR）是目前CT测量左心耳开口的主要方法，通常采用旋转冠状面和矢状面的十字准线（crosshair）使它们的十字准线与左心耳的主分叶的轴向平行（图7-3-5）。简单来讲，就是通过旋转冠状面和矢状面的

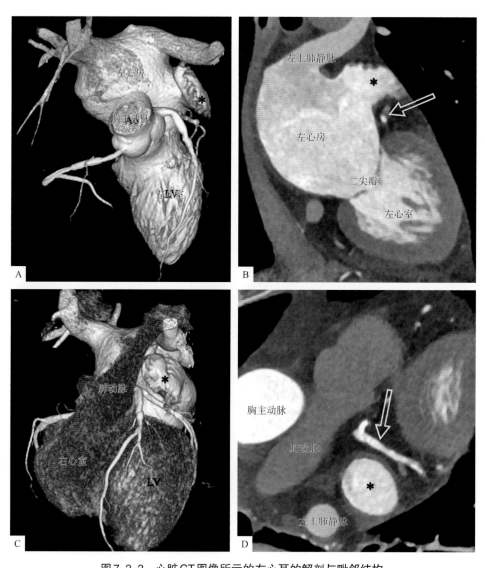

图7-3-3　心脏CT图像所示的左心耳的解剖与毗邻结构

A，B. 心脏CT三维重建图像；C，D. 多斜面的CT图像。*所示为左心耳，箭头所示左回旋支

（Korsholm K, Interv Cardiol Clin, 2018）

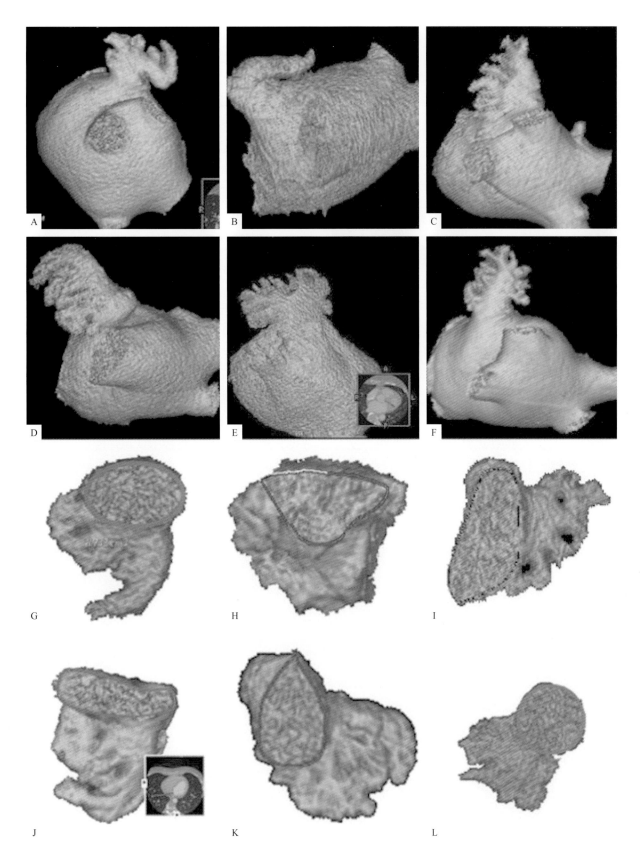

图7-3-4　左心耳及开口的形态学分类CT重建示意图

A～F.左心耳形态；A，B.鸡翅形；C，D.风向袋形；E.菜花形；F.仙人掌形。G～L.左心耳开口形态；G.椭圆形；H.三角形；I，J.足形；K.水滴形；L.圆形（Wang Y, J, Cardiovasc. Electrophysiol, 2010）

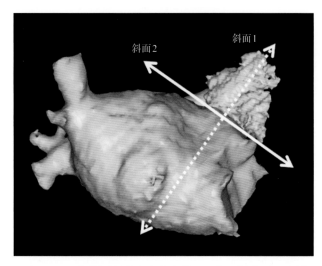

图7-3-5　多平面重建确定左心耳开口平面的方法示意图

坐标轴，使得第3个平面正好是心耳主轴的正面投影。旋转过程中定位的标志是肺静脉嵴部与左回旋支。以Mimics软件举例，具体过程如下[1]（图7-3-6）：① 在冠状面上将十字准线放在心耳开口处。② 在曲面多平面重建模式下（curved multiplanar reformat plane），旋转冠状面上的十字准线，使得矢状十字准线（蓝色线）与心耳主轴平行。③ 在矢状面窗口，调整十字准线到达左回旋支刚刚离开前降支的水平。④ 旋转矢状面上的十字准线，使

得冠状面十字准线（绿色）与左心耳的主要分叶轴向平行。⑤ 在第3个平面上就获得了左心耳主轴的正面投影平面，可在这个平面上测量心耳开口的相关参数，包括最大径、最小径、周长、面积等。

不同的封堵器对着落区（landing zone）的定义有所不同，但是测量的方法类似（图7-3-7）。对于盘式封堵器（ACP和Amulet等），因为其分为固定盘和封堵盘，所以需要测量左心耳开口和着落区两个位置的参数。盘式封堵器的开口定义为左上肺静脉嵴部与左回旋支的连线处，着落区定义为左心耳开口远端10～12 mm的位置。利用多平面重建获得左心耳主轴的正面投影平面，即可测量最大径、最小径来确定封堵器尺寸（图7-3-7A）。塞式封堵器（Watchman）的开口定义也为左上肺静脉嵴部与左回旋支的连线，但是对于塞式封堵器而言，深度的要求比较高。CT测量的深度定义为着落区中点至心耳最远端的距离（图7-3-7B）。

既往认为塞式封堵器所选的尺寸不应大于心耳深度，随着对左心耳封堵术认识加深，以及新一代封堵器的上市，对深度的要求也逐渐降低。相对于二维TEE，心脏CT测量心耳开口大小有一定优势。二维TEE测量的是某个角度（通常是135°）上的投

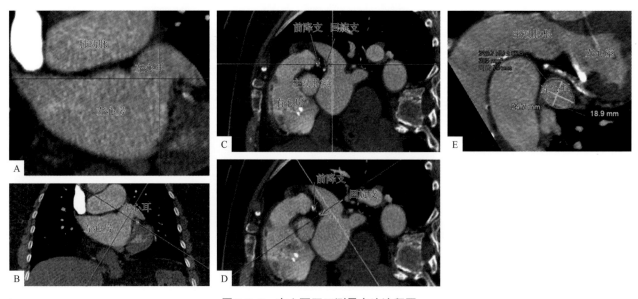

图7-3-6　左心耳开口测量方法流程图

A. 在冠状面上将十字准线放在心耳开口处；B. 在曲面多平面重建模式下，旋转冠状面上的十字准线，使得矢状十字准线（蓝色线）与心耳主轴平行；C. 在矢状面窗口，调整十字准线到达左回旋支刚刚离开前降支的水平；D. 旋转矢状面上的十字准线，使得冠状面十字准线（绿色）与左心耳的主要分叶轴向平行；E. 在第3个平面上就获得了左心耳主轴的正面投影平面，可以在这个平面上测量心耳开口的相关参数，包括最大径、最小径、周长、面积等（Wang DD, JACC Cardiovascular Interventions, 2016）

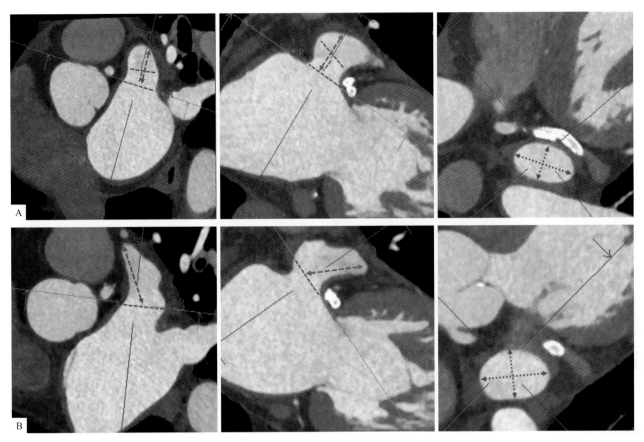

图7-3-7 心脏CT对不同封堵器左心耳口部的测量方法

A. 对于盘式封堵器（ACP和Amulet等），开口定义为左上肺静脉嵴部与左回旋支的连线处，着落区定义为左心耳开口远端10～12 mm的位置，深度定义为开口中点垂线至心耳远端的距离；B. 对于塞式封堵器（Watchaman），开口定义为左上肺静脉嵴部与左回旋支的连线内1～2 mm，深度定义为着落区中点至心耳最远端的距离（Korsholm K, JACC Cardiovascular Interventions, 2019）

影，往往小于实际心耳开口的最大径，而心脏CT多平面重建直接测量实际的最大径，并且可同时测量周长、面积等参数（图7-3-8）[3]。CT相较于TEE和X线造影的测量结果，所测得的心耳开口最大[15]，可能就是因为CT测量的是实际的心耳最大径。对于术前测量心耳深度，考虑到心耳内部分叶

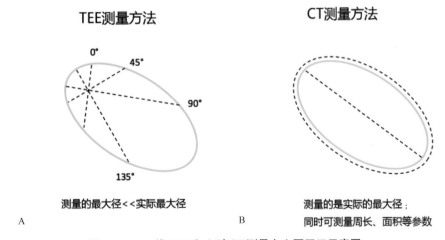

图7-3-8 二维TEE和心脏CT测量左心耳开口示意图

A. 二维TEE通过多个角度测量左心耳开口大小以期获得最大的左心耳开口径；B. 心脏多平面重建测量实际的最大径，并且可同时测量周长、面积等参数（Chow DH, Open Heart, 2017）

以及梳状肌分布等复杂因素，笔者认为无论是TEE还是CT，可能准确性都不高，仅能做参考，而术中输送鞘所能达到的最大深度，即实际可用深度，应该更有实用价值（图7-3-9）。

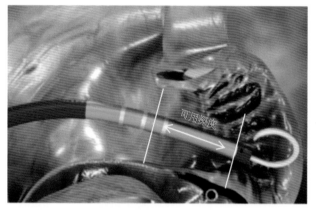

图7-3-9 输送鞘所能到达的实际可用深度示意图

按照目前各个厂家制订的方案，一般按照所测量的左心耳口部最大径为依据，增加3～6 mm选择合适的封堵器尺寸。值得注意的是，对于心耳开口最大径与最小径差距非常大的心耳，可能一些其他的参数，包括平均内径、周长和面积等也可以考虑，这些参数都可以非常方便地通过心脏CT来测量。不同的心耳开口形状采用何种参数（最大径、周长、面积等）来确定封堵器尺寸，还需要进一步的研究来确定。此外，左心耳开口最大径所在的投射角度可以很方便地在术前CT中获得，以此还可以确定术中DSA造影时最佳的投照角度[1]。

五、指导房间隔穿刺

左心耳封堵最重要的是保证输送鞘与心耳主轴的同轴性，而同轴性则需要良好的房间隔穿刺来实现，可以说，良好的房间隔穿刺是左心耳封堵操作的基石。一般来说，建议房间隔穿刺靠下靠后以便得到良好的轴向[16]。但是如果心耳朝上的程度很大（反鸡翅形），则反而需要很靠前的穿刺；对于

极低位置的心耳，则需要比一般穿刺点更低的房间隔穿刺。因此，根据我们中心的经验，我们按照心脏CT所示的左心耳位置类型（左心耳开口与左上肺静脉开口的位置关系，分为低位、中位、高位）以及左心耳角度（矢状面左心耳主轴与水平线的夹角，反映心耳朝上的程度），来估计最佳的房间隔穿刺点（图7-3-10）[5]。对于心耳角度非常大或者低位的左心耳，在心耳X线造影前，我们就能通过心脏CT了解其特征，确定靠前或极低位置的房间隔穿刺来实现同轴性。

六、其他应用

心脏CT用于左心耳封堵术前评估发展比较快，应用范畴也不断扩展。一些病例系列报道，基于心脏CT的3D打印技术术前仿真左心耳封堵获得了不错的结果[1]（图7-3-11）。另外利用心脏CT产生计算机模型来计算机术前仿真左心耳封堵，并用流体力学模拟来评估封堵效果可能是更高效且性价比高的方式[17]（图7-3-12）。针对CT缺乏实时性的缺点，通过影像融合技术，融合心脏CT与术中实时的X线透视，可以指导左心耳封堵术中关键的房间隔穿刺（图7-3-13）和封堵器展开及释放的过程[5]。此外，心脏CT对于术后评估残余分流以及鉴别器械相关血栓也有重要价值[18]。

七、总结

心脏CT作为左心耳封堵术前评估，具有非侵袭性、高分辨率和三维视野的特点。多平面重建左心耳参数测量和三维重建判断心耳类型进一步指导房间隔穿刺等，可以优化目前的左心耳封堵术流程，在术前评估中具有重要的价值。随着心脏CT指导左心耳封堵专家共识发表，相信会有更多的中心进入这个领域当中。未来，心脏CT完全有潜力成为左心耳术前评估的新的金标准。

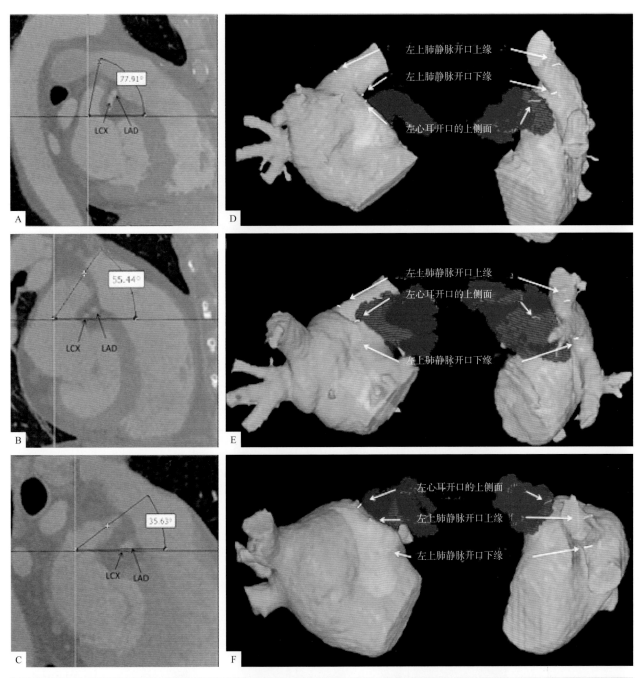

理想的房间隔穿刺点	小角度心耳（≤ 50°）	中角度心耳（50°～60°）	大角度心耳（> 50°）
高位心耳	靠中下和后	靠中下和中后	靠中下和前
中位心耳	靠下和后	靠下和中后	靠下和前
低位心耳	很靠下和后	很靠下和中后	很靠下和前

图 7-3-10　左心耳角度和位置类型示意图以及最佳房间隔穿刺点估计

左心耳角度定义为矢状面心耳主轴与水平线的夹角，反映心耳朝上的程度。A. 大角度心耳（> 60°）；B. 中角度心耳（50°～60°）；C. 小角度心耳（≤ 50°）。左心耳的位置按照左心耳开口与左上肺静脉开口的位置关系来定义，反映心耳位置高低。D. 低位心耳，左心耳开口上缘低于左上肺静脉开口下缘；E. 中位心耳，左心耳开口上缘位于左上肺静脉开口上下缘之间；F. 高位心耳，左心耳开口上缘高于左上肺静脉开口上缘。最佳的房间隔穿刺点可以通过左心耳角度和位置类型来估计，以达到与心耳的最佳同轴性

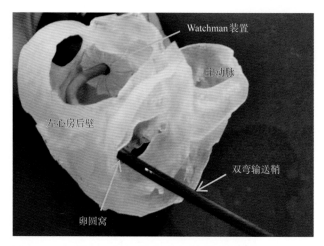

图 7-3-11　基于心脏 CT 的 3D 打印技术术前模拟左心耳封堵

（Wang DD, JACC Cardiovas Interv, 2016）

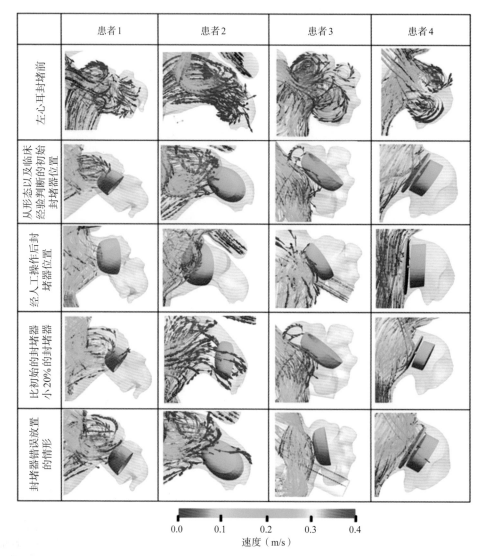

图 7-3-12　基于心脏 CT 的计算机仿真模拟左心耳封堵以及流体力学模拟来评估封堵的效果

（Aguado AM, Frontiers in Physiology, 2019）

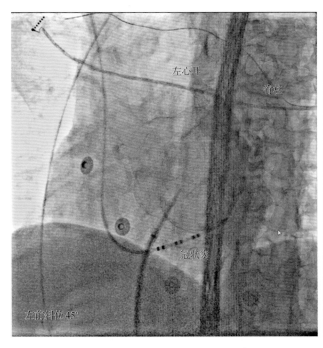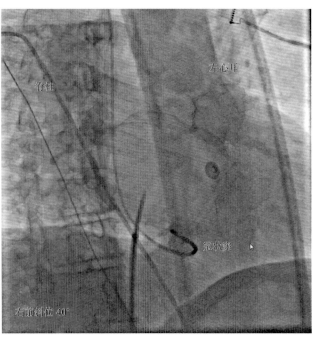

图7-3-13　影像融合技术将心脏CT与术中实时的X线透视融合，指导左心耳封堵术房间隔穿刺

（莫斌峰　王群山）

参·考·文·献

［1］ Eng M, Kupsky D, Myers E, et al. Application of 3-dimensional computed tomographic image guidance to Watchman implantation and impact on early operator learning curve: Single-center experience［J］. JACC Cardiovascular interventions, 2016, 9(22): 2329−2340.

［2］ Rajwani A, Nelson AJ, Shirazi MG, et al. CT sizing for left atrial appendage closure is associated with favourable outcomes for procedural safety［J］. European heart journal cardiovascular Imaging, 2017, 18(12): 1361−1368.

［3］ Chow DH, Bieliauskas G, Sawaya FJ, et al. A comparative study of different imaging modalities for successful percutaneous left atrial appendage closure［J］. Open heart, 2017, 4(2): e000627.

［4］ Eng MH, Wang DD, Greenbaum AB, et al. Prospective, randomized comparison of 3-dimensional computed tomography guidance versus TEE data for left atrial appendage occlusion (PRO3DLAAO)［J］. Catheterization and cardiovascular interventions: official journal of the Society for Cardiac Angiography & Interventions, 2018, 92(2): 401−407.

［5］ Mo BF, Wan Y, Alimu A, et al. Image fusion of integrating fluoroscopy into 3D computed tomography in guidance of left atrial appendage closure［J］. European heart journal cardiovascular Imaging, 2019, undefined(undefined): undefined.

［6］ Korsholm K, Berti S, Iriart X, et al. Expert recommendations on cardiac computed tomography for planning transcatheter left atrial appendage occlusion［J］. JACC Cardiovascular interventions, 2019.

［7］ Staab W, Goth S, Sohns C, et al. Comparison of end-diastolic versus end-systolic cardiac-computed tomography reconstruction interval in patient's prior to pulmonary vein isolation［J］. SpringerPlus, 2014, 3(218).

［8］ Patel AR, Fatemi O, Norton PT, et al. Cardiac cycle-dependent left atrial dynamics: implications for catheter ablation of atrial fibrillation［J］. Heart rhythm, 2008, 5(6): 787−793.

［9］ Romero J, Husain SA, Kelesidis I, et al. Detection of left atrial appendage thrombus by cardiac computed tomography in patients with atrial fibrillation: a meta-analysis［J］. Circulation Cardiovascular Imaging, 2013, 6(2): 185−194.

［10］ Romero J, Cao JJ, Garcia MJ, et al. Cardiac imaging for assessment of left atrial appendage stasis and thrombosis［J］. Nature reviews Cardiology, 2014, 11(8): 470−480.

［11］ Lazoura O, Ismail TF, Pavitt C, et al. A low-dose, dual-phase cardiovascular CT protocol to assess left atrial appendage anatomy and exclude thrombus prior to left atrial intervention［J］. The International Journal of Cardiovascular Imaging, 2016, 32(2): 347-354.

［12］ Hur J, Kim YJ, Lee HJ, et al. Dual-enhanced cardiac CT for detection of left atrial appendage thrombus in patients with stroke: a prospective comparison study with transesophageal echocardiography［J］. Stroke, 2011, 42(9): 2471-2477.

［13］ Korsholm K, Jensen JM, Nielsen-Kudsk JE. Cardiac computed tomography for left atrial appendage occlusion: acquisition, analysis, advantages, and limitations［J］. Interventional Cardiology Clinics, 2018, 7(2): 229-242.

［14］ Wang Y, Di Biase L, Horton RP, et al. Left atrial appendage studied by computed tomography to help planning for appendage closure device placement［J］. Journal of Cardiovascular Electrophysiology, 2010, 21(9): 973-982.

［15］ Saw J, Fahmy P, Spencer R, et al. Comparing measurements of CT angiography, TEE, and fluoroscopy of the left atrial appendage for percutaneous closure［J］. Journal of Cardiovascular Electrophysiology, 2016, 27(4): 414-422.

［16］ B. Meier, Y. Blaauw, A. A. Khattab, et al. EHRA/EAPCI expert consensus statement on catheter-based left atrial appendage occlusion［J］. Europace, 2014, 16(10): 1397-1416.

［17］ Aguado AM, Olivares AL, Yag EC, et al. In silico optimization of left atrial appendage occluder implantation using interactive and modeling tools［J］. Frontiers in Physiology, 2019, 10(237).

［18］ Cochet H, Iriart X, Sridi S, et al. Left atrial appendage patency and device-related thrombus after percutaneous left atrial appendage occlusion: a computed tomography study［J］. European Heart Journal Cardiovascular Imaging, 2018, 19(12): 1351-1361.

第八章
左心耳封堵术过程

第一节 · 左心耳封堵术中麻醉及注意事项

第一例"心导管术"是由一个"不务正业"的德国外科医师 Dr Forssmann 在 1929 年完成的,据说他因此受到上级医师的打压,但其他研究人员很快意识到 Dr Forssmann 的工作对心血管领域的价值,此后心导管诊断快速发展。Dr Forssmann 因心导管术获得了 1956 年的诺贝尔医学奖,虽然他早已不再从事心血管领域的工作。1977 年 Gruentzig 完成第一例经皮腔内冠状动脉成形术,使心导管从诊断走向了治疗[1]。

但第一例心导管术的麻醉是如何进行的却很难考证。与心脏外科手术不同,心导管术在问世后的大部分时间内并不需要非常复杂的麻醉技术,或者并不需要由专职麻醉医师进行麻醉后方能开展。

随着心导管技术的发展和诊治领域的极大拓宽,部分患者不得不在专职麻醉医师麻醉后才能进行心导管诊断或治疗,尤其是在一些不能配合操作的患者,如婴幼儿、部分痛楚明显极难耐受的操作等。

左心耳封堵术是 21 世纪(2001 年)才进入临床应用的技术[2],而麻醉技术已用于心导管术多年,有多种成熟的实际操作方式应用于各种心导管术,没有单一的麻醉方法能包含所有优势而无缺陷,只要安全、有效、有利于患者快速恢复生理及社会功能,就是适合的麻醉方法。

一、麻醉前准备

(一)麻醉前访视

对需要进行麻醉的患者进行麻醉前访视是常规工作,这有利于促进医患间的沟通,减少患者的紧张情绪,并有利于麻醉医师除外麻醉或手术禁忌证、选择适合的麻醉方式。

传统外科手术的麻醉前访视都在术前一天进行,随着日间手术的发展,已有当天入院完成手术、24 小时内出院的日间手术运行模式,心导管术的麻醉术前访视也可参照此种模式,当天手术前进行,达到需要麻醉前访视的目的和效果即可。

(二)术前禁食

除仅接受局部麻醉的患者,其他需要麻醉的患者均应参照全身麻醉的要求进行禁食准备。鉴于左心耳封堵术的患者普遍年龄偏大,多有慢性伴发疾病,禁食禁饮时间不宜过长,以减少脱水和内环境紊乱的情况发生。一般术前禁食 6 小时、禁清饮 2 小时即可。但对于有胃排空障碍和胃食管反流的患者,应适当延长禁食时间,并严密观察[3]。

（三）术前用药

在有效沟通的前提下，可不使用术前用药。术前用药可起到镇静、镇痛、减少腺体分泌等作用，但也可产生口干、心慌等不适症状，部分患者还可能产生过度镇静。常用术前药物有苯二氮䓬类、阿片类、α_2 激动剂及抗胆碱能药物等，应根据实际情况合理选用。

二、麻醉设备及环境准备

（一）麻醉设备

导管室内应至少配备能进行全身麻醉的必要设备，包括麻醉机、监护设备、药物输注泵等。推荐配备麻醉深度监测、有创血压监测、靶控输注设备及可视化设备（如可视喉镜、超声仪等）。准备越充分、完善，产生意外时越能从容应对。

（二）导管室麻醉相关设备

应配备两路（或以上）的电源、气源及吸引设备。

（三）麻醉人员

进入导管室的麻醉人员应当具备相应的麻醉及放射知识，熟悉导管室的工作环境。

三、麻醉方式

（一）静脉通路

患者术前应开放一路可供快速输液的静脉通路。有特殊情况或特别危重的患者推荐开放中心静脉通路。

（二）麻醉监护

常规监护心电、血压和脉氧饱和度全身麻醉及监测下的麻醉管理技术（monitored anesthesia care，MAC）的患者推荐同时监测有创动脉压、呼气末二氧化碳体温及麻醉深度——推荐脑电双频指数（BIS）监测。如有可能，在麻醉诱导之前建立有创动脉压监测。

（三）局部麻醉

左心耳封堵术的手术操作引起的疼痛及不适感相对较轻，多数患者可以耐受。多篇文献报道左心耳封堵术在局部麻醉下完成，其中有术中不进行TEE而全凭放射影像定位的，也有经口或经鼻行TEE检查的[4]。如果术中需要进行TEE检查，清醒状态下患者的舒适程度较低，有极少数患者清醒状态下不能耐受TEE，但局部麻醉也避免了MAC或全身麻醉的风险与不足。如果患者愿意尝试、能够耐受，局部麻醉是一个可选的方式。心导管术使用的局部麻醉一般指狭义的局部麻醉（局部浸润）而非局部神经阻滞。由于患者在术中全程保持清醒状态，一旦有卒中发生，是最易及时发现的。

（四）监测下的麻醉管理技术（MAC）

MAC是指介于局部麻醉与全身麻醉，镇静/镇痛与（或不与）局部麻醉结合的技术。患者在术中保留自主呼吸，处于充分镇静及镇痛又可唤醒的状态，既可耐受比较痛楚的操作，又避免了一些全身麻醉的操作和药物的副作用，这种技术在患者快速苏醒、恢复生理及社会功能上有一定的优势。但充分镇静与完全意识丧失、保护性反射（如吞咽、呛咳反射等）消失之间的分界很微妙，没有明确的指标，所以施行MAC有严重呼吸抑制、气管梗阻等潜在危险，需要专职麻醉医师在患者头侧进行严密监护，这对麻醉人员的放射防护提出了很高的要求。又由于患者保留了部分保护性反射的能力，在遇到强刺激时可能会有体动。

（五）全身麻醉

随着麻醉技术的发展，全身麻醉与MAC之间已没有清晰的界限，但一般而言，全身麻醉是患者处于意识丧失、不能唤醒，对于外界较强刺激无体动的状态。全身麻醉可通过多种方式实现。通常可根据是否建立人工气道、使用喉罩或气管内插管、是否保留自主呼吸、是否使用肌肉松弛药物（简称肌松药）、使用静脉或吸入麻醉药物，以及如何拮抗肌松药等多种差异进行分类。

对于可控性而言，建立人工气道、使用肌松药的麻醉方式可控性最强，可以保证患者围手术期绝对无体动。

气管内插管和喉罩是全身麻醉中最常用的建立人工气道的两种方式。气管内插管后置入TEE探头相对简单。喉罩也可用于此类麻醉，有研究证明喉罩可与TEE并存[5]。但同时置入喉罩和TEE探头有一定难度，有时需要多次尝试。

由于左心耳封堵术患者多为老年或高龄，又多合并不同程度的心力衰竭，循环代偿能力比较差，全身麻醉后易出现显著的低血压，虽然没有明确证据表明这种短时间的低血压会对患者造成明显的伤害，但较长时间的低血压可对患者预后有不良影响。应当避免左心耳封堵术中长时间和严重的低血压，可使用血管活性药物维持合适血压。

靶控输注技术可实时反映患者的麻醉药物血药浓度，大幅提高全身麻醉的可控性，并可最大限度维持全身麻醉药物血药浓度的稳定。

左心耳封堵术不是一个强刺激的手术，因患者的年龄、基础疾病等因素，在完成全身麻醉诱导后，如用传统外科手术常规剂量维持麻醉，往往出现严重或长时间的低血压。监测BIS后可发现在复合使用雷米芬太尼的情况下，即使丙泊酚靶控浓度维持在 1 μg/mL（通常认为是一个可唤醒的血药浓度），患者的BIS值多在50以下，而不用担心术中知晓问题[5]。在麻醉深度监测下可最大幅度减少麻醉药物使用，有利于患者在术后快速苏醒，还可减少麻醉药物的循环抑制作用，减轻低血压的程度，减少低血压的时间。

新型肌松拮抗剂舒更葡糖可特异性拮抗甾类肌松药的肌松作用，避免了原有胆碱酯酶抑制剂等肌松拮抗药物的缺点，起效迅速，拮抗效果更好，足量拮抗后几乎不存在肌松残余问题，已广泛用于需

要快速康复的治疗中。在全身麻醉下进行左心耳封堵术的患者中使用舒更葡糖也取得了很好的效果[5]。

四、麻醉后管理

全身麻醉后的患者应进入麻醉后监护室待完全清醒后再回病房。此举可减少内科病房护理全身麻醉后患者的难度及工作量，有利于患者快速康复。局部麻醉和MAC的患者可直接回病房。

左心耳封堵术穿刺创伤小，疼痛不显著，一般不需药物治疗。不推荐使用患者自控镇痛装置。术后如发生较为严重的疼痛，因先查明原因，再对症处理。

左心耳封堵术后恶心呕吐（postoperative nausea and vomiting, PONV）可能发生在接受不同麻醉方式的患者中，仅接受局麻的患者也可能发生，但总体发生率不高，不推荐预防性使用抗呕吐药物。如确有严重PONV，可酌情选用抗呕吐药物。

五、麻醉人员的放射防护

参与左心耳封堵术麻醉的人员应当进行放射知识的培训，对于导管室内的放射设备的操作，应有基本知识，避免误触发。对于放射危害，既不需过度恐惧，又要提高警觉性。

配备可远程观察和控制的麻醉设备，使麻醉人员在手术进行的时候可在导管室外控制麻醉和监护患者，可极大降低麻醉人员放射暴露的机会。

局部麻醉和全身麻醉的患者，一般不需要麻醉人员在头侧严密监护，放射暴露机会较少。MAC的患者，多数时间需要麻醉人员在患者头侧监护，此时应特别注意麻醉人员垂体和甲状腺的放射防护。

（吴东进）

第二节 · 经食管超声监控在左心耳封堵术中的作用及注意事项

TEE监控的内容包括协助房间隔穿刺定位、跟踪导丝和猪尾巴导管在左心房内走行、判断输送鞘管头端在左心耳的位置、辅助左心耳封堵器的释放定位、评价封堵效果和牵拉试验结果以及术中监测心脏压塞和血栓等并发症。

在绝大多数患者中，左心耳位于心脏的左前上，因此若要取得输送封堵器时的良好工作轴线，房间隔的穿刺点应位于房间隔的后下（图8-2-1），若在常规的X线透视下定位不仅耗时而且增加X线辐射剂量，有了TEE的辅助，术者便可快捷地进行穿刺点定位（图8-2-2）。通常在两腔心切面导引穿刺针从上腔静脉逐渐下拉至房间隔中点靠下的位置，有时为房间隔薄厚两部分的分界点。在主动脉短轴切面，选择远离主动脉的位置。同时，如果穿刺针尖顶到房间隔，形成穹顶帐篷样，即可进行穿刺。

特别是少数情况下，患者的房间隔较厚较韧，或者房间隔较为冗长，常规的穿刺力量较难穿透，此时若无TEE的引导，极易因穿刺力量过大而造成心房壁损伤（图8-2-3）。

此外，术中TEE的持续监测还可准确判断经过牵拉试验后，封堵器是否移位和较早地发现心脏压塞，及时处理。也有术者经常在TEE实时监测下进行牵拉试验，可以实时观察封堵器有无移位。此外，非常值得注意的一个术中严重并发症便是鞘管内血栓形成，根据笔者的经验，在极少数情况下，即使患者术中抗凝充分，ACT达标（250～350秒），仍然可在术中发现鞘内血栓形成，但监测此类危险情况的最有效手段便是TEE，因此，术中切记不可随意摒弃TEE监测。术中鞘内血栓在国内的

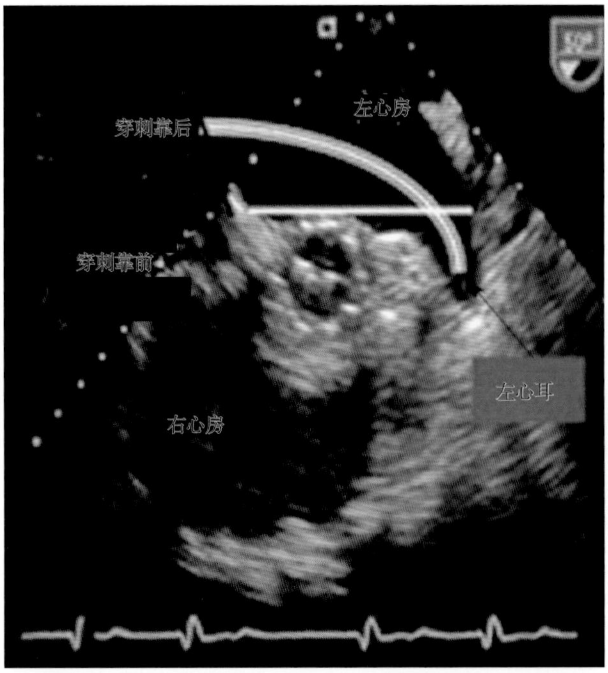

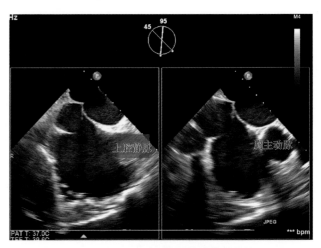

图8-2-2　TEE显示的标准穿刺点

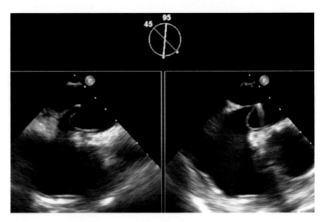

图8-2-1　房间隔穿刺点与左心耳轴向的关系示意图

图8-2-3　房间隔冗长，穿刺针顶住间隔后靠近左心房顶壁

不少中心均曾遇到，均为TEE及时发现，术者采用抽吸及更换鞘管等方法后均妥善处置。

最后，当封堵器在心耳内展开后，TEE还可以评估其封堵效果，以植入Watchman封堵器为例，我们需用TEE评估"PASS"原则。TEE可以完全完成"PASS"的评估，即首先观察封堵器左心房侧与回旋支的关系，是否"露肩"太多。其次，牵拉试验时观察封堵器的位移。还需反复寻找封堵器"肩部"的最长径，测量封堵器的展开直径，从而计算压缩比（图8-2-4）。最后采用多普勒彩色血流显像，观察有无封堵器周围残余漏。

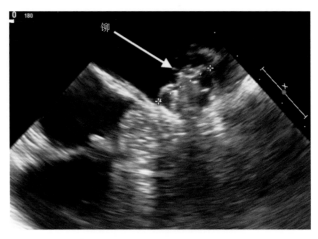

图8-2-4 计算压缩比时正确测量封堵器"肩部"长度示意图

（白 元）

第三节 · 腔内超声在左心耳封堵术中的辅助作用及操作要领

经食管超声可清晰显示二维和三维的静态和动态图像，不仅可以在左心耳封堵术前评估左心耳形态/结构、测量左心耳开口宽度及深度，为封堵器大小选择提供参考，还可以鉴别血栓和评估左心房自发显影程度，及时发现不适合手术的情况，而且对左心耳封堵术中的辅助作用和评判封堵器是否符合释放标准也至关重要。然而，对于存在以下食管相关疾患：包括食管肿瘤、食管狭窄、食管水肿、食管分流术后、食管贲门黏膜撕裂综合征（MW综合征）、活动性/近期上消化道出血、上消化道外科手术史、食管切除术后、食管溃疡、症状性贲门疝、慢性吞咽困难、胸腹动脉瘤等患者，经食管超声检查一般视为绝对或相对禁忌；此外，也有极少数患者即使不存在上述食管相关疾患，但也存在不能耐受食管超声检查和检查失败的情况。对于上述存在经食管超声检查绝对或相对禁忌，或者检查不能耐受或检查失败的患者，左心耳封堵术中需要有替代方案。根据最新发布的《中国左心耳封堵预防心房颤动卒中专家共识（2019）》[2]建议，此类患者在左心耳封堵术前影像学评估应通过心脏CT，明确左心耳的形态/结构、左心耳开口宽度及深度尺寸和排除左心房/左心耳内血栓的情况下，有条件的单位和有经验的术者，可以使用腔内超声（ICE）指导和评估左心耳封堵（表8-3-1）。

使用ICE指导左心耳封堵术的常规操作流程分为以下5步：① 穿刺左侧股静脉置入10 F或11 F血管鞘，将ICE导管沿下腔静脉送入右心房等部位，通过调节操作手柄观察房间隔、左心房/左心耳内有无血栓，并初步明确左心耳解剖情况[6, 7]（图8-3-1）。② 在确认左心房/左心耳内无血栓情况下，继续在ICE指导下穿刺房间隔（图8-3-2）。③ 房间隔穿刺完成后，经房间隔穿刺鞘送入加硬长导丝至左上肺静脉，并交换封堵器输送鞘来回充分扩张房间隔穿刺点。④ 固定加硬导丝在左上肺静脉，回撤封堵器输送鞘至右心房侧，在钢丝指引下将ICE导管经房间隔穿刺点送入左心房或左上肺静脉内，并进一步观察左心耳的形态、结构及血栓情况，进一步确认左心耳解剖是否适合封堵。⑤ 确认适合封堵后，保留ICE导管在左心房/左上肺静脉内，再沿加硬导丝将封堵器输送鞘送至左心房继续左心耳封堵术以及ICE指导和评估封堵器释放的过程[8]（图8-3-3）。

表8-3-1 《中国左心耳封堵预防心房颤动卒中专家共识（2019）》关于左心耳封堵术中影像学指导、评估和操作的建议[2]

序号	左心耳封堵术中影像学指导、评估和操作的建议	推荐级别
1	• 全身麻醉后先行TEE检查，再次确认左心耳/左心房内有无血栓，并进一步明确左心耳解剖特征； • TEE可清楚显示房间隔的上、下和前、后位置，建议常规使用TEE和X线引导下穿刺房间隔； • 通常在RAO30°+CAU20°或其他合适体位行左心耳造影，根据DSA和TEE测量左心耳开口宽度和可用深度选择合适封堵器； • 封堵器在左心耳内打开后（预释放）应常规多角度（0°-45°-90°-135°）TEE评判，并在TEE或DSA观察下行牵拉试验评价封堵器的稳定性，评估是否符合释放标准（如"PASS"原则和"COST"原则），如符合释放标准，则完全释放封堵器； • 封堵器完全释放后再次多角度TEE检查，评价封堵器释放效果、是否存在封堵器移位情况和对邻近结构如肺静脉和二尖瓣的影响，观察有无心包积液及程度等情况	适合
2	• 如果患者存在食管疾患不能耐受TEE检查或TEE探头插入困难，在术前CCTA检查已明确左心耳解剖特征和排除血栓情况下，可考虑在局麻下使用ICE引导和监控左心耳封堵术	不确定
3	• 如无TEE/ICE指导，不推荐仅在DSA下实施左心耳封堵术	不适合

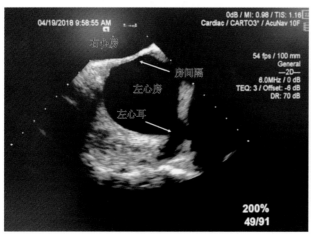

图8-3-1 ICE在右心房观察房间隔、左心房和左心耳形态

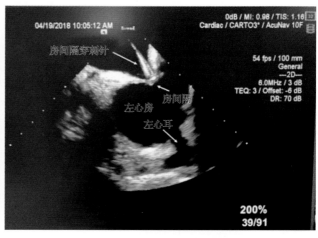

图8-3-2 ICE指导下房间隔穿刺

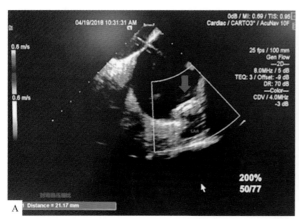

图8-3-3 ICE在左心房内指导和评估封堵器释放

A.红色箭头所示为Watchman封堵器；B.红色箭头所示为LAmbre封堵器

文献报道，使用ICE指导与使用TEE指导的左心耳封堵术成功率相当[9, 10]。尽管使用ICE指导的左心耳封堵，可避免全麻、减少术中食管损伤、减少X线暴露及造影剂使用量，但其缺点是观察角度有一定限制，费用较贵，术者也有一定学习曲线，目前仅作为TEE的补充用于左心耳封堵术。

（江立生）

第四节 · 房间隔穿刺及其操作要领

左心耳封堵术成功的关键因素取决于房间隔穿刺位置是否合适，合适的穿刺点有助于左心耳封堵导管鞘到达心耳内，并确保良好的导管鞘轴向和较低的张力，这不仅有助于封堵术成功，而且还可降低并发症风险。尽管按照马长生教授主编第二版《介入心脏病学》，借助体表标记和冠状窦导管标记，通过"a-b-c-d"四点连线法（图8-4-1）在RAO 45° X线下穿刺房间隔多数可以成功，但按此法穿刺的房间隔穿刺点位置多数偏高，不仅影响左心耳封堵术的成功率，而且可能增加并发症的风险。而在经食管超声（TEE）指导下，可以清晰显示房间隔的上下和前后位置，可以直观引导穿刺针在房间隔合适位置穿刺，因此，根据《中国左心耳封堵预防房颤卒中专家共识（2019）》，左心耳封堵术中建议使用TEE（如TEE存在禁忌，可使用ICE替代）指导房间隔穿刺。具体操作过程如下。

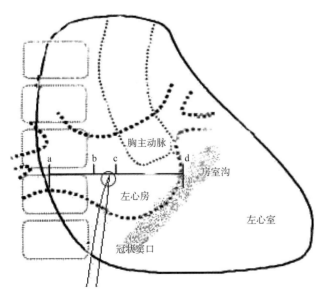

图8-4-1 RAO 45°X线指导下房间隔穿刺示意图

一、导入穿刺系统至上腔静脉

患者麻醉后插入食管超声探头至食管左心房水平，然后以Seldinger法穿刺右股静脉，经鞘管将0.813 mm（0.032英寸）导引钢丝送至上腔静脉，经导引钢丝置换8.5 F Swartz鞘管并送至上腔静脉，鞘管头端指向左侧（X线屏幕右侧），退出导引钢丝。然后将穿刺针尾端连接注入一定造影剂的5 mL针筒，排除空气，在后前位透视下将穿刺针送入鞘管内，并将针尾指示器与鞘管尾端冲水管侧孔方向一致，送达上腔静脉处，但穿刺针需在鞘管头端内侧约0.5 cm处，不出针。若推送过程有阻力，应将穿刺针稍回撤并稍微改变方向后再推送，切忌强行推送，避免针刺穿鞘管。

二、TEE引导房间隔合适穿刺位点

在后前位X线透视下，一边顺时针方向同时旋转穿刺针和鞘管，一边同步回撤，同时用TEE在上下腔切面（通常90°～110°）跟踪穿刺针位置。当TEE跟踪到穿刺针从上腔静脉接近房间隔顶部时继续缓慢向下回撤穿刺针；当穿刺针滑至卵圆窝时影像上可见穿刺针尖端向左突然向下移位，有一种明显的落入感，TEE观察下可见穿刺针顶住房间隔的"帐篷顶"现象。此时，在TEE可使用双切面（Multi-D）模式，观察穿刺针在房间隔的上下及前后位置。如果"帐篷顶"在TEE的上、下腔切面和主动脉短轴切面观显示上、下及前、后位置合适（常用穿刺点位于房间隔靠下、靠后位置）（图8-4-2），则固定穿刺系统调整X线位置至右前斜位45°

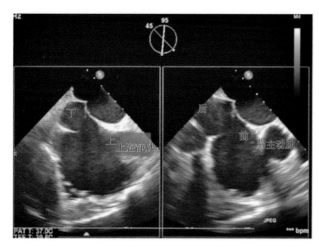

图 8-4-2 TEE 指导下行房间隔手术，通常穿刺点位于房隔靠下、靠后位置

可准备穿刺。如果穿刺点过于偏前（靠近主动脉根部）或者过于偏后（靠近右心房后壁），均容易导致穿入主动脉或心脏穿孔，产生严重并发症。

三、房间隔穿刺

TEE 确定穿刺点及穿刺方向后，在右前斜 45°X 线透视下，左手使穿刺鞘管轻轻抵向房间隔，TEE 适时观察"帐篷顶"位置，右手向前推进穿刺针 0.5 ～ 1 cm，并保持适当顺时针旋转，针尖穿过房间隔有种落空感，然后固定穿刺针，并在 X 线下向针腔内注入少许造影剂。若见造影剂呈线状喷出，并迅速向心尖侧弥散消失或者 TEE 观察下可见造影剂进入左心房产生气泡征，则提示穿刺成功；若见造影剂滞留于穿刺针局部，心包染色，则提示穿入心包腔，应立即退针至穿刺鞘管内观察；若见造影剂向主动脉弓方向弥散或显示主动脉压力曲线，则提示穿刺针穿入主动脉。当注射造影剂或 TEE 确认穿刺针进入左心房后，然后回到后前位置，并向前推进穿刺针少许，然后固定穿刺针跟进穿刺外鞘及扩张器稍许，然后固定穿刺鞘，小心回撤穿刺针，送入 0.032 英寸钢丝至左心房，并适当顺时针旋转穿刺鞘调整导丝至左上肺静脉（LSPV），然后沿 0.032 英寸钢丝将穿刺鞘来回划过房间隔穿刺点两次，再送入 LSPV。如果不能确认穿刺针是否进入左心房前，切忌不能盲目向前推送穿刺鞘管。房

间隔穿刺鞘送入 LSPV 后，固定外鞘，回撤钢丝和穿刺鞘内芯，并沿冲水孔注入合适剂量的肝素（通常按每 kg 体重 60 ～ 100 U），5 分钟后测量 ACT 值，理想的 ACT 范围为 250 ～ 350 秒，根据手术时间的长短，可重复检测 ACT，必要时追加肝素。

四、房间隔穿刺过程中常见的几种特殊情况及对策

（一）穿刺针不能通过房间隔

穿刺针不能穿过房间隔，一般有以下两种情况。

（1）患者右心房显著增大导致下腔静脉至卵圆窝间距较远，穿刺针、鞘不能顶住卵圆窝。这种情况下，一般需将穿刺针重新塑形，加大弯度。

（2）患者房间隔组织较韧，尤其靠下穿刺时，肌肉较厚，穿刺针不易刺破房间隔。如果 TEE 显示位置合理，穿刺时可稍加一些顺时针的旋转力，或穿刺针重新塑形、加大弯度，或使用穿刺针针芯（也可使用 PTCA 导丝尾端）锚定穿刺点，这些措施均有利于房间隔穿刺成功。如仍有困难，应考虑更换穿刺点穿刺，必要时可辅用电刀（通常 20 ～ 25 W 电切 1 ～ 2 秒）。

（二）穿刺针过房间隔而穿刺鞘不能通过房间隔

当发生穿刺针能穿过房间隔而外鞘不能通过时，可依次按以下方法尝试解决。

（1）将长导丝送至左上肺静脉，沿着长导丝进鞘，如仍困难，可将鞘稍后撤，再沿导丝向前"冲刺样"进鞘，但必须保证导丝始终在左上肺静脉内。

（2）将导丝保留在左上肺静脉内，撤去穿刺鞘，先使用内鞘反复扩张穿刺处，而后再将内鞘连同外鞘一起沿导丝进入左心房。

（3）将长导丝送入右上肺静脉，沿导丝进鞘，在不同的角度下用力可能有利于进鞘。

（4）如上述三种方法均不能进鞘，建议更换穿刺点，重新穿刺房间隔。

（三）导丝进入左心房后无法进入肺静脉时的操作选择

此种情况，可考虑用下述方法辅助导丝进入左上肺静脉。

（1）首先建议更换穿刺点，重新进行房间隔穿刺。

（2）重新导丝塑形使其在左心房中绕成一个大圈（增加左心房内支撑力），再进穿刺鞘。

（3）导丝不能进入肺静脉的情况下进鞘必须非常小心谨慎，缓慢旋转通过房间隔，切忌暴力操作。

（韩志华）

第五节 · **左心耳造影及测量**

左心耳是一个轻度扁平伴有锯齿状物的管状结构，通常有1个或多个弯曲及尖端结构；在空间上，左心耳覆盖于左心室上，位于纤维心包膜下；在内部结构方面，左心耳内部窦道多呈椭圆形，亦可见圆形、三角形及水滴状，通过左心耳造影可以将左心耳形状分为仙人掌、风向袋、菜花及鸡翅形（图8-5-1）。

在上述4种变异结构中，"菜花样"与栓塞事件相关性最高，主要原因为该类结构内部组织走行复杂、小叶数量多且径轴短、窦道开口形状变异大且缺乏主小叶；"仙人掌样"多存在主小叶，其次级小叶从其上部及下部形成；"风向袋样"拥有一个主体小叶，但是其位置变异大，而且次级小叶，甚至三级小叶的数量都存在较大的变异性；"鸡翅样"的主干小叶在其中部或后部拥有一个明显的弯曲结构，形成自身折叠，该类结构可能存在次级小叶。

左心耳的形态、开口复杂多变，通过左心耳造影及经食管超声（TEE）可以了解左心耳的解剖结构（主要包括开口、主小叶及次级小叶）对左心耳封堵策略选择及选择封堵伞规格至关重要。术前评估左心耳形态，对于预估手术难度有很大帮助。术中造影观察左心耳形态，有助于鞘管操作及导入左心耳。

一、左心耳造影操作步骤要领

用冠脉造影用的三联三通做左心耳造影较为方便。一般选择右前斜RAO 30°+足位20°体位，必要时加大或缩小右前斜位角度，或追加右前斜RAO 30°+头位20°体位。右前斜RAO 30°+足位20°（相当于TEE 135°），测量左心耳切线开口最大直径；右前斜RAO 30°+头位20°（相当于TEE 45°），测量左心耳切线开口最小直径和显示最大深度。左心耳造影具体步骤如下所述。

房间隔穿刺完成后，沿着Swartz外鞘更换2.6 m 0.035英寸J头Super Stiff Amplatz钢丝（头端有7 cm软端）至左上肺静脉远端，然后固定钢丝撤回Swartz鞘，小心送入输送鞘至左上肺静脉口部。然后回撤钢丝和输送鞘内芯，送入直头猪尾巴导管（6 F/5 F）至左上肺静脉口部。在RAO 30°+CAU 20°X线透视下将猪尾导管送入左心耳内，并让输送鞘接近左心耳口部，用猪尾导管造影明确左心耳大致轮廓和位置。然后将猪尾导管尾端朝向心耳体部，封堵器输送鞘送至左心耳口部，沿输送鞘冲水管（排除空气）和猪尾导管（排除空气）同时由慢而快注射造影剂，让左心耳口部和心耳底部各个分叶充分显影，清晰显示左心耳形态、开口和分叶，然后DSA测量左心耳开口最大直径、最大可用深度（锚定区深度），并在手术屏幕上用白板笔画出左心耳轮廓（锁定DSA位置），确定左心耳封闭线、锚定区和工作轴线（内塞式封堵器和外盖式封堵器左心耳封闭线、锚定区和工作轴线存在较大差别）。

左心耳造影是左心耳封堵器植入过程中关键步骤，成功的造影不仅可以清晰显示左心耳开口以及

| 菜花形 | 风向标形 | 仙人掌形 | 鸡翅形 |

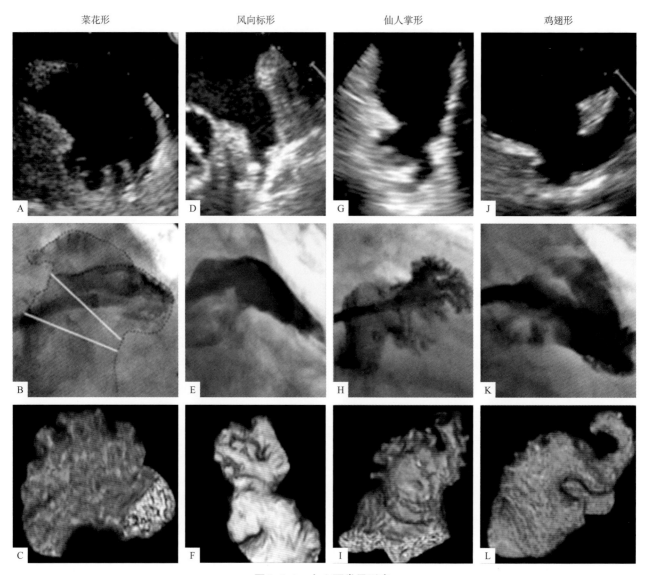

图 8-5-1　左心耳常见形态
A，D，G，J.TEE影像；B，E，H，K.左心耳造影图；C，F，I，L.CT三维重建影像

内部结构，且指导封堵伞的选择和封堵策略。术前通过TEE（0°、45°、90°和135°）或CT观察左心耳的形态、开口大小和深度。术中，需要通过DSA对左心耳进行造影，再一次测量左心耳的最大开口直径和深度。左心耳造影时，通常先选择RAO 30°+CAU 20°位置，因为此位置相当于TEE 135°位置成像能充分暴露心耳的开口和分叶，以便于选择封堵器大小和确定封堵器输送鞘攻击点及鞘管轴向。但是由于心耳形态和位置的多样性，该角度有时无法显示心耳的实际形态，需要术中通过调整角度（非常规体位），进一步明确左心耳形态影像学。

二、操作细节

（一）如何找到左心耳

一般情况下，猪尾导管即可滑入心耳口部；如果猪尾导管易进入左上肺静脉，证明穿刺点偏高，需要顺时针旋转猪尾有助于找到左心耳；如果猪尾管易进入左心室，证明心耳解剖位置偏高，需要逆时针旋转猪尾管有助于找到左心耳。在难以找到左心耳时，可以采用一边推送猪尾一边注射造影剂，通过DSA观察造影剂扩散方向，或在TEE帮助下寻找左心耳。有的病例左心房特别大或左心耳转位，可以通过左心房造影了解左心房的轮廓，有助于寻找左心耳开口。

（二）猪尾导管定位

如果患者术前做过心脏CT或TEE检查，可以通过3D重建后的左心耳模型或者不同角度的TEE图像了解左心耳的内部结构。为了在封堵器植入时WAS有足够的深度，通常猪尾导管需要定位在心耳内部合适的分叶，并且充分造影。如果猪尾导管定位不准确，将会导致心耳内部结构显影不清，严重时将会影响左心耳封堵术的成败。

（三）WAS的定位

如果定位过深，可能会造成心耳口部显影不清，影响开口测量；如果定位过于靠外，可能会造成造影剂不能完全注入左心耳内部，导致颈部或者内部结构显影不清。当左心耳显影不清时，需要微调鞘管位置，再次造影。

（四）左心耳造影

在猪尾导管和WAS系统分别定位在左心耳内部和左心耳口部后，调整合适的造影角度，排除空气后同时进行造影操作（图8-5-2）。

造影时，通常猪尾管尾端连接三联三通，WAS鞘管侧孔连接注射器，预填充大约20 mL造影剂，两名术者同时造影。注意：造影剂注射前，需进行

设备排气，避免发生空气栓塞。

1. **常规体位造影**　RAO 30°+ CAU 20°造影相当于TEE 135°，绝大多数患者可充分显影左心耳的最大开口、多个分叶和远端结构，因此大多数术者采用RAO 30°+ CAU 20°角度位置作为常规体位进行左心耳造影。RAO 30°+ CRA 20°位置也可清晰展示左心耳的开口和颈部，因此部分术者也采用正交角度，即"RAO 30°+ CAU 20°"和"RAO 30°+ CRA 20°"位置分别造影。

2. **非常规体位造影**　由于左心耳的多样性，有时候常规体位无法清晰显示所有左心耳的解剖特点，需要术中通过调整角度（非常规体位）造影，以便充分暴露左心耳和显示最佳的植入角度。

一般情况下，若心耳远端显影不清晰，通常加大右前斜角度造影；若心耳口部不清晰，减小右前斜造影；有时候也通过右前斜位+头位造影或者纯足位造影来综合评估心耳形态。

有条件时，可以采用心脏CT的三维重建模型判断最好的透视角度（图8-5-3）。

3. **造影注意小技巧**

（1）测量时注意在左心耳舒张期测量。在食管超声和造影下正确测量心耳开口与着陆区直径，取最大值，有时测量左心耳开口DSA测量值与TEE差别很大，高度提示可能常规DSA切面未切到最大值，要耐心调整透射角度反复造影检验。

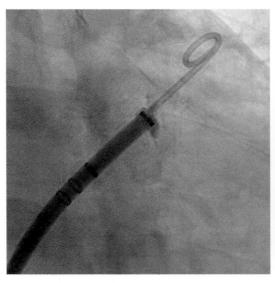
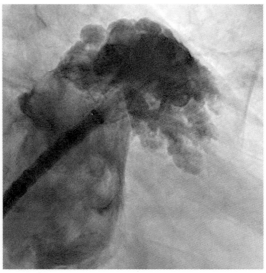

图8-5-2　左心耳造影示范图

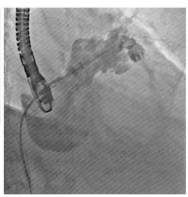
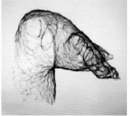
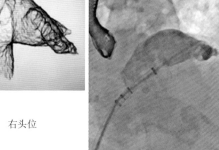

右足位　　　　　　　　　　　　　　　　　　　右头位

图 8-5-3　3D 重建图像有助于判断左心耳造影的角度

（2）猪尾巴导管导入左心耳时注意释放张力，与输送鞘管同轴性一致，若同轴性差，鞘管张力太大，输送鞘导入进入左心耳口部阻力就很大。多数原因是穿刺点位置太高导致，可重新穿刺。有的病例左心房太大（65 mm 以上），左心耳转位，难以同轴，即使勉强造影，封堵也难以完成。

（3）通过猪尾巴导管及输送鞘同时造影（每通路 5 ~ 8 mL 造影剂），可使左心耳口部和心耳底部各个分叶充分显影。

（4）对于双分叶左心耳（"裤衩"型左心耳）造影时注意导管鞘管不要放置太深，造成超选，只显示一个单叶，导致左心耳封堵策略误判（结果只封堵了上叶，下叶有个较大分叶未完全覆盖）。尤其是输送鞘不必太深，置于左心耳口部即可。左心

耳造影分叶不清，千万不能操之过急，一般通过加大 RAO 角度（由 RAO 30° 加大至 RAO 45° ~ 60°）重复造影，可充分显示左心耳开口、分叶及有效工作深度，指导下一步治疗。

（5）对于左心耳自发显影，有淤泥样回声者，注射造影剂时不必太用力，大体轮廓显影即可。

（6）左心耳造影时三联三通，加压生理盐水冲洗，避免气栓血栓。保证左心房平均压力在 10 mmHg 以上，DSA 造影时左心耳测量值更加准确。

4. 左心耳测量和标测

（1）测量方法：左心耳造影后，需要在 DSA 上定位最大的左心耳图像，然后进行左心耳开口和深度的测量（图 8-5-4）。测量时，下缘从回旋支开始，到上缘左上肺静脉嵴部以下 2 cm 处位置。但

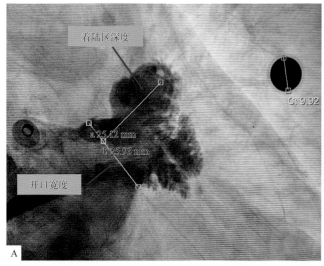
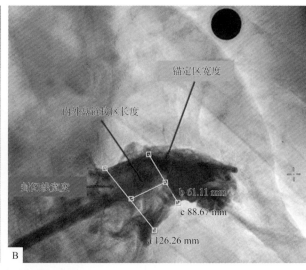

图 8-5-4　左心耳造影测量示意图

A. 内塞型封堵器（如 Watchman 时）左心耳开口和可用深度测量；B. 外盖型封堵器（如 LAmbre 时）左心耳开口和锚定区深度测量

是由于左心耳结构复杂多变，开口测量时要根据心耳形态、鞘管轴向确定封堵策略，进一步测量开口和深度。此外，选择植入封堵器不同，测量也存在较大差别，如图8-5-4A所示，为内塞型封堵器（如Watchman时）左心耳开口和可用深度测量；图8-5-4B显示为外盖型封堵器（如LAmbre时）左心

耳开口和锚定区深度测量。

（2）标测方法：DSA测量左心耳开口和深度时常用的标测方法有钢球标测（储氏钢珠）（图8-5-5A）、导管标测（图8-5-5B）和自动标测等方法，需要根据DSA机器的设备条件进行选择和准确测量。

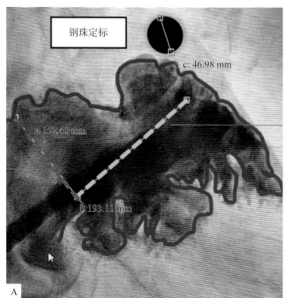
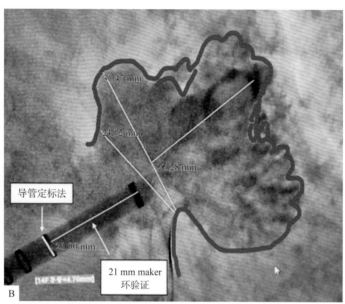

图8-5-5　左心耳开口及深度的造影测量

A. 使用钢珠标测法；B. 采用自动标测法

（韩志华）

第六节 · 不同类型封堵器释放的标准及评估原则

现有封堵器由于固定方式及封堵结构的不同，各有与之对应的释放标准及评估原则，理想的释放标准需综合考虑左心耳封堵器释放后不会发生移位脱落，仍完全封堵心耳口部，不影响毗邻组织等，同时评估方式需具备可操作性以及便捷性，临床上采用DSA、超声两种技术手段即可完成释放的评估测试。

只有满足对应的释放标准，方可选择释放封堵器。DSA更推荐作为常规的释放评估手段，主

要有以下几点原因：① TEE可在0°～180°的范围内，多角度评估封堵器放置位置，同时亦可利用Xplane，3D功能模块更全面评估。② 多普勒超声不同流速评估残余分流。③ 测量更准确。④ 无须接受曝光辐射。随着近年来ICE（心腔内超声）技术的发展，对于患者存在食管疾患不能耐受TEE检查或TEE探头插入困难，在术前进行心脏CT。

审批的Watchman、LAmbre、ACP、LACBES

四种封堵器释放的标准及评估原则。

一、Watchman封堵器的释放标准之"PASS"原则

Watchman封堵器自2000年开始临床前期动物实验，2002年首次在欧洲进入临床应用，最初的器械释放标准（device release criteria, DRC），要求检查器械的位置、稳定性、大小及密闭性是否达到释放标准，但是并没有具体的要求及细节，经过包括2005年PROTECT AF在内的多项临床探究，汇总Watchman封堵器的使用经验，用于改进、完善、量化器械释放标准，2006年起，DRC改为"PASS"原则，并沿用至今。

"PASS"原则的核心是：封堵器稳定，不会发生移位，完全封堵左心耳，没有残余分流或残余分流小于5 mm。自2006年1月以来，"PASS"原则一直被作为器械释放之前的判断标准，医师都相信"PASS"原则，认为其是合理可靠的，容易测量评估，而且能够在临床中达到准确的评估效果，如果在手术中不符合"PASS"原则，会增加器械脱落及左心耳封堵残余漏的比例。

P，position，位置：封堵器放于左心耳口部或稍远的位置，倒钩在左心耳内部贴壁且固定良好，理想位置是TEE多角度检测见封堵器与左心耳开口平行。

注意：如果器械突出左心耳开口或器械植入同轴性不好，需要综合评估，符合"PASS"原则其他所有条件才能完成释放。

A，anchor，锚定：封堵器的稳定性可通过牵拉试验验证，通常在X线透视及TEE监测下进行，TEE推荐在45°和135°进行多角度牵拉评估，DSA下可边"冒烟"边做牵拉，封堵器与心耳的相对位置关系更清晰可辨。牵拉试验时，温和地回拉释放手柄1～2 cm后即松开观察与原位置的变化：封堵器仍能回归原位，证明封堵器倒刺已嵌入左心耳壁，器械稳定。

注意：如牵拉试验时封堵器轻微移位，但仍满足position标准，则可再次进行牵拉试验直至封堵器稳定；如封堵器移位明显，且滑至不可接受的位置，则说明原位置稳定性较差，应考虑收回后重新定位放置；如果对稳定性存疑，则推荐多次稳定性测试。

S，size，尺寸：通过TEE检测封堵器的压缩率，判断封堵器的大小是否合适。选取0°、45°、90°、135° 4个位置封堵器的最大展开直径（肩部），压缩比的计算方式为:（原始尺寸－展开直径）/原始尺寸×100%。如选择24 mm Watchman封堵器，植入体内后TEE测量直径为20 mm，其压缩率即为：（24－20）/24×100%=16.7%。产品说明书推荐的压缩率为8%～20%；根据现有国内的经验，TEE测量压缩比在8%～30%即满足要求。

注意：压缩比的测量必须在牵拉试验之后，如果超声结果与DSA下测量差距较大时，需要重新评估测量结果。

S，seal，密封：封堵器撑开整个左心耳开口，左心耳所有瓣叶都被封堵住。建议在TEE多普勒超声下进行评估，不仅可判断有无残余漏，亦可准确测量残余分流的大小。封堵器各角度周围无残余分流或仅有不超过5 mm的微量分流，即满足要求。若残余分流过大，可通过半回收和完全回收来调整封堵器位置。

注意：DSA仅可大致判断残余分流情况，且易受鞘管角度、造影剂剂量等因素影响；残余分流需测量器械周围血流最窄处（流颈），通常在这里器械与左心耳壁接触最紧密。

二、ACP封堵器的释放标准之"SMART"原则

Amplatzer cardiac plug（ACP）左心耳封堵器是继PLAATO和Watchman之后的第三种左心耳封堵系统，也是国内上市的第二种封堵产品。它的设计理念为完全覆盖左心耳口，远端丝网圈（内盘）牢固置于左心耳近端着陆区，包含有6对固定小锚，是整套封堵器主要的固定装置，近端装置（外盘）呈圆盘状，用以覆盖心耳口部。

由于双盘式封堵器设计结构较塞式有较大区别，故封堵器释放之前除对稳定性、封堵效果等常

规标准评估外，需注意封堵器外盘对周围组织（二尖瓣功能、左上肺静脉、心包）的影响。一般通过X线、TEE超声进行综合评估，可在X线下进行牵拉试验；TEE检测器械周围漏（peri-device leakage, PDL），对二尖瓣、左上肺静脉的影响，是否有心包积液等。针对以上情况，ACP在释放前应符合"SMART"原则。

S，stable，稳定性：固定盘需要更多的（超过固定叶的2/3）远离回旋支，深入心耳内部，同时固定盘的长轴需要垂直于锚定区的轴向，保证固定盘充分接触心耳壁并确保连接杆的稳定。

M，mitral valve/LSPV，二尖瓣/左上肺静脉：在TEE检测下，封堵器外盘各个角度均不得影响到二尖瓣环以及左上肺静脉。

A，availability，有效性：需要在DSA及TEE下综合评估封堵器残余分流情况。

R，ratio，压缩比：固定盘需要有适当的压缩率，"轮胎状"为合适的压缩状态；"草莓状""方形状"分别为压缩率过大或过小的情况。

T，tractive，牵引力：封堵盘需要凹面向左心房，保证来自固定叶的牵引力能给封堵盘更好的封堵力；另外，为确保固定良好，需要轻轻地做牵拉试验，但避免暴力拉扯。

值得注意的是：ACP的释放标准中，更多的是进行形态学评估，对于残余分流、压缩率并未给出量化指标；作者认为，这在临床工作中可能会导致评估受主观影响较大，尤其是在大规模的推广使用中，难以确保封堵器的安全及有效性。

三、LAmbre封堵器的释放标准之"COST"原则

LAmbre封堵器系统是国内第一个自主研发的左心耳封堵器，继ACP之后，第二种双盘式结构封堵器得到SFDA审批通过，该装置固定盘由8个带小钩的爪形杆固定到左心耳壁作为主要稳定保证。封堵盘直径一般较固定盘大4～6 mm，用于封闭左心耳外口，设计有17种型号尺寸，在选择时需充分评估内外口尺寸、梳状肌分布、分叶数量等因素，以选择合适的封堵器型号。

同ACP一样，LAmbre作为双盘式封堵器在评估时除针对产品本身的安全有效外，亦要注意外盘对周边组织的影响；值得注意的是，LAmbre外盘材料较ACP更软，故在一定程度上降低对肺静脉嵴部的"切割效应"，但外盘受固定盘影响将加大，更易发生解除钢缆释放后外盘移位现象，在释放前除"COST"原则外，需综合评估封堵器整体轴向、固定盘位置等因素，确保释放后外盘在可控范围内。

C，circumflex artery：封堵器固定盘要确保在回旋支口部远端打开。

O，open：固定盘充分展开，使盘脚的末端与连接在密封盘和固定盘之间的显影标志在一条线上；如固定盘未完全展开，部分倒钩将正对心耳壁，有（迟发）心脏压塞的风险。

S，sealing：封堵器外盘要达到最佳的密封效果，产品说明书要求残余分流≤3 mm。

T，tug test：在释放前需要牵拉封堵器固定盘，确保封堵器的稳定性。牵拉试验后外盘是否出现移位（外盘一侧是否出现翘边、内陷）等情况。如果TEE检查提示封堵器完全封堵左心耳开口，左心耳周围结构如二尖瓣和左上肺静脉无受累，行牵拉试验并直到最后一次牵拉与前一次牵拉比较无位置改变，提示封堵器固定牢固。

符合"COST"原则：确认封堵器稳定、封堵效果好、对周围组织无影响后，将输送鞘管送至密闭盘下方，逆时针旋转输送钢缆，释放封堵器。完全释放后，再次复查TEE，评估封堵器完全释放后有无移位、残余分流和周围结构影响情况。

四、LACBES封堵器的释放标准之"PAST"原则

LACBES左心耳封堵器是由上海长海医院秦永文团队研发的。先后经历了"单盘草帽状封堵器""苹果型封堵器"等形态演变，最终定位双盘状结构，于2016年完成首例人体植入，目前也是国内第四种批准上市的左心耳封堵器。

LACBES封堵器的固定盘周围一圈满布微倒钩，为整体雕刻形成的U形微刺，增加了封堵器放

置后的稳定性，且倒钩方向向内，以便在回收调整位置时不对心耳壁造成损伤，封堵盘略向内凹，可减少对心房组织及肺静脉嵴部的摩擦，减少迟发心包积液的发生，对于该产品的释放标准"PAST"原则介绍如下。

P，position：固定盘呈"轮胎状"位于左心耳着陆区或更深的位置。

A，apart：封堵盘（外盘）与固定盘（内盘）中间有一定间隔。

S，seal：外盘完全覆盖心耳口，无残余分流或仅有少量残余分流。

T，tug test：将外盘牵拉至笼形，固定盘仍位于左心耳着陆区域，未发生位移。

五、其他封堵器的释放标准及原则

除了Watchman、ACP、LAmbre、LACBES封堵器已经得到SFDA审批，国内还有许多单位和科研机构正在研发左心耳封堵器，也有多项封堵器已经进入临床试验阶段，各类封堵器在吸纳现有产品的释放标准的同时，也根据产品结构设计的不同，对其中的标准进行了补充或改进，如LAMax封堵器的"COVER"原则，在ACP的释放标准外，提出锚定盘压缩比需控制在20%～50%，对固定盘的形态给出可以量化的指标。

（宁忠平）

------- 参·考·文·献 -------

［1］Manish B, Valentin F, Jagat N, et al. Kaplan's cardiac anesthesia in cardiac and noncardiac surgery［M］. Philadelphia: Elesvier, 2017: 46-95.

［2］何奔，马长生，吴书林. 中国左心耳封堵预防心房颤动卒中专家共识（2019）［J］. 中华心血管病杂志，2019，47（12）：937-955.

［3］薄禄龙，卞金俊，邓小明. 2017年国际麻醉领域指南回顾［J］. 国际麻醉学与复苏杂志，2018，39（10）：905-908，937.

［4］王赋，吕清，贺林，等. 国内首次在经鼻咽食道超声引导下行左心耳封堵术2例［J］. 第十四届全国超声心动图会议论文汇编，2018：213.

［5］姚海霞，吴镜湘，吴东进，等. 经皮左心耳封堵术麻醉方法的历史性队列研究［J］. 国际麻醉学与复苏杂志，2019，40（8）：754-758.

［6］Baran J, Stec S, Pilichowska-Paszkiet E, et al. Intracardiac echocardiography for detection of thrombus in the left atrial appendage: comparison with transesophageal echocardiography in patients undergoing ablation for atrial fibrillation: the Action-Ice I Study［J］. Circ Arrhythm Electrophysiol, 2013, 6(6): 1074-1081. DOI: 10.1161/CIRCEP.113.000504.

［7］Enriquez A, Saenz LC, Rosso R, et al. Use of intracardiac echocardiography in interventional cardiology: working with the anatomy rather than fighting it［J］. Circulation, 2018, 137(21): 2278-2294. DOI: 10.1161/CIRCULATIONAHA.117.031343.

［8］Aguirre D, Pincetti C, Perez L, et al. Single trans-septal access technique for left atrial intracardiac echocardiography to guide left atrial appendage closure［J］. Catheter Cardiovasc Interv, 2018, 91(2): 356-361. DOI: 10.1002/ccd.27246.

［9］Berti S, Paradossi U, Meucci F, et al. Periprocedural intracardiac echocardiography for left atrial appendage closure: a dual-center experience［J］. JACC Cardiovasc Interv, 2014, 7(9): 1036-1044. DOI: 10.1016/j.jcin.2014.04.014.

［10］Korsholm K, Jensen JM, Nielsen-Kudsk JE. Intracardiac echocardiography from the left atrium for procedural guidance of transcatheter left atrial appendage occlusion［J］. JACC Cardiovasc Interv, 2017, 10(21): 2198-2206. DOI: 10.1016/j.jcin.2017.06.057.

第九章
左心耳封堵围手术期并发症的识别及处理

在 PROTECT AF、CAP、PREVAIL、EWOLUTION、POST-FDA 等临床研究中，随着手术标准规范化、手术器械的改进和 PASS 原则的严格执行，手术安全性不断提高。在美国 Post-FDA Approval 的注册研究中，在接近 70% 的新术者参与的情况下，植入成功率仍然达到了 95.6%。随着美国及全球的术者进一步成熟，这一比例会接近甚至超过真实世界注册研究 EWOLUTION 试验中的 98.5%，安全性更高。

作为一种心脏植入手术，并发症的发生是不可避免的。但经过多年的实践，其并发症发生率已经从早期的 8%～9% 降低到 2%～3%。欧洲和美国上市后临床注册研究并发症的发生率分别是 EWOLUTION 报道的 2.7%、POST-FDA 报道的 1.44%。主要围手术期并发症包括：心包积液/心脏压塞、封堵相关卒中（气体栓塞、脑出血）、封堵器脱落栓塞、封堵器血栓形成、残余漏、出血、血管穿刺并发症等。

一、心包积液与心脏压塞

心包积液与心脏压塞是左心耳封堵术（LAAC）术中最严重的并发症之一，一旦发生需要积极识别和处理。在 PROTECT AF 研究[1] 和 PREVAIL[2] 研究中，LAAC 组分别有 4.8% 和 1.9% 的患者发生了需要外科修补或心包穿刺引流的心包积液/心脏压塞；在随后的 CAP 注册研究[3] 中，美国 3 822 例

LAAC 上市后临床研究[4] 和 EWOLUTION 注册研究[5] 中，心包积液发生率分别 2.2%、1.02% 和 0.5%。这表明，随着器械的不断改进以及术者经验的积累和操作的规范化，LAAC 围手术期发生心包积液和心脏压塞的比例明显降低。

发生心包积液和心脏压塞并发症的原因与 LAAC 手术操作和封堵器有关，包括：① 房间隔穿刺时，穿刺针或穿刺鞘刺破心房或主动脉根部。② 导丝或导管操作不当刺破左心房或心耳。③ 封堵器放置过程中操作不当导致前端刺破心耳。④ 封堵器回收过程划破心耳。⑤ 封堵器牵拉过程中用力过猛撕裂心耳。对于有一定经验的中心，LAAC 术中心脏压塞的原因多与封堵器植入过程相关，尤其塞式封堵器植入过程中，深度不够、窦律与未全麻（患者清醒状态，易动）等都是术中发生左心耳破裂的高危因素。此种情况下心耳破裂可经注射造影剂及时发现与识别。一旦出现心耳破裂，切忌回收封堵器，最好的办法是将封堵器在心耳内展开以堵闭心耳，防止血流经破裂口进一步外渗发展成心脏压塞。如果血流动力学稳定，再进行封堵器稳定性与位置的相关评估，必要时进行心包穿刺引流。如果术中或术后患者出现不明原因的血压下降、脉压减小、心率增快，应及时用 TTE/TEE 甄别是否发生心包积液/心脏压塞（图 9-1-1），应注意有些封堵器有发生迟发性心脏压塞的可能。LAAC 术中可用 TEE 检查确认，在 X 线透视下则可见心影增大、搏动

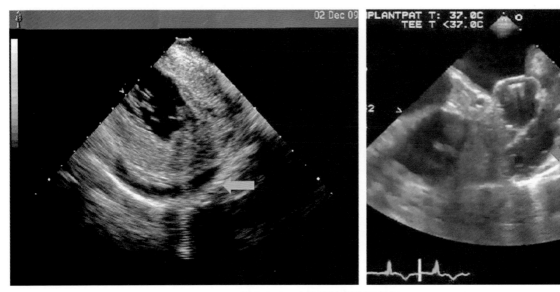

图9-1-1 心包积液超声下特征

粉红箭头所示暗区即为心包积液

减弱、心包腔内造影剂显影等征象。

心脏压塞会危及生命，首先应立即行心包穿刺引流，抽出积血，若出血量不大并且出血速度较慢可抽出积血后观察；若出血量较大、较快，需置入猪尾导管持续心包引流，同时做静脉自体回输。以上措施仍无改善者，应在保持引流情况下尽早外科心包切开引流术并修补破口。

二、空气栓塞与血栓栓塞

空气栓塞或血栓栓塞可发生在全身各动脉，多见于冠状动脉和脑动脉，产生相应供血区缺血/栓塞症状。空气栓塞的发生原因多与操作相关，包括：① 房间隔穿刺导管或封堵器装置系统排气不彻底，导致气体进入左心房，引发气栓。② 从输送鞘回撤猪尾导管过快，造成鞘管内负压而吸入气体，在送入封堵器时，将鞘管内气体推进左心房内引起气栓。③ 左心房内压力过低（如压力小于10 mmHg甚至负压），导致鞘管内负压而吸入气体导致空气栓塞。如左心房压力过低（如小于10 mmHg），应快速补液，或用大针筒直接通过鞘管向左心房补充液体，直至左心房压升至10 mmHg以上方可继续LAAC操作。血栓栓塞的常见原因包括：① 术前未抗凝或抗凝不充分。② 术中导管、

导丝肝素化盐水冲洗不够。③ 术中肝素抗凝不充分，或手术时间过长疏于ACT监测和补充肝素不及时。④ 部分患者属于高凝体质或存在肝素抵抗。⑤ 术前或术中左心房/左心耳内发生血栓未及时发现（封堵术前应先TEE，确保左心房/左心耳无血栓情况下方可继续后续操作；X光造影/透视条件下不容易探测血栓，单纯在X线指导下实施LAAC可能增加术中血栓并发症的风险）。

LAAC术中发生空气或血栓栓塞可通过术前和术中规范抗凝、术中装置系统充分肝素水冲洗和排气，以及规范操作等措施避免。如发生严重的冠状动脉空气或血栓栓塞，可导致急性心肌梗死，需按急性心肌梗死的救治原则处理。对怀疑脑栓塞的患者，应及时进行头颅CT检查，诊断明确后按急性脑梗死处置原则进行处理。

三、封堵器脱落

封堵器脱落是LAAC手术最严重的并发症之一，多发生在围手术期内。根据封堵器脱落的位置不同，相应的临床表现也不相同：封堵器脱落至胸主动脉或腹主动脉时临床上可无任何表现，但是可在TTE时发现；封堵器脱落至左心房或左心室内可引起二尖瓣功能障碍或左心室流出道梗阻，症状表

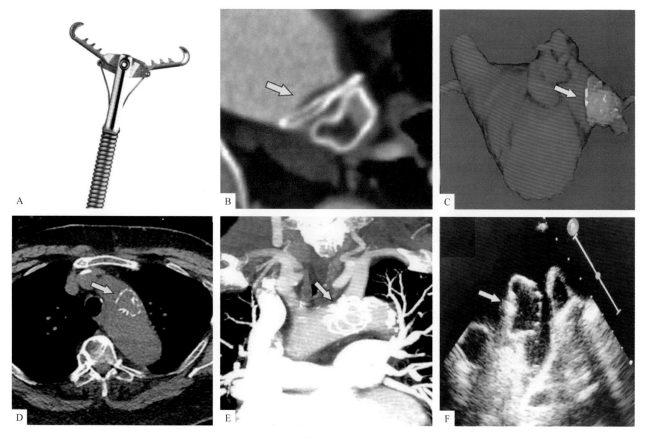

图 9-1-2　LAAC 术后封堵器脱位影像学表现及抓捕工具

A. 经胃肠镜抓捕异物的 Raptor 鹅颈钳；B、C. 脱落于左下肺静脉的 Amulet 封堵器 CT 扫描及重建表现；D. 脱落于降主动脉的 Watchman 封堵器 CT 表现；E. 脱落于主动脉弓的 Watchman 封堵器 CT 血管造影表现；F. 脱落于左心耳口部 Watchman 封堵器的 TEE 表现[6]

现为心悸、胸闷，严重者出现室性心律失常甚至危及生命（图 9-1-2）。

封堵器脱落主要原因包括：① 封堵器尺寸相对于心耳口径过小。② 封堵器放置太靠外，固定不牢固。③ 封堵器预装不牢固，或封堵器全回收后推送杆与封堵器连接处发生解螺旋。因此，封堵器冲水时需要事先检查封堵器与推送杆连接是否牢固，封堵器全回收后应顺时针旋转推送杆 2 ～ 3 圈确保封堵器与推送杆连接牢靠，从而避免封堵器推出输送鞘管后发生脱落。

封堵器脱落时，通常情况用圈套器或异物钳将脱落的封堵器固定或调整至相对安全并且容易抓取的心腔内，再抓取封堵器并沿鞘管注射冷生理盐水使封堵器变软，然后将其回撤至鞘管内。抓取时，注意轻柔操作，避免造成瓣膜、血管及重要脏器的医源性损伤，以免引起其他严重并发症。当用介入方法取出封堵器预期比较困难或者存在很大风险时，建议心外科手术取出。

建议开展 LAAC 的中心，常规备有圈套器、异物钳、15 F 可调弯鞘、14 ～ 16 F 抗折鞘、血管缝合器，以便发生封堵器脱落时可及时处理。

四、血管损伤

经股静脉途径操作，外周血管并发症相对较少。但若伤及动脉则可能出现穿刺部位出血、血肿、股动脉假性动脉瘤（图 9-1-3）和股动静脉瘘等血管并发症，部分股动脉假性动脉瘤或股动静脉瘘可通过局部压迫血管破口闭合，若不成功，可置入覆膜支架或外科手术修补破口。

五、封堵器对毗邻结构的影响

封堵器植入心耳后，主要依靠倒钩刺入心耳壁

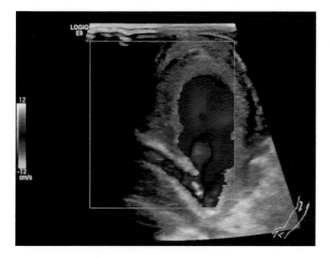

图9-1-3 股动脉假性动脉瘤

进行固定，需要考虑封堵器及其倒钩对毗邻组织的影响。文献报道，盖式封堵器的外盘过大可磨损二尖瓣瓣叶和导致二尖瓣反流的发生[7]；封堵器的远端如果压缩比过大或者倒钩较为突出，可引起肺动脉损伤[8-10]，这种情况多见于同时合并肺动脉扩张的患者（图9-1-4和图9-1-5）。盖式封堵器在操作过程应注意其对毗邻的二尖瓣或肺静脉结构的影

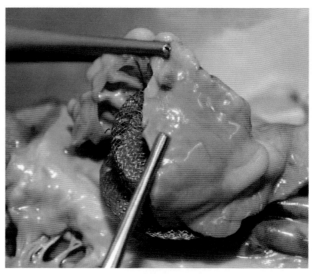

图9-1-4 Amulet左心耳封堵器植入术后8小时致肺动脉穿孔、大量心包积液和死亡一例

图中为尸体解剖图片，箭头所示为Amulet封堵器一个锚钩刺穿肺动脉壁引起肺动脉穿孔和心包积液[9]

响，避免影响二尖瓣或肺静脉的正常功能，术后随访期间也应使用TTE/TEE观察封堵器延迟移位对这些毗邻结构的影响。

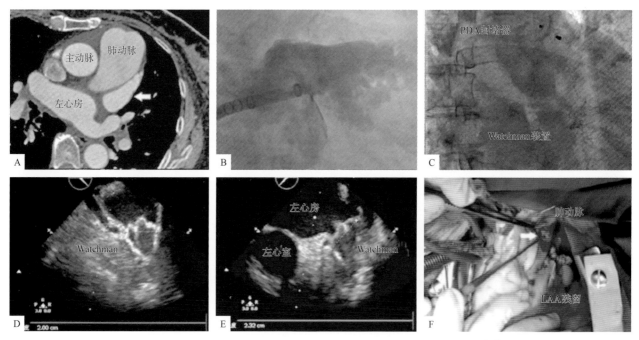

图9-1-5 Watchman LAAC术后4小时出现肺动脉穿孔和心脏压塞[10]

A. CT显示显著扩张的肺动脉；B. 左心耳造影；C. 造影显示左心耳封堵器与动脉导管未闭（PDA）封堵器的相对位置；D，E. 食管超声下显示的Watchman左心耳封堵器；F. 术中解剖显示左心耳封堵器锚定装置刺穿肺动脉

（王 承 江立生）

参·考·文·献

［ 1 ］ Holmes DR, Reddy VY, Turi ZG, et al. Percutaneous closure of the left atrial appendage versus warfarin therapy for prevention of stroke in patients with atrial fibrillation: a randomised non-inferiority trial ［ J ］. Lancet, 2009, 374(9689): 534−542. DOI: 10.1016/S0140-6736(09)61343-X.

［ 2 ］ Holmes DJ, Kar S, Price MJ, et al. Prospective randomized evaluation of the Watchman left atrial appendage closure device in patients with atrial fibrillation versus long-term warfarin therapy: the PREVAIL trial ［ J ］. J Am Coll Cardiol, 2014, 64(1): 1−12. DOI: 10.1016/j.jacc.2014.04.029.

［ 3 ］ Reddy VY, Holmes D, Doshi SK, et al. Safety of percutaneous left atrial appendage closure: results from the Watchman left atrial appendage system for embolic protection in patients with AF (PROTECT AF) clinical trial and the continued access registry ［ J ］. Circulation, 2011, 123(4): 417−424. DOI: 10.1161/CIRCULATIONAHA.110.976449.

［ 4 ］ Reddy VY, Gibson DN, Kar S, et al. Post-approval U.S. experience with left atrial appendage closure for stroke prevention in atrial fibrillation ［ J ］. J Am Coll Cardiol, 2017, 69(3): 253−261. DOI: 10.1016/j.jacc.2016.10.010.

［ 5 ］ Boersma LV, Schmidt B, Betts TR, et al. Implant success and safety of left atrial appendage closure with the Watchman device: peri-procedural outcomes from the EWOLUTION registry ［ J ］. Eur Heart J, 2016, 37(31): 2465−2474. DOI: 10.1093/eurheartj/ehv730.

［ 6 ］ Turagam MK, Neuzil P, Dukkipati SR, et al. Percutaneous retrieval of left atrial appendage closure devices with an endoscopic grasping tool ［ J ］. JACC: Clinical Electrophysiology. https: //doi.org/10.1016/j.jacep.2019.11.015.

［ 7 ］ Berrebi A, Sebag FA, Diakov C, et al. Early anterior mitral valve leaflet mechanical erosion following left atrial appendage occluder implantation ［ J ］. Jacc-cardiovascular Interventions, 2017, 10(16): 1708-1709.

［ 8 ］ Zwirner J, Bayer R, Hadrich C, et al. Pulmonary artery perforation and coronary air embolism-two fatal outcomes in percutaneous left atrial appendage occlusion ［ J ］. International Journal of Legal Medicine, 2017, 131(1): 191−197.

［ 9 ］ Zwirner J, Bayer R, Hädrich C, et al. Pulmonary artery perforation and coronary air embolism-two fatal outcomes in percutaneous left atrial appendage occlusion ［ J ］. Int J Legal Med, 2017 Jan, 131(1): 191−197. doi: 10.1007/s00414-016-1486-1.

［ 10 ］ Lu C, Zeng J, Meng Q, Zeng Z. Pulmonary artery perforation caused by a left atrial appendage closure device ［ J ］. Catheter Cardiovasc Interv, 2019 Oct 17. doi: 10.1002/ccd.28541.

第十章
左心耳封堵术后装置相关血栓的预防及影像学随访

第一节 · 左心耳封堵术后抗凝管理及装置相关血栓的预防

尽管 LAAC 预防房颤卒中的疗效和安全性已被随机对照研究[1-5]以及多个注册研究[6, 7]的中长期证据所证实，但 LAAC（3.7% ~ 7.2%）[2, 8-12]和潜在增加的卒中风险[10]也需要引起足够重视。

LAAC 术后 DRT 的发生除与封堵器械、操作和患者自身因素有关以外，也与 LAAC 术后采用的抗凝强度及持续时间长短密切相关。然而，迄今 LAAC 术后采用何种抗凝方案最能有效预防 DRT，仍缺乏高质量的前瞻性 RCT 研究，现有指南也没有给予具体推荐。除 PROTECT AF 和 PREVAIL 研究在 LAAC 术后给出了具体抗凝方案外［阿司匹林+华法林 45 天，阿司匹林+氯吡格雷双联抗血小板（DAPT）直至 6 个月，然后维持阿司匹林长期治疗］。在真实世界的临床实践中，LAAC 术后患者采用的抗凝方案和持续时间上并无统一标准。因为 PROTECT AF 和 PREVAIL 研究是在可以耐受华法林的患者中的抗凝方案，真实世界里常常是一些高危出血风险的患者，医师对抗凝多有顾虑。因此左心耳封堵术（LAAC）术后使用双联或单用抗血小板比例较高，甚至也存在术后没有使用任何抗凝或抗血小板治疗的情况。此外，华法林使用需要反复抽血和监控，比较麻烦，许多医师对接受 LAAC 的患者也很少处方华法林。在 2008 年报道

的法国注册研究中，所有 487 名接受 LAAC 的患者中，仅有 4.6% 的患者术后口服抗凝+单联抗血小板（SAPT），28.9% 单用 OAC，23% 使用 DAPT，35.8% 使用 SAPT 预防 DRT，却有高达 7.7% 的患者术后没有使用任何抗凝或抗血小板治疗[10]。在 Ewolution 注册研究中，所有成功植入封堵器的患者术后 3 个月内采用 SAPT 的有 7%，DAPT 的有 60%，OAC 的只有 27%，且有 6% 的患者术后没有进行抗凝或抗血小板治疗；术后 3 ~ 6 个月采用 SAPT 占 55%，DAPT 占 28%，OAC 占 8%，也有 9% 患者没有接受抗凝或抗血小板治疗[9]。

最近陆续发布的 Pioneer-AFPCI 研究[13]、RE-DUAL PCI 研究[14]和 AUGUSTUS[15]研究已经证实房颤合并 PCI 患者使用 NOAC（利伐沙班、达比加群或阿哌沙班）+氯吡格雷（75 mg）联合治疗 6 ~ 12 个月的安全性（TIMI 大出血年发生率 1.4% ~ 2.1%），尤其 AUGUSTUS 研究[15]结果还显示阿哌沙班+氯吡格雷联合治疗的出血风险明显小于华法林+阿司匹林的联合。上述数据表明，这种"NOAC+氯吡格雷"的联合方案用于 LAAC 术后的抗凝管理有可能是"华法林+阿司匹林"这种"标准"方案的有效替代。此外，有限证据显示，LAAC 术后采用一种抗凝加一种抗血小板的

联合方案预防DRT的效果优于DAPT或SAPT治疗[16]。鉴于接受LAAC的房颤患者，多数具有较高的卒中风险，出血风险差异较大，而且部分患者因存在严重的肾功能不全不能耐受NOAC，因此，在最新发布的《中国左心耳封堵预防心房颤动卒中专家共识（2019）》[17]中，建议LAAC术后应根据患者肾功能情况和出血风险（用HAS-BLED评分评价）采用个体化的抗凝方案预防DRT。该共识建议以下几点。

（1）当患者无严重肾功能不全(GFR≥30 mL/min）时：① 如果出血风险小（HAS-BLED评分＜3分），LAAC术后采用NOAC或华法林+氯吡格雷或阿司匹林联合治疗3个月，3个月时复查TEE，如果排除DRT和大于5 mm的残余分流，改用阿司匹林+氯吡格雷双联抗血小板治疗3个月。② 如果出血风险较高（HAS-BLED评分≥3分），术后单独使用常规剂量的NOAC或华法林治疗3个月；3个月时复查TEE，如果排除DRT和大于5 mm的残余分流，改用阿司匹林+氯吡格雷继续治疗3个月。术后6个月时复查TEE，如排除DRT和大于5 mm的残余分流，予阿司匹林长期维持治疗（如阿司匹林不耐受，可用氯吡格雷替代）。

（2）当患者存在严重的肾功能不全（GFR＜30 mL/min）时（大多数NOAC存在使用禁忌证或慎用）：① 如果出血风险小（HAS-BLED评分＜3分），LAAC术后建议使用华法林+阿司匹林联合抗凝3个月（维持INR 2～3），3个月时复查TEE，如果排除DRT和5 mm以上残余分流，改用阿司匹林+氯吡格雷继续治疗3个月。② 如果出血风险较高（HAS-BLED评分≥3分），建议在严密监测INR情况下（维持INR 2～3）单用华法林抗凝3个月，3个月时复查TEE，如果排除DRT和5 mm以上残余分流，改用阿司匹林+氯吡格雷继续治疗3个月；或者LAAC术后直接使用阿司匹林+氯吡格雷双联抗血小板6个月。6个月时复查TEE，如果排除DRT和5 mm以上残余分流，则改用阿司匹林长期治疗维持（如阿司匹林不耐受，可用氯吡格雷替代）。

（3）特殊情况：① 如果LAAC术后任何时候TEE或CCTA检查探测到5 mm以上残余分流，均视为封堵失败，假设没有补救措施，则需要长期维持口服抗凝治疗。② 如果术后任何时候TEE检查探测到DRT，应加强抗凝（可使用华法林或NOAC+阿司匹林或氯吡格雷）治疗2～3个月后复查TEE直至DRT消失。根据有限证据，如果使用华法林方案，建议维持INR 2.5～3.5；如果使用NOAC，建议使用标准剂量利伐沙班或阿哌沙班，避免使用达比加群[18]；也可使用低分子肝素抗凝治疗2～4周。③ 如果术后抗凝药物治疗期间发生严重的出血，应立即停用，必要时给予选择性拮抗剂。出血控制后可予低强度抗凝或双联抗血小板治疗，必要时缩短抗凝/双联抗血小板时间（表10-1-1）。

表10-1-1 《中国左心耳封堵预防心房颤动卒中专家共识（2019）》关于LAAC术后抗凝管理的推荐[17]

各种情况	LAAC 术后抗凝管理的建议	推荐级别
术后3个月内	• 如GFR≥30 mL/min，且HAS-BLED评分＜3分，建议： 　◦ 使用NOAC+阿司匹林/氯吡格雷抗凝3个月； 　◦ 或者使用华法林+阿司匹林/氯吡格雷抗凝3个月，维持INR 2～3 • 如GFR≥30 mL/min，且HAS-BLED评分≥3分，建议： 　◦ 单独使用标准剂量的NOAC（包括利伐沙班、依度沙班、阿哌沙班或达比加群）抗凝3个月； 　◦ 或者单独使用华法林抗凝3个月，维持INR 2～3	适 合
	• 如GFR＜30 mL/min，且HAS-BLED评分＜3分，建议： 　◦ 使用华法林+阿司匹林抗凝3个月，维持INR 2～3 • 如GFR＜30 mL/min，且HAS-BLED评分≥3分，建议： 　◦ 单独使用华法林抗凝3个月，维持INR 2～3； 　◦ 或者使用阿司匹林+氯吡格雷双联抗血小板3个月	不确定

（续表）

各种情况	LAAC 术后抗凝管理的建议	推荐级别
术后3个月内	• 术后使用阿司匹林或氯吡格雷单联抗血小板治疗； • 术后不给予任何抗凝或抗血小板治疗	不适合
术后3～6个月	• 推荐停用口服抗凝药，予阿司匹林+氯吡格雷双联抗血小板继续治疗3个月	适合
	• 继续给予口服抗凝药治疗（包括华法林或NOAC）； • 停用口服抗凝药，单用阿司匹林或氯吡格雷治疗	不确定
	• 停用任何抗血小板或抗凝治疗药物	不适合
6个月后	• 推荐阿司匹林长期治疗（如果不耐受阿司匹林，可使用氯吡格雷替代）	适合
	• 6个月后仍给予抗凝治疗； • 6个月后停用任何抗血小板治疗	不适合
特殊情况	• LAAC术后任何时候如探测到5 mm以上残余分流，视为封堵失败，如无补救措施，维持长期抗凝治疗； • 如果抗凝药物治疗期间发生严重出血，应立即停用，必要时给予选择性拮抗剂。出血控制后可予低强度抗凝或者双联抗血小板治疗，必要时可缩短抗凝或双联抗血小板治疗时间； • 如术后TEE或CCTA随访提示DRT形成，应加强抗凝（可使用华法林或NOAC联合氯吡格雷或阿司匹林）治疗2～3个月后复查TEE直至DRT消失。如使用华法林，建议维持INR 2.5～3.5；如使用NOAC，应使用标准剂量，避免使用达比加群；也可用低分子肝素2～4周	适合

第二节 · 左心耳封堵术后影像学随访

（一）TEE或心脏CT

LAAC术后存在一定的DRT发生率，一旦发生DRT没有及时探测或者没有给予强化的抗凝措施，可能增加缺血性卒中和其他系统性血栓栓塞事件的风险。因此《中国左心耳封堵预防心房颤动卒中专家共识（2019）》[17]明确建议：接受LAAC手术的患者应常规在术后3个月和6个月各随访TEE 1次（如果患者不能耐受或拒绝TEE，可用CCTA检查替代）。如果探测到DRT，应当强化抗凝2～3个月后再复查TEE观察DRT变化情况，必要时可增加随访次数。如

果探测到大于5 mm的残余分流，视为LAAC失败，如无补救措施，应当维持长期抗凝治疗（表10-2-1）。

（二）经胸心脏（TTE）随访

LAAC术后常规复查TTE，不仅可以探测到封堵器是否在位，明确是否存在迟发心包积液及程度，还可评估心脏收缩和舒张功能、明确瓣膜功能及病变情况，以及其他解剖结构变化。根据《中国左心耳封堵预防心房颤动卒中专家共识（2019）》[17]，LAAC术后1个月、3个月和6个月各进行一次TTE检查是合理的（表10-2-1）。

表10-2-1　《中国左心耳封堵预防心房颤动卒中专家共识（2019）》关于LAAC术后影像学随访的建议[17]

项　目	LAAC 术后影像学随访的建议	推荐级别
TTE	LAAC术后1个月、3个月、6个月时常规行TTE检查，明确心包积液情况及程度、封堵器是否在位以及左心耳邻近组织结构情况等	适　合
TEE	术后3个月、6个月常规进行TEE检查随访，明确LAAC术后残余分流、装置相关血栓、内皮化、是否存在封堵器脱位及心包积液等情况	适　合
CCTA	如果患者存在食管疾患不能耐受TEE检查或TTE探头插入困难，可考虑在术后3个月和6个月行CCTA检查替代TEE	不确定

（江立生）

参·考·文·献

［1］Holmes DR, Reddy VY, Turi ZG, et al. Percutaneous closure of the left atrial appendage versus warfarin therapy for prevention of stroke in patients with atrial fibrillation: a randomised non-inferiority trial［J］. Lancet, 2009, 374(9689): 534-542. DOI: 10.1016/S0140-6736(09)61343-X.

［2］Holmes DJ, Kar S, Price MJ, et al. Prospective randomized evaluation of the watchman left atrial appendage closure device in patients with atrial fibrillation versus long-term warfarin therapy: the PREVAIL trial［J］. J Am Coll Cardiol, 2014, 64(1): 1-12. DOI: 10.1016/j.jacc.2014.04.029.

［3］Reddy VY, Sievert H, Halperin J, et al. Percutaneous left atrial appendage closure vs warfarin for atrial fibrillation: a randomized clinical trial［J］. JAMA, 2014, 312(19): 1988-1998. DOI: 10.1001/jama.2014.15192.

［4］Reddy VY, Doshi SK, Kar S, et al. 5-year outcomes after left atrial appendage closure: from the PREVAIL and PROTECT AF trials［J］. J Am Coll Cardiol, 2017, 70(24): 2964-2975. DOI: 10.1016/j.jacc.2017.10.021.

［5］Osmancik P, Tousek P, Herman D, et al. PRAGUE-17 investigators. interventional left atrial appendage closure vs novel anticoagulation agents in patients with atrial fibrillation indicated for long-term anticoagulation (PRAGUE-17 study)［J］. Am Heart J, 2017; 183: 108-114.

［6］Boersma LV, Ince H, Kische S, et al. Efficacy and safety of left atrial appendage closure with WATCHMAN in patients with or without contraindication to oral anticoagulation: 1-year follow-up outcome data of the EWOLUTION trial［J］. Heart Rhythm, 2017, 14(9): 1302-1308. DOI: 10.1016/j.hrthm.2017.05.038.

［7］Gangireddy SR, Halperin JL, Fuster V, et al. Percutaneous left atrial appendage closure for stroke prevention in patients with atrial fibrillation: an assessment of net clinical benefit［J］. Eur Heart J, 2012, 33(21): 2700-2708. DOI: 10.1093/eurheartj/ehs292.

［8］Reddy VY, Doshi SK, Sievert H, et al. Percutaneous left atrial appendage closure for stroke prophylaxis in patients with atrial fibrillation: 2.3-year follow-up of the PROTECT AF (Watchman left atrial appendage system for embolic protection in patients with atrial fibrillation) trial［J］. Circulation, 2013, 127(6): 720-729. DOI: 10.1161/CIRCULATIONAHA.112.114389.

［9］Bergmann MW, Betts TR, Sievert H, et al. Safety and efficacy of early anticoagulation drug regimens after Watchman left atrial appendage closure: three-month data from the EWOLUTION prospective, multicentre, monitored international Watchman LAA closure registry［J］. EuroIntervention, 2017, 13(7): 877-884. DOI: 10.4244/EIJ-D-17-00042.

［10］Fauchier L, Cinaud A, Brigadeau F, et al. Device-related thrombosis after percutaneous left atrial appendage occlusion for atrial fibrillation［J］. J Am Coll Cardiol, 2018, 71(14): 1528-1536. DOI: 10.1016/j.jacc.2018.01.076.

［11］Dukkipati SR, Kar S, Holmes DR, et al. Device-related thrombus after left atrial appendage closure［J］. Circulation, 2018, 138(9): 874-885. DOI: 10.1161/CIRCULATIONAHA.118.035090.

［12］Bai Y, Xue X, Duenninger E, et al. Real-world survival data of device-related thrombus following left atrial appendage closure: 4-year experience from a single center［J］. Heart Vessels, 2019, 34(8): 1360-1369. DOI: 10.1007/s00380-019-01364-7.

［13］Gibson CM, Mehran R, Bode C, et al. Prevention of bleeding in patients with atrial fibrillation undergoing PCI［J］. N Engl J Med, 2016, 375(25): 2423-2434. DOI: 10.1056/NEJMoa1611594.

［14］Cannon CP, Bhatt DL, Oldgren J, et al. Dual antithrombotic therapy with dabigatran after PCI in atrial fibrillation［J］. N Engl J Med, 2017, 377(16): 1513-1524. DOI: 10.1056/NEJMoa1708454.

［15］Lopes RD, Heizer G, Aronson R, et al. Antithrombotic therapy after acute coronary syndrome or PCI in atrial fibrillation［J］. N Engl J Med, 2019, 380(16): 1509-1524. DOI: 10.1056/NEJMoa1817083.

［16］Søndergaard L, Wong YH, Reddy VY, et al. Propensity-matched comparison of oral anticoagulation versus antiplatelet therapy after left atrial appendage closure with Watchman［J］. Am Coll Cardiol Intv, 2019; 12: 1055-1063.

［17］何奔，马长生，吴书林，等. 中国左心耳封堵预防心房颤动卒中专家共识（2019）［J］. 中华心血管病杂志，2019，47（12）：937-955.

［18］Saw J, Nielsen-Kudsk JE, Bergmann M, et al. Antithrombotic therapy and device-related thrombosis following endovascular left atrial appendage closure［J］. JACC Cardiovasc Interv, 2019, 12(11): 1067-1076.

第十一章
左心耳封堵与其他介入操作一站式联合问题

第一节 · 导管消融与左心耳封堵一站式联合手术

房颤导管消融可以恢复窦律，并改善患者症状和生活质量，但目前没有随机临床试验显示其可减少长期卒中风险[1]。对于 CHA_2DS_2-VASc 评分 ≥ 2 分的患者，导管成功消融后指南仍建议继续抗凝治疗[2,3]。房颤左心耳封堵则已被随机对照试验证实，相对于华法林，可以减少卒中风险和改善全因死亡率[4,5]。对于特定的患者，如果同时具有高卒中风险、又具备消融指征的症状性房颤，那么采用"导管消融＋左心耳封堵术（LAAC）"一站式联合治疗理论上可能比单纯导管消融或单纯 LAAC 获益更多。

自 2012 年荷兰医生 Swaans 等[6] 首次报道了"射频消融＋LAAC"一站式联合手术以来，近年来有不少观察性的研究证实了"导管消融（包括射频或冷冻球囊）＋LAAC"一站式联合治疗的可行性及安全性（表 11-1-1）[6-14]。最近的一项多中心注册研究报道了 EWOLUTION 和 WASP 研究中行"射频消融＋LAAC"一站式治疗患者的 2 年随访结果[14]。该研究纳入 11 个中心的 142 例患者，平均的 CHA_2DS_2-VASc 评分为（3.4±1.4）分，平均的 HAS-BLED 评分为（1.5±0.9）分。30 天内的围手术期不良事件为 2.1%，包括 2 例心包积液和 4 例出血事件，无手术相关的器械栓塞、卒中和

死亡事件。随访（726±91）天，92% 的患者停用了抗凝药物，卒中/TIA/栓塞复合事件的发生率为 1.09/100 患者年，非手术相关的出血性事件发生率为 1.09/100 患者年，与评分估计的预期风险相比分别下降了 84% 和 70%。其他早前的研究也报道了类似的结果。

笔者所在的中心从 2017 年就开始对特定患者行房颤"射频消融＋LAAC"一站式治疗。从 2017 年 3 月至 2019 年 10 月，已完成 461 例房颤患者［男性 254 例，平均年龄 :（69.4±7.8）岁］的一站式治疗。目前 100 天随访结果显示，术后 100 天严重不良事件发生率总共为 7.8%，包括心包积液 1.7%、卒中 1.2%、血管穿刺并发症 1.2%、出血 0.7%、术后急性左心力衰竭/心力衰竭再住院 2.2%、急性冠脉综合征 0.2% 和需要再次消融的房颤或房扑复发 0.7%，无封堵器栓塞和死亡发生。总体来说，对于房颤射频消融和左心耳封堵都比较成熟的中心，行一站式治疗在技术上是可行的，安全性也能得到较好的保证。因此，2019 EHRA 联合欧洲经皮心血管介入学会 EAPCI 发布的左心耳封堵术专家共识将"导管消融＋LAAC"一站式手术治疗作为一种具有潜在应用价值的特殊亚组[15]。

表 11-1-1　主要的"导管消融 + LAAC"一站式相关研究

研　究	国　家	样本数	性别（男/女）	年龄（岁）	CHA_2DS_2-VASc 评分	HAS-BLED 评分	消融方式	封堵器	随访时间（月）
Swaans（2012）[6]	荷　兰	30	21/9	63±9	3（3，5）	2（1，5）	射频	Watchman	12
Alipour（2015）[7]	荷　兰	62	40/22	64±8	3（2.75，4.0）	2.0（2.0，3.0）	射频	Watchman	38（25，45）
Calvo（2015）[8]	西班牙	35	25/10	70±7	3.1+1.1	3.1±1	射频	Watchman / ACP	13（3，75）
Fassini（2016）[9]	意大利	35	28/7	74±2	3	3	冷冻	Watchman / ACP	24±12
Hu（2018）[10]	中　国	34	25/9	67±10	4.1±1.3	3.8±1.2	射频	Watchman / ACP	3
Phillips（2018）[11]	澳大利亚	139	76/63	64±7	3.4±1.4	1.5±0.9	射频	Watchman	1
Wintgens（2018）[12]	荷　兰	349	202/147	63±8	3.0（2.0，4.0）	3.0（2.0，3.0）	射频	Watchman	35（24，44）
Du（2019）[16]	中　国	122	73/49	66±9	4.3±1.4	3.3±1.0	射频	Watchman / ACP	11.5±6.8
Fassini（2019）[13]	意大利	49	32/17	70±8	2.8±1.2	3±1	冷冻	Watchman	24
Phillips（2020）[14]	澳大利亚	142	77/65	64±7	3.4±1.4	1.5±0.9	射频	Watchman	24±3

虽然目前"射频消融 + LAAC"一站式手术已在国内很多中心开展，但是仍有一些问题值得进一步探讨。

（1）哪些房颤患者会从一站式手术中获益？显然，对于同时符合射频消融指征和 LAAC 指征的部分患者，一站式治疗肯定是合理的。我国 2019 年左心耳封堵专家共识就建议：对于具有高卒中风险（CHA_2DS_2-VASc 评分 ≥2 分），不能耐受或不依从长期抗凝治疗的非瓣膜性房颤患者，如果存在症状、同时具备导管消融和 LAAC 适应证，有条件的中心可以施行"导管消融 + LAAC"一站式联合术[17]。此外，我们可以注意到，荟萃研究报道一站式手术在成熟的中心成功率可以达到 98%，而相应的手术风险是非常低的[18]，并且部分风险是消融相关的。对于那些卒中风险高的拟行房颤

射频消融的患者，本身已经接受了消融手术的风险，评估附加 LAAC 的风险与长期抗凝的风险，如果附加封堵的风险很小，那么在消融的同时附加 LAAC 用以替代长期抗凝似乎也是合理的。Phillips 等[14]的 2 年的研究结果也初步证实了这一观点，高卒中风险的患者一站式术后 2 年的卒中风险和出血风险都有明显的减小。当然，这一适应证的推广仍需要更多的证据来支持，尤其是 LAAC 作为一级预防的证据支持。此外，从 BELIEF 研究证实左心耳触发灶在长程持续房颤中的价值开始[19]，左心耳电隔离可能会被越来越多地应用到持续性房颤消融中，那么这其中的部分患者，尤其是左心耳功能受损的患者可能也可从附加的 LAAC 中获益[20]。

（2）一站式策略的问题。一站式先封堵还是先

消融，也算是一个比较经典的话题。一般认为，先消融后封堵时嵴部水肿可能会影响封堵器大小判断，后期水肿消退有可能导致封堵器松动、产生残余分流。而预防性地选择较大封堵器，也许有助于克服这类问题。先封堵后消融，嵴部消融时导管操作不当有可能影响到封堵器位置，导致新发残余漏，甚至封堵器脱落。此外，储慧民等报道发现，先消融后封堵，可能会导致较高的术后新发残余分流[21]。笔者所在中心的经验是，无论先消融和先封堵，只要是房颤消融和LAAC成熟的中心，两种方法目前来看差别不是非常大。但是值得注意的是，先封堵的患者，消融左上肺静脉时，环状电极如Lasso导管的操作要非常小心，必要时可以选择Pentaray这样的星形标测导管，注意避免导管操作牵拉到封堵器。

（3）消融与封堵的长期相互的影响。LAAC对左心耳封闭后，是否会影响导管消融的成功率？目前基本上一站式的研究都是观察性的研究，并没有设置单独消融组的对照，从目前的几个研究来看，一站式术后远期的房颤复发率似乎与既往报道的房颤消融差别不大。仅有一个小型的随机对照研究，对比了肺静脉隔离＋LAAC与单独肺静脉隔离1年的房颤复发率，结果显示LAAC并不提高肺静脉隔离后房颤消融的成功率[22]。此外，一站式术后房颤复发患者如果再次行消融手术，从目前有限的研究[23,24]结果来看，是安全可行的。那么射频消融是否会影响LAAC的结局呢？同样该问题缺少对照研究来回答，从目前一站式的结果，尤其

是Phillips等[14]的注册研究与同期EWOLUTION和WASP研究的数据对比来看，并无明显的差异。另外关于左心房的重构，既往研究表明左心房容积在成功导管消融后显著性缩小，而LAAC术后左心房容积却显著性增大。两者出现截然不同的结果，如果是一站式手术，结果会怎样呢？我们的初步的结果显示："一站式"术后左心房容积显著减小仅发生在窦律维持组，而在房颤复发组并无显著变化，"一站式"术后维持窦律的患者，其左心房可发生结构逆重构[25]。同样，我们的研究也缺乏与单独消融和单独封堵的对照。一站式消融和封堵的相互影响是目前研究比较缺少的部分，尤其需要后续高质量的对照研究来明确。

房颤"导管消融＋LAAC"一站式联合治疗方式，目前虽然有较多的研究证实其安全性及有效性，但长期的有效性与安全性仍需更多的多中心随机对照研究来进一步证实。对于这一新的联合治疗方式，术前应该合理选择最佳适应房颤患者人群，患者最大获益是根本出发点。在开展一站式手术之前，足够成熟的房颤消融和LAAC是前提，恰当的消融方式与封堵器选择、合适的操作次序、优化手术流程以最大限度减少可能的并发症风险。术后应严密长期随访，器械相关血栓与栓塞事件、房颤节律控制与负荷变化、左心房与左心耳重构、内分泌功能改变等问题值得更多关注。

（莫斌峰　王群山）

第二节·左心耳封堵术与房间隔缺损一站式介入治疗

房间隔缺损（atrial septal defect，ASD）的成人患者因存在心内分流的异常血流动力学变化，一方面可以导致右心系统容量负荷增加、右心扩大，晚期甚至出现肺动脉高压、右心衰竭，另一方面，由于心房重构，AF的发生率远高于正常人群[28]。

左心耳位于左心房左前下方，大多数左心耳呈多分叶的不规则结构。AF患者，左心耳容积和直径随病程的延长而增加，左心耳的收缩功能也随之减低，血液在左心耳内形成湍流、淤滞，促进血栓的形成[29]。2019年AHA/ACC/HRS心房颤动管理指

南对于那些出血风险高而不能长期口服任何类型抗凝药物，或有血栓栓塞风险较高的患者，推荐经皮介入行LAAC，推荐级别为Ⅱb类，证据等级为B级[27]。《中国左心耳封堵预防心房颤动卒中专家共识（2019）》建议心房颤动患者LAAC的推荐级别为Ⅱa类，证据等级为B级。认为具有较高卒中风险（CHA$_2$DS$_2$-VASc评分：男性≥2分，女性≥3分），或者对长期服用抗凝药有禁忌证，但能耐受短期（2～4周）单药抗凝或双联抗血小板药物治疗者具有较高卒中风险，口服抗凝药期间曾发生致命性或无法/难以止血的出血事件者，均有LAAC指征[17]。理论上讲，该类患者除左心耳是AF最主要的栓子形成位置及来源以外，当右心房压病理性或者生理性增高时，一旦存在静脉系统栓子，可通过房间隔缺损进入动脉系统出现矛盾性血栓，这也是发生卒中另一独立高风险因素[30]。因此，对于存在房间交通的非瓣膜性心脏病所致的AF患者，同期封堵左心耳及房间交通可能是预防卒中和右心衰竭的有效措施。

目前在中国使用的主要是Watchman封堵器、AMPLATZER Cardiac Plug（ACP）封堵器以及国产LAmbre封堵器。PROTECT AF试验证实Watchman封堵器行LAAC的有效性及安全性，LAAC封堵器植入成功率91%[31]。随访2.3年LAAC在预防非瓣膜性心房颤动卒中的疗效不劣于华法林全身抗凝[32]。随访3.8年，结果显示LAAC预防心房颤动患者卒中事件效果优于华法林[4]。而PROTECT AF试验5年的随访结果表明LAAC在预防卒中、栓塞、心血管死亡率方面获益大于华法林[26]。PREVAIL研究认为LAAC可以代替口服抗凝药，确认PROTECT AF试验中LAAC的有效性结论。5年随访结果表明，在预防非瓣膜性心房颤动卒中方面，LAAC虽然未达到非劣效性标准，但行LAAC在预防非瓣膜性心房颤动方面可替代华法林，并可进一步减少大出血，特别是出血性卒中和死亡率[26]。此外，2016年1月发表的EWOLUTION注册研究结果显示，随着术者手术经验的增加，器械植入成功率已达到98.5%[33]，围手术期并发症发生率从9.9%降至2.7%[34]，12个月后停用华法林比例

超过99%[35]；EWOLUTION注册研究充分证明了LAAC的安全性。Urena等报道了在非瓣膜性心房颤动患者中，存在高血栓栓塞风险和抗凝治疗的绝对禁忌证，使用ACP封堵装置行LAAC联合双/单抗血小板治疗，在平均随访20个月后，卒中事件及出血事件的发生率均低[36]。以上研究证实了对于有血栓栓塞高风险的非瓣膜病性心房颤动患者，行LAAC可预防卒中、血栓栓塞并发症，可替代华法林抗凝治疗，可减少出血事件，同时随着手术技术的成熟、封堵器材的改进，LAAC安全性及有效性会不断提高。

一、同期封堵左心耳及房间隔缺损的必要性和可行性

以往研究证实，LAAC能减少非瓣膜病性心房颤动患者血栓栓塞事件的发生，且能替代华法林抗凝治疗。对于ASD合并心房颤动患者，年龄多偏大，心房增大明显，多数患者合并心房纤维化，射频导管消融成功率低，有较高复发率，部分患者不愿意接受射频导管消融治疗，部分患者有抗凝禁忌或不能坚持长期服用抗凝药物，可考虑同期行ASD封堵及LAAC。在术中同时进行LAA和ASD的封堵，术后无须终身抗凝治疗，为ASD合并心房颤动患者提供一种新的治疗方法。国外专家等报道同期行ASD及LAAC的可行性及安全性[37]，国内的一些学者也报道了ASD合并心房颤动患者同时行ASD及LAAC的有效性及安全性，认为同期ASD封堵术与LAAC是一个好的治疗选择，并证实行ASD及LAAC的有效性及安全性，但选择患者时要严格把握适应证[38]。在技术操作层面，经ASD通路先行LAAC、再行ASD封堵，可较好地利用房间隔通道的解剖优势，使手术简化。术后即刻行ASD封堵的缺点在于：如果行LAAC术后出现封堵器脱落，则无法通过房间交通快速取出封堵器。因此，建议LAAC完成后观察10分钟后再行ASD封堵，以防止左心耳封堵器脱落时难以处理。同期行双封堵需注意预防术后并发感染性心内膜炎等医源性感染。临床实践中，应把握好ASD合并心房颤动患

者同期行ASD及LAAC的适应证，术前做好充分准备，避免并发症发生。

二、同期封堵左心耳及房间隔缺损的操作

（一）患者入选条件

（1）成人患者，年龄大于40岁，经心超诊断为先天性心脏病房间隔缺损，缺损形态满足介入封堵，并排除重度肺动脉高压[39]。

（2）非瓣膜性AF患者，卒中风险评分系统CHA$_2$DS$_2$-VASc评分≥2分，有华法林以及其他抗凝药物（NOAC）应用禁忌证或无法长期服用抗凝药，出血风险HAS-BLED评分≥3分[17]。

（二）排除标准

（1）合并瓣膜性心脏病疾病如鲁登巴赫综合征（房间隔缺损合并二尖瓣狭窄）。

（2）初发AF，或有明确原因如甲状腺疾病、精神紧张、电解质失衡等所致阵发性AF。

（3）心脏内存在明确血栓。

（4）NYHA心功能分级Ⅳ级，30%。

（5）合并感染、肿瘤、出血或脑血管意外。

（6）禁忌证，如食管病变、麻醉药过敏等。

（7）主肺动脉过度扩张致心脏大血管空间构象发生改变，心超或者计算机断层增强扫描（CTA）证实增宽主肺动脉完全邻接左心耳。

（三）LAAC同期房间隔缺损封堵术

（1）术前准备：心超在LAAC和ASD同期介入封堵中非常重要，TTE主要用于筛查病例，并能够评估ASD的血流动力学变化，以及心内合并畸形。TEE则用于判断LAA和ASD形态、大小及排除左心耳血栓。

（2）术前禁食水，平卧下穿刺右侧股静脉，介入治疗前应完成常规基础右心导管，判断各心腔及肺血管压力，以及各部位血氧，并计算肺血管阻力、心排血量。开展介入治疗前需根据体重给予普通肝素并调整ACT：250～350秒。

（3）按照左心耳操作流程（《中国左心耳封堵预防心房颤动卒中专家共识（2019）》[17]）完成LAAC，经X线透视和食管心超证实封堵器位置形态好，不影响周边结构，周围无明显残余分流，并反复牵拉，证实封堵器稳定，即可释放。

（4）根据ASD大小选择适合大小Amplatzer房缺封堵器，透视下完成ASD封堵（图11-2-1）。术

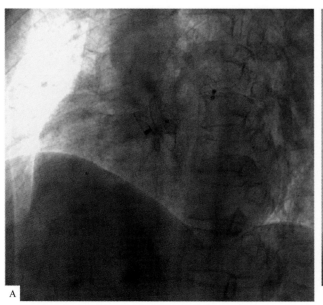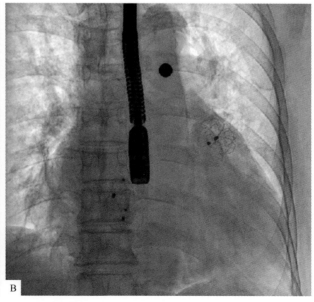

图11-2-1　LAAC与ASD同期封堵

A. 单孔ASD封堵与LAAC；B. 多孔ASD封堵与LAAC

后即刻心超评估非常重要，封堵器应稳定、不影响周边结构、无并发心包积液。

（5）由于无须穿刺房间隔，避免了相关并发症，但是操作过程中不排除易发生其他相关并发症，如心脏局部破裂、气栓、血栓、肺静脉撕裂等。

（6）术后24～48小时心超复查，主要用于评估和判断封堵器位置，有无移位，心腔大小变化，以及有无介入相关性心包积液。

（7）由于LAAC和ASD介入封堵术后抗凝有重叠和交叉，尽管LAAC封堵器类型较多，比例相差不大，仍建议统一按LAAC术后抗凝指南行抗凝管理。

（8）术后随访，尽管LAAC预防房颤卒中的疗效和安全性已被随机对照研究及多个注册研究的中长期证据所证实，但LAAC术后并不低的装置DRT发生率（3.7%～7.2%）和潜在增加卒中风险也需引起足够重视。由于同时植入的ASD封堵器也存在内皮化前微小血栓形成，即使在有效的抗凝治疗下，仍需加强临床随访和影像学随访，一般建议术后1个月、3个月、6个月、1年的持续随访。TEE随访需在术后3～6个月完成。心超随访内容包括DRT、封堵器位置、残余分流、周边组织和结构影响以及心腔大小、瓣膜相对反流量、肺动脉压变化。

总之，LAAC同期封堵ASD的临床证据相对较少，目前仅处于临床探索阶段，因此更需严格适应证，术前应多学科讨论，术后加强随访，尤其心超对于LAA和ASD封堵的疗效判断更为重要，随访期用药则根据患者个体差异选择抗凝或者抗血小板治疗。

（潘　欣　李艳杰）

第三节 · 左心耳封堵术与卵圆孔未闭一站式介入治疗

卵圆孔是心脏房间隔胚胎时期的一个生理性通道，一般出生后5～7个月左右，大多数人房间隔的继发隔和原发隔相互粘连、融合形成永久性房间隔，若未融合则形成卵圆孔未闭。据统计，25%～34%成人卵圆窝部两层隔膜未完全融合，中间遗留一个永久性的裂缝样缺损[40]。由于PFO的分流量太小，长期以来认为PFO不会造成临床后果。近年来，越来越多的研究发现，PFO患者发生隐源性卒中、偏头痛、外周动脉栓塞、减压病等风险较正常人群明显升高，PFO的致病作用引起了广大专家和学者的关注，国外大量随机对照研究（RCT）证实[41-44]，与单纯药物治疗相比，采用器械闭合PFO的方法在预防矛盾性栓塞致隐源性卒中有更多获益。另一方面，器械封堵PFO预防卒中复发事件、治疗偏头痛和斜卧呼吸-直立型低氧血症等也有较多研究报道[45,46]。尽管如此，我们认为，仍很有必要对PFO封堵加强规范管理以及制订严格适应证。

一、同期封堵左心耳及PFO的必要性和可行性

一般认为，年龄低于55岁患者，筛查隐源性卒中应注意是否与PFO矛盾性栓塞相关，而在老年患者中判断PFO相关性隐源性卒中需非常谨慎，尤其房颤患者，左心房顺应性降低，PFO心源性卒中矛盾性血栓通过PFO脱落至左心系统抑或来源于左心耳应加以甄别，部分患者尚不能排除合并存在或者两者难以区分。PFO的影像学诊断包括对比剂经胸心超（C-TTE）、对比剂经食管心超（C-TEE）以及对比剂经颅多普勒超声（TCD），这三者联合应用对于矛盾性栓塞、PFO诊断和判断PFO形态都很重要。

对PFO治疗和干预，目的是预防矛盾性栓塞导致的隐源性卒中，以及卒中血栓复发，治疗包括药物治疗和介入封堵。前者有抗血小板药和抗凝药，后者主要是指经皮介入PFO堵闭术。研究认为，正规药物治疗在随访期间仍有4.6%/年左右再

栓塞发生率。相比而言，抗凝药的有效性优于抗血小板药[44]。在考虑药物治疗期间应注意长期用药的出血风险、肾功能肌酐清除率、患者的依从性及个体差异。对患者整体评估在决定治疗方案前也需完善。如发病前有无手术病史、长期旅行史、既往下肢深静脉或者肺动脉血栓史等，以及患者年龄、体重、并存脑血管病变高危因素、PFO本身解剖和周围结构解剖。经皮介入封堵PFO技术难度并不高，Reduce等多项临床试验证实，相比其他类型封堵器，Amplatzer PFO封堵器（St. Jude Medical, St. Paul, MN, USA）是目前最为有效、安全且出现残余分流率最低的封堵器。经过meta研究分析提示封堵器介入组发生再栓塞的比例仅2%/年，结果优于药物治疗组的4.6%/年。而介入相关并发症，如封堵器脱落比例仅1.0%～1.7%，感染性心内膜炎以及房壁磨损，介入相关死亡极为罕见[47, 48]。

临床上通过心电图、心电监护或者植入性心电监测证实房颤的老年患者，如房颤为持续性或阵发性，但每次发作大于5分钟且具有较高卒中风险（CHA₂DS₂-VASc评分：男性≥2分，女性≥3分），或者对长期服用抗凝药有禁忌证，但能耐受短期（2～4周）单药抗凝或双联抗血小板药物治疗者，或者具有较高卒中风险，口服抗凝药期间仍发生卒中，或曾发生致命性或无法/难以止血的出血事件者，均有LAAC指征。根据《中国左心耳封堵预防心房颤动卒中专家共识（2019）》建议[17]及2018年欧洲PFO处理专家共识和中国卵圆孔未闭处理策略[47, 48]，建议相关心脏团队先予综合评估，决定是否LAAC同期封堵PFO。

二、左心耳封堵术同期封堵PFO操作流程

（1）术前准备：心超在LAAC和PFO同期介入封堵中非常重要，TTE主要用于筛查病例，并能够评估ASD的血流动力学变化，以及心内合并畸形。TEE则用于判断左心耳形态、大小及排除左心耳血栓以及PFO大小、隧道长度，周围结构如下腔静脉欧氏瓣、Chiari网。

（2）术前禁食水，平卧下穿刺右侧股静脉，开

展介入治疗前需根据体重给予普通肝素并调整ACT至250～350秒。

（3）在X线透视或者心超引导下，泥鳅导丝、导管通过PFO，由于无须穿刺房间隔，避免了相关并发症，但操作过程中应当注意其他相关并发症，如心脏局部破裂、气栓、血栓、肺静脉撕裂等，建立下腔静脉-右房-PFO-左房-左上肺静脉轨道，交换加硬钢丝、LAAC封堵器输送系统、猪尾导管，取右前斜位30°和足位20°行左心耳造影，显示左心耳长轴向的整体形态，如显示不佳，可以多体位投照。部分患者中，通过PFO建立轨道，不符合左心耳的轴向，需在房间隔偏后、下再次穿刺（图11-3-1）。

（4）根据造影左心耳形态、远端分叶以及近端大小，结合食管心超测量，个体化选择塞式或者盖式左心耳封堵器，以及决定封堵器大小。

（5）按照左心耳操作流程（见《中国左心耳封堵预防心房颤动卒中专家共识（2019）》）完成LAAC，经X线透视和食管心超证实封堵器位置形态好，不影响周边结构，周围无明显残余分流，并反复牵拉，证实封堵器稳定，即可释放。

（6）如为同一通道即经过PFO作为房间交通建立轨道者，可在完成LAAC以后，保留输送鞘完成操作，之前需根据PFO大小以及隧道长度选择适合大小Amplatzer PFO封堵器，透视下完成封堵。术后即刻心超评估非常重要，封堵器应满足稳定、不影响周边结构、无并发心包积液。

（7）术后24～48小时心超复查，主要用于评估和判断封堵器位置、有无移位、心腔大小变化，以及有无介入相关性心包积液。

（8）由于LAAC和PFO介入封堵术后抗凝有重叠和交叉，PFO封堵后多主张双抗或者单抗治疗，一般用药1～6个月，尽管LAAC封堵器类型较多，DRT比例相差不大。对于同期联合治疗者建议统一按LAAC术后抗凝指南行抗凝管理。

（9）围手术期以及术后随访，尽管LAAC预防房颤卒中中的疗效和安全性已被随机对照研究及多个注册研究的中长期证据所证实，但LAAC术后并不低的装置DRT发生率（3.7%～7.2%）和潜在增加

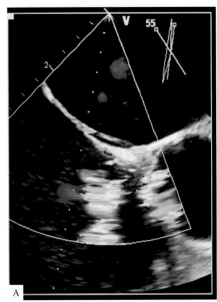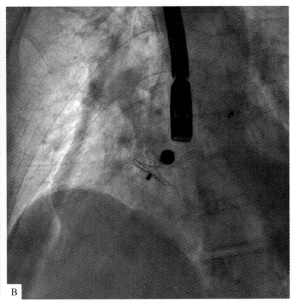

图 11-3-1　同期行 LAAC 和 PFO

A. LAAC 后重新寻找 PFO；B. 术后 DSA 影像

卒中风险也需引起足够重视。由于同时植入的 PFO 封堵器也存在内皮化前微小血栓形成，即使在有效的抗凝治疗下，仍需加强临床随访和影像学随访，一般建议术后 1 个月、3 个月、6 个月、1 年的持续随访。TEE 随访需在术后 3～6 个月完成。心超随访内容包括 DRT、左心耳和 PFO 封堵器的位置、残余分流、周边组织和结构影响以及心腔大小、瓣膜相对反流量、肺动脉压变化。并注意预防感染性心内膜炎。

总之，LAAC 同期封堵 PFO 的临床证据相对较少，目前仅处于临床探索阶段，因此更需严格适应证，术前应多学科讨论，术后加强随访，尤其心超更为重要，而随访期用药则根据患者个体差异选择抗凝或者抗血小板治疗。

（潘　欣　李艳杰）

第四节 · 冠状动脉介入治疗与左心耳封堵一站式治疗

一、房颤合并冠心病的流行病学及危害

我国房颤患者超过 1 000 万，其中合并冠心病的人群数量巨大，中国房颤注册研究数据表明，41.8% 的房颤患者合并有冠心病[49]。美国和欧洲的房颤注册研究也显示，房颤患者中合并冠心病的比例达 49.7% 和 36.4%，其中接受 PCI 治疗的患者比例达 5%～15%[50,51]。

房颤患者合并冠心病显著增加死亡和卒中风险。一项基于人群、前瞻性、观察性、多中心的房颤注册研究，在中国 20 家医院连续纳入 1 947 例房颤患者，根据是否合并冠心病对患者进行分层观察。结果显示，未合并冠心病的房颤患者全因死亡率为 9.0%，合并冠心病的房颤患者死亡率显著增加至 16.8%（P=0.019）。此外，两组患者的卒中发生率同样有显著差异，分别为 6.4% 和 12.9%（P=0.030）[52]。另一方面，PCI 患者合并房颤时死亡和出血风险也更高。2017 年一项发表在 JACC 子刊上的研究显示，在 10 027 例接受 PCI 治疗后的患者中，有房颤的患者在 PCI

后6年随访期内的主要结局发生率显著高于无房颤的患者（22.1% vs. 8.0%，$P < 0.001$）。这一趋势同样体现在大出血事件方面（4.5% vs. 1.5%，$P < 0.001$）[53]。

二、房颤合并冠心病的抗栓治疗及困境

对于房颤合并冠心病的患者，抗栓治疗的争议始终存在。自20世纪90年代起，双联抗血小板药物成为预防支架血栓的首选；但在房颤卒中的预防方面，抗凝则要优于双抗。如何选择房颤合并冠心病患者的抗栓策略？既往的研究已表明，华法林+双抗的传统三联治疗显著增加出血性卒中和大出血事件的风险[53-55]。新型口服抗凝药（NOAC）为房颤的抗凝治疗带来了革命性的改变。Pioneer-AF PCI研究、RE-DUAL PCI研究和AUGUSTUS研究已证实房颤合并冠心病并接受PCI的患者使用NOAC（利伐沙班、达比加群或阿哌沙班）+氯吡格雷（75 mg/d）联合治疗6～12个月的安全性（TIMI大出血事件年发生率1.4%～2.1%）[56-58]。2018年ESC指南根据患者的出血风险高低对行PCI且有抗凝指征的房颤患者做了不同抗栓治疗方案的推荐，同时指出：① 应缩短三联治疗时间。② 抗凝药物优先选择新型口服抗凝药。③ 抗血小板药物优先选择氯吡格雷。④ 应使用低剂量的阿司匹林[59]。但值得注意的是，虽然与应用华法林的三联治疗相比，NOAC+氯吡格雷的出血事件发生率有所降低，但临床显著出血事件仍高达20%左右。meta分析显示，使用阿司匹林联合新型口服抗凝药，其出血风险增高79%；使用双抗联合新型口服抗凝药，其出血风险增高134%[60]。

三、冠状动脉介入+左心耳封堵联合治疗策略

LAAC作为不能耐受抗凝及高出血风险房颤患者的替代方案，在房颤合并冠心病患者的治疗中有其得天独厚的优势，且既往单中心经验显示，PCI联合LAAC并不增加手术风险[61]。在时间窗的选择上，我们认为，对于简单冠脉病变，可考虑冠脉介入+LAAC一站式联合治疗，这有助于减少患者痛苦及手术费用，更重要的是术后可直接使用双联抗血小板治疗，从而减少了三联抗凝/抗血小板治疗的高出血风险。在手术顺序上，通常先局麻下完成冠状动脉介入治疗，后全麻下依据左心耳操作流程（详见《中国左心耳封堵预防心房颤动卒中专家共识（2019）》）行LAAC[17]。优先处理冠状动脉病变有助于降低后续LAAC和麻醉的风险，此外，冠状动脉介入治疗后可保留桡动脉鞘用于后续全身麻醉中的有创血压监测。对于复杂冠状动脉病变，由于冠状动脉介入手术过程复杂，手术耗时也较长，使用的对比剂量较多，潜在的操作并发症也相应增高，此种情况下可考虑在冠状动脉介入治疗完成后尽早实施LAAC；对于病情不稳定的患者，在冠状动脉介入治疗完成、患者病情趋于稳定后，也可早期实施LAAC，以缩短三联抗凝治疗时间和降低出血风险。

四、一站式术后抗栓药物的选择

冠脉介入与LAAC一站式治疗的核心优势在于术后患者抗栓方案的优化，即患者无须接受双联或三联抗凝，而可单纯采用双联抗血小板治疗，显著降低药物引起的出血风险。已有多项临床研究显示了LAAC术后双抗治疗的安全性和有效性。ASAP研究对抗凝禁忌的LAAC术后患者采用双抗治疗，随访14个月和随访5年，结果发现相关不良事件发生率与预期相比分别降低77%和75%[36]。EWOLUTION研究关于LAAC术后用药的1年随访结果显示，LAAC术后有近60%的患者采用双抗治疗，且缺血、卒中事件发生率降低85%左右[35]。尽管目前相关指南未予推荐，但现有证据已显示出一站式术后双抗治疗的可行性及优越性。在临床实践中，医师可结合患者意愿、出血及卒中风险进一步制订个体化的抗栓策略，并根据LAAC术后的随访要求进行标准的TEE随访。

五、总结

综上所述，房颤合并冠心病的患者群体巨大，且死亡和卒中风险显著增加。传统的三联治疗出血风险高，NOAC并不能完全解决这一难题，尤其是对于抗凝禁忌的患者。LAAC作为房颤抗凝药物的替代，其安全性和有效性已被反复验证。对于合并冠心病的患者，冠状动脉介入+LAAC联合治疗更显其优势，术后可采用双联抗血小板治疗，显著降低患者的出血风险。

（江立生　郝子雍）

参·考·文·献

［1］ Douglas L. Packer, Daniel B. Mark, et al. Effect of catheter ablation vs antiarrhythmic drug therapy on mortality, stroke, bleeding, and cardiac arrest among patients with atrial fibrillation: the CABANA randomized clinical trial［J］. Jama, 2019, 321(13): 1261−1274.

［2］ Kirchhof P, Benussi S, Kotecha D, et al. 2016 ESC guidelines for the management of atrial fibrillation developed in collaboration with EACTS［J］. European Heart Journal, 2016, 37(38): 2893−2962.

［3］ 黄从新，张澍，黄德嘉，等. 心房颤动：目前的认识和治疗建议（2018）［J］. 中华心律失常学杂志，2018，22（4）：279−346.

［4］ Reddy VY, Sievert H, Halperin J, et al. Percutaneous left atrial appendage closure vs warfarin for atrial fibrillation: a randomized clinical trial［J］. Jama, 2014, 312(19): 1988−1998.

［5］ Holmes DR Jr, Kar S, Price MJ, et al. Prospective randomized evaluation of the Watchman left atrial appendage closure device in patients with atrial fibrillation versus long-term warfarin therapy: the PREVAIL trial［J］. Journal of the American College of Cardiology, 2014, 64(1): 1−12.

［6］ Swaans MJ, Post MC, Rensing BJ, et al. Ablation for atrial fibrillation in combination with left atrial appendage closure: first results of a feasibility study［J］. Journal of the American Heart Association, 2012, 1(5): e002212.

［7］ Alipour A, Swaans MJ, Van Dijk VF, et al. Ablation for atrial fibrillation combined with left atrial appendage closure［J］. JACC clinical electrophysiology, 2015, 1(6): 486−495.

［8］ Calvo N, Salterain N, Arguedas H, et al. Combined catheter ablation and left atrial appendage closure as a hybrid procedure for the treatment of atrial fibrillation［J］. Europace, 2015, 17(10): 1533−1540.

［9］ Fassini G, Conti S, Moltrasio M, et al. Concomitant cryoballoon ablation and percutaneous closure of left atrial appendage in patients with atrial fibrillation［J］. Europace, 2016, 18(11): 1705−1710.

［10］ Hu H, Cui K, Jiang J, et al. Safety and efficacy analysis of one-stop intervention for treating nonvalvular atrial fibrillation［J］. Pacing and clinical electrophysiology, PACE, 2018, 41(1): 28−34.

［11］ Phillips KP, Pokushalov E, Romanov A, et al. Combining Watchman left atrial appendage closure and catheter ablation for atrial fibrillation: multicentre registry results of feasibility and safety during implant and 30 days follow-up［J］. Europace, 2018, 20(6): 949−955.

［12］ Wintgens L, Romanov A, Phillips K, et al. Combined atrial fibrillation ablation and left atrial appendage closure: long-term follow-up from a large multicentre registry［J］. Europace, 2018, 20(11): 1783−1789.

［13］ Fassini G, Gasperetti A, Italiano G, et al. Cryoballoon pulmonary vein ablation and left atrial appendage closure combined procedure: a long-term follow-up analysis［J］. Heart Rhythm, 2019, 16(9): 1320−1326.

［14］ Phillips KP, Romanov A, Artemenko S, et al. Combining left atrial appendage closure and catheter ablation for atrial fibrillation: 2-year outcomes from a multinational registry［J］. Europace, 2020, 22(2): 225−231.

［15］ Glikson M, Wolff R, Hindricks G, et al. EHRA/EAPCI expert consensus statement on catheter-based left atrial appendage occlusion — an update［J］. Europace, 2019, euz258.

［16］ Du X, Chu H, Ye P, et al. Combination of left atrial appendage closure and catheter ablation in a single procedure for patients with atrial fibrillation: multicenter experience［J］. J Formos Med Assoc, 2019, 118(5): 891−897.

［17］ 中华医学会心血管病学分会，中华心血管病杂志编辑委员会. 中国左心耳封堵预防心房颤动卒中专家共识（2019）［J］. 中华心血管病杂志，2019，47（12）：937−955.

［18］Jiang Y, Li F, Li D, et al. Efficacy and safety of catheter ablation combined with left atrial appendage occlusion for nonvalvular atrial fibrillation: a systematic review and meta-analysis ［J］. Pacing and Clinical Electrophysiology: PACE, 2020, 43(1): 123−132.

［19］Di Biase L, Burkhardt JD, Mohanty P, et al. Left atrial appendage isolation in patients with longstanding persistent AF undergoing catheter ablation: BELIEF trial ［J］. Journal of the American College of Cardiology, 2016, 68(18): 1929−1940.

［20］Di Biase L, Mohanty S, Trivedi C, et al. Stroke risk in patients with atrial fibrillation undergoing electrical isolation of the left atrial appendage ［J］. Journal of the American College of Cardiology, 2019, 74(8): 1019−1028.

［21］Du X, Chu H, He B, et al. Optimal combination strategy of left atrial appendage closure plus catheter ablation in a single procedure in patients with nonvalvular atrial fibrillation ［J］. Journal of Cardiovascular Electrophysiology, 2018, 29(8): 1089−1095.

［22］Romanov A, Pokushalov E, Artemenko S, et al. Does left atrial appendage closure improve the success of pulmonary vein isolation? Results of a randomized clinical trial ［J］. Journal of Interventional Cardiac Electrophysiology: An International Journal of Arrhythmias and Pacing, 2015, 44(1): 9−16.

［23］Wintgens LIS, Klaver MN, Swaans MJ, et al. Left atrial catheter ablation in patients with previously implanted left atrial appendage closure devices ［J］. Europace, 2019, 21(3): 428−433.

［24］Heeger CH, Rillig A, Lin T, et al. Feasibility and clinical efficacy of left atrial ablation for the treatment of atrial tachyarrhythmias in patients with left atrial appendage closure devices ［J］. Heart Rhythm, 2015, 12(7): 1524−1531.

［25］Li YG, Gong CQ, Zhao MZ, et al. Determinants of postoperative left atrial structural reverse remodeling in patients undergoing combined catheter ablation of atrial fibrillation and left atrial appendage closure procedure ［J］. Journal of Cardiovascular Electrophysiology, 2019, 30(10): 1868−1876.

［26］Reddy VY, Doshi SK, Kar S, et al. 5-year outcomes after left atrial appendage closure: from the PREVAIL and PROTECT AF trials ［J］. J Am Coll Cardiol, 2017, 70(24): 2964−2975.

［27］January CT, Wann LS, Calkins H, et al. 2019 AHA/ACC/HRS focused update of the 2014 AHA/ACC/HRS guideline for the management of patients with atrial fibrillation: a report of the American College of Cardiology/American Heart Association Task Force on Clinical Practice Guidelines and the Heart Rhythm Society ［J］. J Am Coll Cardiol, 2019, 74(1): 104−132.

［28］Karunanithi Z, Nyboe C, Hjortdal VE. Long-term risk of atrial fibrillation and stroke in patients with atrial septal defect diagnosed in childhood ［J］. Am J Cardiol, 2017, 119(3): 461−465.

［29］Blackshear JL, Odell JA. Appendage obliteration to reduce stroke in cardiac surgical patients with atrial fibrillation ［J］. Ann Thorac Surg, 1996, 61(2): 755−759.

［30］Leppert M, Poisson SN, Carroll JD. Atrial Septal Defects and Cardioembolic Strokes ［J］. Cardiol Clin, 2016, 34(2): 225−230.

［31］Reddy VY, Holmes D, Doshi SK, et al. Safety of percutaneous left atrial appendage closure: results from the Watchman left atrial appendage system for embolic protection in patients with AF (PROTECTAF) clinical trial and the continued access registry ［J］. Circulation, 2011, 123(4): 417−424.

［32］Reddy VY, Doshi SK, Sievert H, et al. Percutaneous left atrial appendage closure for stroke prophylaxis in patients with atrial fibrillation: 2.3-year follow-up of the PROTECT AF (Watchman left atrial appendage system for embolic protection in patients with atrial fibrillation) trial ［J］. Circulation, 2013, 127(6): 720−729.

［33］Boersma LV, Schmidt B, Betts TR, et al. Implant success and safety of left atrial appendage closure with the Watchman device: peri-procedural outcomes from the Ewolution registry ［J］. Eur Heart J, 2016, 37(31): 2465−2474.

［34］Bergmann MW, Betts TR, Sievert H, et al. Safety and efficacy of early anticoagulation drug regimens after Watchman left atrial appendage closure: three-month data from the EWOLUTION prospective, multicentre, monitored international Watchman LAA closure registry ［J］. Euro Intervention, 2017, 13(7): 877−884.

［35］Boersma LV, Ince H, Kische S, et al. Efficacy and safety of left atrial appendage closure with Watchman in patients with or without contraindication to oral anticoagulation: 1-year follow-up outcome data of the EWOLUTION trial ［J］. Heart Rhythm, 2017, 14(9): 1302−1308.

［36］Sharma D, Reddy VY, Sandri M, et al. Left atrial appendage closure in patients with contraindications to oral anticoagulation ［J］. J Am Coll Cardiol, 2016, 67(18): 2190−2192.

［37］Kleinecke C, Fuerholz M, Buffle E, et al. Amplatzer left atrial appendage closure: access via transseptal puncture versus patent foramen ovale or atrial septal defect ［J］. Euro Intervention, 2019.

［38］王建铭，崔春生，盛晓棠，等. 同期行经皮左心耳封堵术与房间交通封堵术的临床研究 ［J］. 中国介入心脏病学杂

志，2018，26（10）：559-565.

［39］中国医师协会心血管内科分会先心病工作委员会. 常见先天性心脏病介入治疗中国专家共识 ·、房间隔缺损介入治疗［J］. 介入放射学杂志，2011，20（1）：3-9.

［40］Hagen PT, Scholz DG, Edwards WD. Incidence and size of patent foramen ovale during the first 10 decades of life: an autopsy study of 965 normal hearts［J］. Mayo Clin Proc, 1984, 59(1): 17-20.

［41］Lee PH, Song JK, Kim JS, et al. Cryptogenic stroke and high-risk patent foramen ovale: the DEFENSE-PFO trial［J］. J Am Coll Cardiol, 2018, 71(20): 2335-2342.

［42］Mattle HP, Saver JL. Patent foramen ovale increases stroke risk in older people［J］. Nat Rev Neurol, 2018, 14(10): 573-574.

［43］West BH, Noureddin N, Mamzhi Y, et al. Frequency of patent foramen ovale and migraine in patients with cryptogenic stroke［J］. Stroke, 2018, 49(5): 1123-1128.

［44］Sondergaard L, Kasner SE, Rhodes JF, et al. Patent foramen ovale closure or antiplatelet therapy for cryptogenic stroke［J］. N Engl J Med, 2017, 377(11): 1033-1042.

［45］Farb A, Ibrahim NG, Zuckerman BD. Patent foramen ovale after cryptogenic stroke - assessing the evidence for closure［J］. N Engl J Med, 2017, 377(11): 1006-1009.

［46］Shi YJ, Lv J, Han XT, et al. Migraine and percutaneous patent foramen ovale closure: a systematic review and meta-analysis［J］. BMC Cardiovasc Disord, 2017, 17(1): 203.

［47］中国医师协会心血管内科医师分会. 卵圆孔未闭处理策略中国专家建议［J］. 心脏杂志，2015，27（4）：373-379.

［48］Pristipino C, Sievert H, D'Ascenzo F, et al. European position paper on the management of patients with patent foramen ovale. General approach and left circulation thromboembolism［J］. Eur Heart J, 2019, 40(38): 3182-3195.

［49］Yang YM, Shao XH, Zhu J, et al. One-year outcomes of emergency department patients with atrial fibrillation: a prospective, multicenter registry in China［J］. Angiology, 2015, 66(8): 745-752.

［50］Lip GYH, Laroche C, Dan GA, et al. A prospective survey in European Society of Cardiology member countries of atrial fibrillation management: baseline results of EUR Observational Research Programme Atrial Fibrillation (EORP-AF) Pilot General Registry［J］. Europace, 2014, 16(3): 308-319.

［51］Hsu JC, Maddox TM, Kennedy KF, et al. Oral anticoagulant therapy prescription in patients with atrial fibrillation across the spectrum of stroke risk: insights from the NCDR PINNACLE registry［J］. JAMA cardiology, 2016, 1(1): 55-62.

［52］Bai Y, Zhu J, Yang YM, et al. Clinical characteristics and one year outcomes in Chinese atrial fibrillation patients with stable coronary artery disease: a population-based study［J］. Journal of geriatric cardiology: JGC, 2016, 13(8): 665.

［53］Choi HI, Ahn JM, Kang SH, et al. Prevalence, management, and long-term (6-year) outcomes of atrial fibrillation among patients receiving drug-eluting coronary stents［J］. JACC: Cardiovascular Interventions, 2017, 10(11): 1075-1085.

［54］Hansen ML, Sørensen R, Clausen MT, et al. Risk of bleeding with single, dual, or triple therapy with warfarin, aspirin, and clopidogrel in patients with atrial fibrillation［J］. Archives of Internal Medicine, 2010, 170(16): 1433-1441.

［55］Dewilde WJM, Oirbans T, Verheugt FWA, et al. Use of clopidogrel with or without aspirin in patients taking oral anticoagulant therapy and undergoing percutaneous coronary intervention: an open-label, randomised, controlled trial［J］. The Lancet, 2013, 381(9872): 1107-1115.

［56］Gibson CM, Mehran R, Bode C, et al. Prevention of bleeding in patients with atrial fibrillation undergoing PCI［J］. New England Journal of Medicine, 2016, 375(25): 2423-2434.

［57］Cannon CP, Bhatt DL, Oldgren J, et al. Dual antithrombotic therapy with dabigatran after PCI in atrial fibrillation［J］. New England Journal of Medicine, 2017, 377(16): 1513-1524.

［58］Lopes RD, Heizer G, Aronson R, et al. Antithrombotic therapy after acute coronary syndrome or PCI in atrial fibrillation［J］. New England Journal of Medicine, 2019, 380(16): 1509-1524.

［59］Neumann FJ, Sousa-Uva M, Ahlsson A, et al. 2018 ESC/EACTS guidelines on myocardial revascularization［J］. European Heart Journal, 2019, 40(2): 87-165.

［60］Oldgren J, Wallentin L, Alexander JH, et al. New oral anticoagulants in addition to single or dual antiplatelet therapy after an acute coronary syndrome: a systematic review and meta-analysis［J］. European Heart Journal, 2013, 34(22): 1670-1680.

［61］Gloekler S , Shakir S, Khattab AA, et al. Procedural outcomes of transcatheter left atrial appendage occlusion alone versus within combined interventions: a single centre experience using Amplatzer systems［C］// Europcr, 2015.

第十二章
不同解剖类型左心耳封堵的实战攻略

第一节 · 经典教学病例

左心耳封堵术规范化操作非常重要，规范化操作不仅可以提高左心耳封堵成功率，而且可以降低操作相关并发症的发生率。根据目前临床实践和国内外指南及相关共识的推荐，左心耳封堵术规范化至少包括以下几方面内容：① 病史和临床经过。② 卒中及出血风险评估。③ 左心耳封堵术适应证和排除指征。④ 术中规范化操作和TEE指导及评估等。⑤ 术中及术后并发症的识别及处理。⑥ 术后抗凝、管理及影像学随访等内容。

实战病例1

【病史摘要】

（1）男性，62岁。

（2）长程持续性房颤病史7年，房颤发病至入院前1个月没有服用抗凝药（患者不依从）。

（3）入院前1个月内发生2次缺血性卒中，左侧肢体活动轻度障碍，开始服用华法林抗凝治疗，INR维持在2～3。

（4）高血压病史7年，血压控制不稳定。

（5）3年前因主动脉夹层行主动脉支架植入术。

（6）CHA$_2$DS$_2$-VASc评分3分，HAS-BLED评分2分。

该患者房颤病史时间长，平时没有规范抗凝（患者不依从），1个月内发生2次脑梗死，入院时CHA$_2$DS$_2$-VASc评分3分，HAS-BLED评分2分，具有左心耳封堵比较强的适应证，无禁忌证和排除指征，经过房颤消融团队和左心耳封堵团队综合评估，患者房颤病程长，左心房大，消融复发率高，遂直接行单纯左心耳封堵治疗。

【术前TEE】

术前2天行TEE检查，明确左心房及左心耳内有无血栓及超声自发显影情况。结果显示，左心房及左心耳内未见血栓和明显自发显影，华法林嵴较长，心耳呈类鸡翅状，2个分叶，主分叶较深，适合封堵。TEE从4个常规角度显示左心耳开口宽度和深度，如图12-1-1A～D所示：0°左心耳内径约21 mm，深度约29 mm；45°左心耳内径约20 mm，深度约24 mm；90°左心耳内径约19 mm，深度约29 mm；135°左心耳内径约17 mm，深度约25 mm。根据术前TEE判断，该例患者左心耳口部直径不大，深度足够，解剖相对简单，可考虑选用24 mm或27 mm的Watchman封堵器。

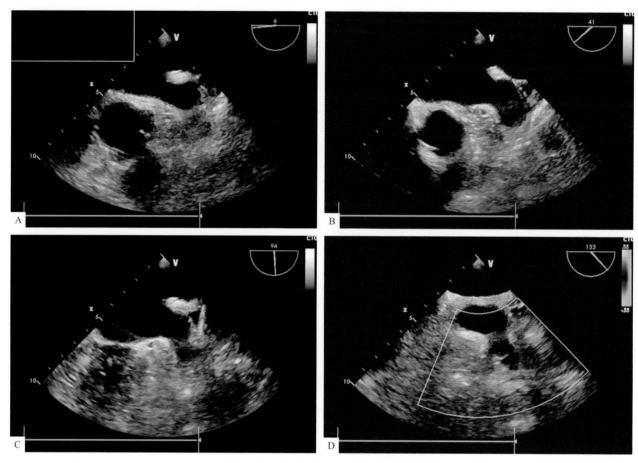

图12-1-1 左心耳封堵术前TEE检查及测量

A. 0°左心耳内径约21 mm，深度约29 mm；B. 45°左心耳内径约20 mm，深度约24 mm；C. 90°左心耳内径约19 mm，深度约29 mm；D. 135°左心耳内径约17 mm，深度约25 mm

【手术过程】

选择右侧股静脉入路，在TEE指导下于房间隔偏下、偏后的位置穿刺，穿刺后将房间隔穿刺（SWARTZ）系统的钢丝放置于左上肺静脉，SWARTZ鞘沿钢丝反复划过房间隔穿刺孔2次并送至左上肺静脉口。然后撤出SWARTZ鞘的内芯和钢丝，交换波科国际医疗贸易（上海）有限公司（简称"波科"）SupperStiffAmplartzs加硬钢丝至左上肺静脉内，再小心沿钢丝送入左心耳封堵系统鞘管（本例使用Watchman输送鞘）至左心房内，撤出输送鞘的内芯和钢丝，将6 F直头猪尾巴导管沿输送鞘送至左心耳内，排除空气后从输送鞘和猪尾巴导管同时造影，充分显示左心耳开口和各个分叶结构（图12-1-2A）。选取心房舒张期左心耳最大的图像测量，DSA下测得左心耳口部直径23.7 mm（比术

前TEE测量大3 mm），深度约25 mm。结合TEE测量的左心耳尺寸，选用30 mm的Watchman封堵器，体外肝素水冲洗、完全排空气体。由于该左心耳深度略显不足，遂预借1～2 mm深度。封堵器准备好后，将猪尾导管送至左心耳上叶最远端，小心沿猪尾导管将Watchman输送鞘送至左心耳上叶最远端，并做适度逆时针旋转，保持合适的导管鞘轴向；在进封堵器的过程中，助手经推送系统尾端冲水管注射造影剂，观察输送鞘和封堵器远端与左心耳远端的距离。封堵器到达预期位置后，术者右手严格固定封堵器推送杆手柄，左手退输送鞘，将两者扣紧（能够听到"咔吧"声）；然后由助手拧开封堵器推送杆手柄上的螺帽。拧松后，术者始终右手固定不动，确保封堵器不能前进以免刺穿左心耳，同时左手边逆时针旋转边缓慢回撤输送鞘（过程中，助手可"冒烟"观察封堵器与左心耳远端的

距离），在封堵器即将完全打开时，术者右手顶住封堵器，以抵消左心耳梳状肌向外挤压Watchman封堵器的力，防止封堵器被挤出。封堵器在心耳内展开后，在释放之前先用造影初步判断封堵器位置和效果，并同时使用TEE从0°-45°-90°-135° 4个角度评价封堵效果，并在TEE 45°或X线下进行牵拉试验（封堵器打开1分钟以后，封堵器的镍钛合金遇热变硬，使封堵器适应左心耳形态），当TEE评估提示封堵器位置合理、左心耳封堵完全（无残余漏或仅残留＜5 mm的轻微残余漏）、压缩比合适（8%～30%）、牵拉试验稳定，满足"PASS"原则后释放封堵器，释放后再次造影（图12-1-2B）和TEE评估，观察封堵器释放后位置有无变化，并再次探查是否存在心包积液情况（图12-1-3A～D）。TEE最后测量结果显示：封堵器释放后最大直径为23 mm，算得封堵器的压缩比为23.3%；135°露肩约8.3 mm（适度偏大，但符合要求），左心耳封堵完全、无残余分流。

【专家点评】

该病例左心耳为常规形态，分上、下两叶，上叶深度足够，心耳内梳状肌不是很发达，操作相对简单，适合初学者。但该例心耳呈轻度反鸡翅形，选择上叶封堵需要适当逆时针旋转输送鞘（双弯鞘）保持理想的轴向；在封堵器即将完全打开时，右手尽量抵住封堵器，以防封堵器被挤出，导致露肩过多。该患者最大露肩8 mm，牵拉封堵器时封堵器与左心耳一块动，TEE下封堵器的PET膜均在左心耳内，符合释放要求。但本例选择30 mm Watchman封堵器尽管也符合"PASS"原则及封堵要求，但部分角度压缩比过大，达33%，且最大露肩达8 mm，露肩偏多，如果选择27 mm Watchman封堵器可能更加完美。

（李艳杰　江立生）

实战病例2

【病史摘要】

（1）男性，67岁。

（2）发现房颤2个月。

（3）1个月内发生缺血性卒中（CT提示右侧基底节区梗死灶），左侧肢体活动轻度障碍和言语不清，开始服用达比加群抗凝治疗。

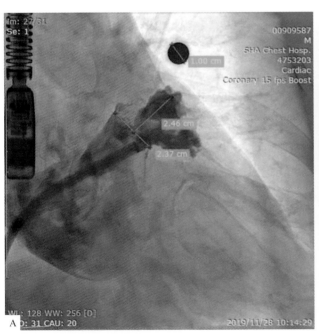
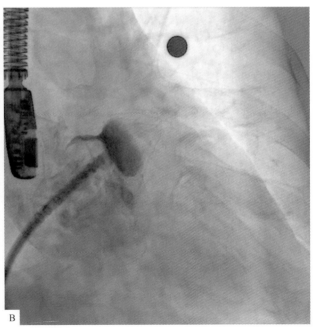

图12-1-2　术中DSA影像

A. 左心耳造影及心耳径线测量；B. 封堵器释放后造影未见明显露肩及残余分流

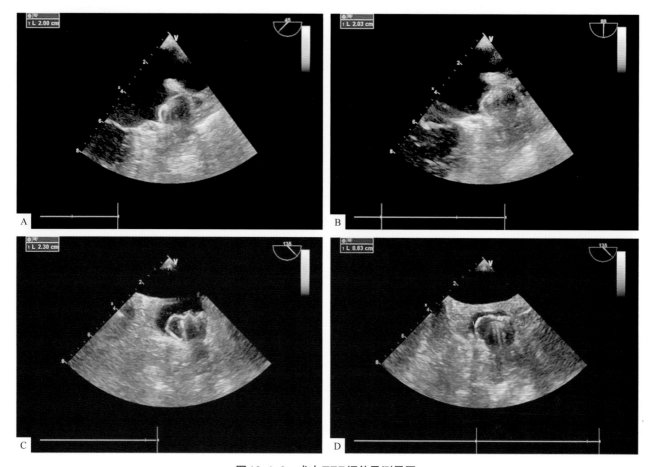

图12-1-3　术中TEE评估及测量图

A～D. 不同角度TEE

（4）CHA$_2$DS$_2$-VASc评分3分，HAS-BLED评分2分。

该例患者属于房颤相关性卒中，CHA$_2$DS$_2$-VASc评分3分，HAS-BLED评分2分，再发卒中风险比较大，且服用达比加群也存在一定的出血风险，根据患者意愿选择了左心耳封堵替代口服抗凝治疗。

【术前TEE】

左心耳封堵术前1天进行了TEE检查，提示该心耳为菜花状，心耳内及口部可见云雾状自发显影，但未见血栓，心耳内可见发达的梳状肌。TEE测量显示：45°左心耳内径约20 mm，深度约26 mm；90°左心耳内径约21 mm，深度约26 mm；135°左心耳内径约21 mm，深度约26 mm。图D为TEE三维显示（图12-1-4）。根据心耳口部和深度测量，可考虑选用27 mm的Watchman封堵器。

【手术过程】

操作步骤同病例1，DSA下测量左心耳开口直径为22.4 mm，深度足够（图12-1-5A）；左心耳内梳状肌发达，再结合TEE，选择27 mm的Watchman封堵器。下缘的小分叶距离左心耳开口部较近，尽管深度足够，输送鞘管不必进入太深。释放后，DSA造影可见完全封堵左心耳，未见明显残余和露肩（图12-1-5B）。Watchman封堵器展开后，TEE从0°-45°-90°-135° 4个角度再次评价封堵效果（图12-1-6），提示封堵器展开后最大直径为21 mm，计算压缩比为22.2%，且各角度及三维重建显示完全封堵左心耳，没有残余分流和露肩。

【专家点评】

本例心耳虽为菜花状，梳状肌发达，但开口不大（21～22 mm），且存在颈部，可用深度可达

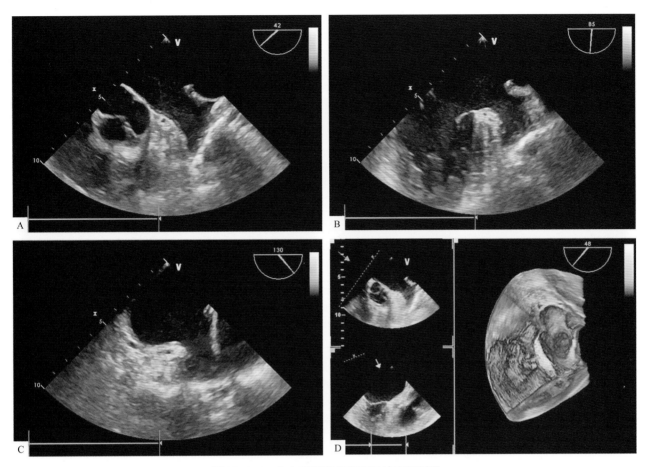

图 12-1-4　左心耳封堵术前 TEE 检查及测量

A. 45°左心耳内径约 20 mm，深度约 26 mm；B. 90°左心耳内径约 21 mm，深度约 26 mm；C. 135°左心耳内径约 21 mm，深度约 26 mm；D. TEE 三维显示

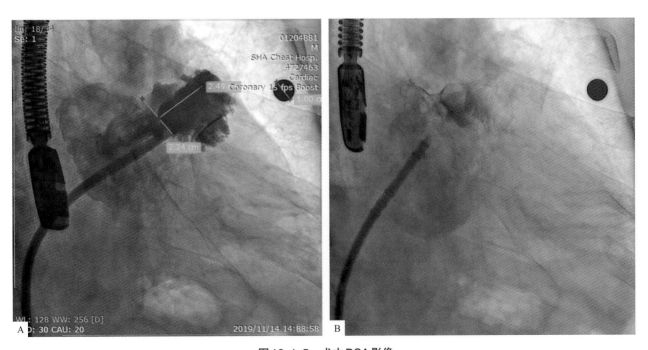

图 12-1-5　术中 DSA 影像

A. 左心耳造影及心耳径线测量；B. 封堵后造影未见明显残余及露肩

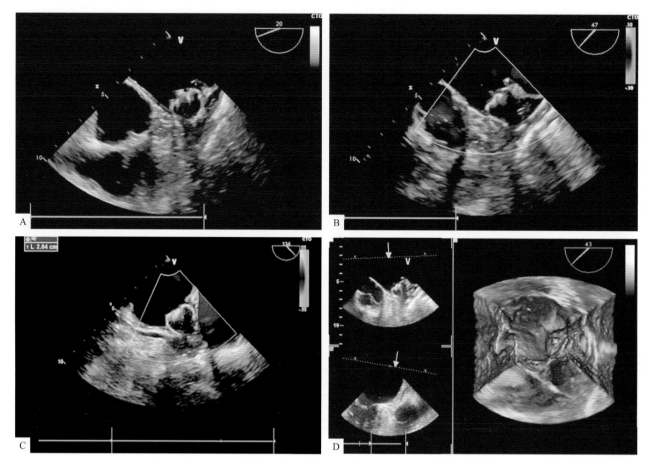

图 12-1-6 术中 TEE 评估及测量

A. 0°视野未见明显残余及露肩；B. 45°视野多普勒未见明显残余血流；C. 90°封堵器直径约 20.4 mm；D. TEE 三维重建

25～27 mm，操作上相对简单。封堵策略上，应尽量放在口部，盖住下缘小的分叶，尽量完全封堵，在不影响稳定性前提下封堵器下缘可少许露肩，确保无残余。另外，根据目前研究，菜花型左心耳，从心耳形态角度讲，容易发生血栓栓塞事件。本例患者充分体现了这一特点，更显封堵必要性。

（李艳杰 何 奔）

实战病例 3

【病史摘要】

（1）男性，67 岁。

（2）发现房颤 1 年，间歇性发作。

（3）高血压病史 18 年，目前服用缬沙坦、比索洛尔，血压控制不稳定，收缩压有时大于 160 mmHg。

（4）颈动脉斑块病史 5 年。

（5）CHA_2DS_2-VASc 评分 3 分，HAS-BLED 评分 2 分。

患者房颤病史时间不长，且呈阵发性发作，术前心超提示左心房不大，房颤消融转律率较高；患者 CHA_2DS_2-VASc 评分 3 分，具有较高的卒中风险，但患者不愿意接受长期抗凝治疗。经我院房颤消融团队和左心耳封堵团队讨论，决定采用导管消融+左心耳封堵一站式联合治疗。

【术前 TEE】

术前 TEE 评估左心房及心耳内未见血栓及明显自发显影，心耳远端可见 2 个分叶，4 个常规角度测量显示：0°左心耳内径约 21 mm，深度约 23 mm；45°左心耳内径约 21 mm，深度约 28 mm；90°左心耳内径约 19 mm，深度约 29 mm；135°左心耳内径约 19 mm，深度约 32 mm（图 12-1-7）。

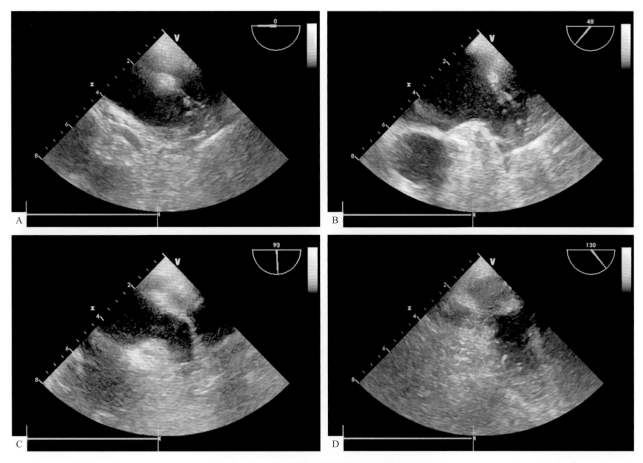

图 12-1-7　左心耳封堵术前 TEE 检查及测量

A. 0°左心耳内径约 21 mm，深度约 23 mm；B. 45°左心耳内径约 21 mm，深度约 28 mm；C. 90°左心耳内径约 19 mm，深度约 29 mm；
D. 135°左心耳内径约 19 mm，深度约 32 mm

根据术前 TEE 心耳口部测量直径，可能选用 27 mm 的 Watchman 封堵器。

【手术过程】

该患者房颤病史不长，左心房不太大，遂采用"射频消融＋左心耳封堵"一站式联合治疗。左心耳封堵操作步骤同病例 1，术中 DSA 测量左心耳开口直径为 22.1 mm，深度为 22.1 mm（图 12-1-8A）；结合术前 TEE，选择 27 mm 的 Watchman 封堵器。DSA 造影见上、下两叶心耳，上叶深度 22.1 mm，轴向较好，选择上叶封堵。释放后，DSA 造影可见完全封堵左心耳，未见明显残余，有少许露肩（图 12-1-8B）。Watchman 封堵器在心耳内展开后，使用 TEE 评估封堵效果和是否符合"PASS"原则（图 12-1-9）。TEE 下测得封堵器最大直径

为 22.2 mm，算得封堵器的压缩比为 17.8%，135° TEE 显示封堵器位置偏斜，但其他角度及三维重建均显示封堵效果满意，没有残余分流，露肩仅 4.5 mm，符合释放要求。

【专家点评】

该例左心耳为分叶状心耳，上、下两叶心耳，分叶处距离心耳口部大于 10 mm，上叶较大，深度 22.1 mm，轴向较好，选择上叶封堵，难度不大；但由于心耳上叶向上的角度不大，TEE 135°视野显示封堵器斜插进心耳，这种情况下先不要贸然解锁封堵器钢缆，需要观察其他角度和三维重建是否符合要求，同时牵拉试验要确切，唯有确切的牵拉试验提示封堵器牢固固定、无移位情况下才可以释放封堵器。

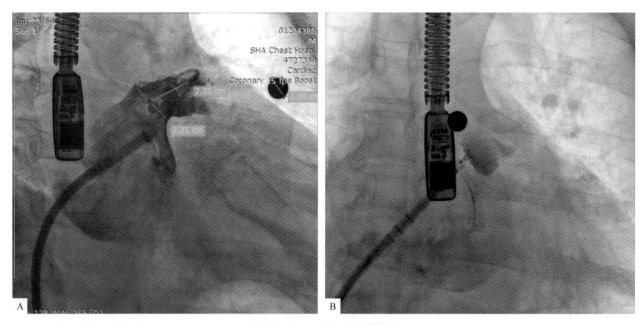

图12-1-8　术中DSA影像

A. 左心耳造影及心耳径线测量；B. 封堵后造影有少许露肩，未见明显残余

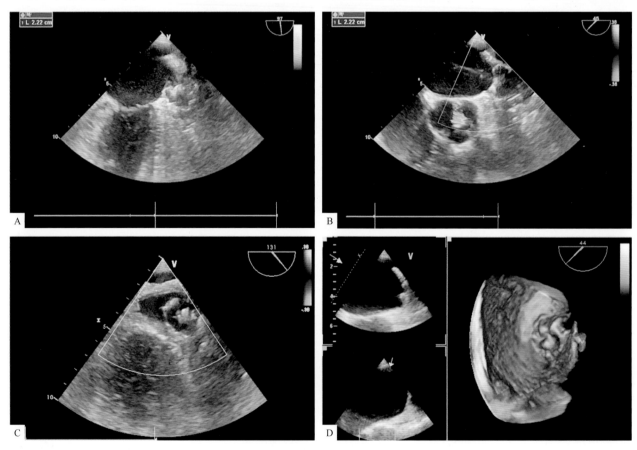

图12-1-9　术中TEE评估及测量

A. 0°封堵器直径约22.2 mm；B. 45°封堵器直径约22.2 mm；C. 135°视野显示封堵器斜插进心耳；D. TEE三维重建

（李艳杰　潘　欣）

实战病例4

【病史摘要】

（1）女性，58岁。

（2）房颤病史19年，其间未行药物、消融或复律治疗。

（3）半月前无明显诱因下出现左侧肢体无力，当地医院诊断为脑梗死，目前左侧肢体肌力较发病前减退，一般活动尚可，语言及感觉未遗留明显障碍。

（4）19年前曾行房间隔缺损修补术。

（5）发现高血压半月余。

（6）糖尿病病史10余年。

（7）CHA$_2$DS$_2$-VASc评分5分，HAS-BLED评分2分。

该例患者系房间隔缺损修改术后出现房颤，房间隔缺损是房颤发生的独立危险因素，而且患者半月余前发生脑梗死，合并高血压、糖尿病等多个危险因素，CHA$_2$DS$_2$-VASc评分5分，再发缺血性卒中的风险非常高，有比较强烈的左心耳封堵指征。尽管患者年龄不大，但房颤病史时间长，且房间隔缺损修补可能改变左心房结构，消融治疗效果可能不大，遂采取单纯左心耳封堵策略。因为患者房间隔修补术后，房间隔部位存在补片，房间隔穿刺难度较大，房间隔穿刺应在TEE引导下进行，并做好其他相应准备。

【术前TEE】

术前TEE检查左心房及左心耳内未见血栓及明显自发显影，但心耳较大，呈菜花样，心耳内梳状肌发达。4个常规角度测量显示：0°左心耳内径约26 mm，深度约36 mm；45°左心耳内径约24 mm，深度约34 mm；90°左心耳内径约28 mm，深度约35 mm；135°左心耳内径约28.5 mm，深度约44 mm（图12-1-10）。根据TEE测量，如果使用Watchman封堵器，可选择33 mm尺寸；如果使用

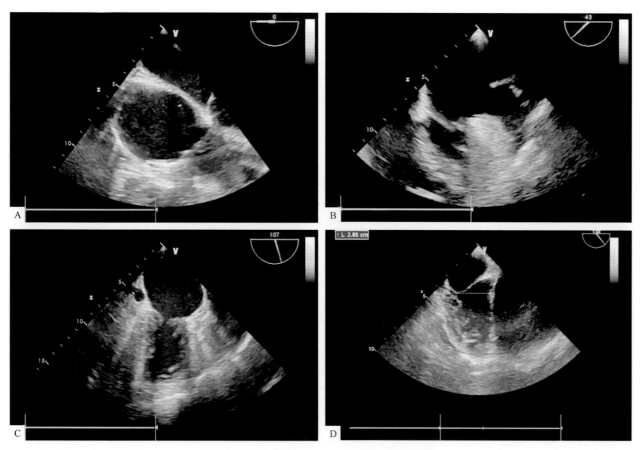

图12-1-10 左心耳封堵术前TEE检查及测量

A. 0°左心耳内径约26 mm，深度约36 mm；B. 45°左心耳内径约24 mm，深度约34 mm；C. 90°左心耳内径约28 mm，深度约35 mm；D. 135°左心耳内径约28.5 mm，深度约44 mm

LAmbre封堵器，根据术中造影测量选择合适尺寸。

【手术过程】

该患者2000年行房间隔缺损修补术，针对房间隔缺损修补术后的患者，行房间隔穿刺时较难。由于外科补片光滑，房间隔穿刺系统（SWARTZ）的穿刺针较难固定；此外，穿刺后穿刺鞘的内芯和外鞘均较难通过补片。该患者在穿刺针通过房间隔后，借助穿刺针的支撑力，缓慢推进穿刺鞘，使内芯跨过补片。然后左手固定穿刺鞘，右手退出穿刺针，交换穿刺鞘内的钢丝至左上肺静脉。在钢丝引导下，缓慢用力并旋转推进穿刺鞘，使其通过补片到达左上肺静脉口部，交换波科加硬钢丝。由于房间隔补片较硬，选用较细的输送系统更容易通过（房间隔穿刺鞘为8.5 F，Lambre输送为10 F，Watchman输送鞘为14 F），退出房间隔穿刺鞘，交换Lambre输送鞘。退出输送鞘内芯后，将输送鞘从肺静脉回撤至左心房，进入6 F猪尾导管。转动输送鞘，将猪尾导管送至心耳内，缓慢跟进输送鞘至左心耳口部。调整DSA至工作体位（右前斜30°+足位20°），从输送鞘和猪尾导管同时造影，充分显示左心耳。第一次造影后左心耳显影不佳，重

新调整DSA体位，至输送鞘的切线位，再次从输送鞘和猪尾导管同时造影显示左心耳开口及分叶情况。选取心房舒张期左心耳最大的一幅造影，测量并定位；由于近心耳口部，内径扩大，故LAmbre封堵器预放置的位置及测量如图12-1-11A，选用26 mm×38 mm的LAmbre封堵器，冲洗、排气后，缓慢将封堵器推送至预定着陆区位置并向前推出，然后回撤输送鞘将固定盘完全打开，再释放封堵盘。封堵器在心耳内展开后必须行牵拉试验，确认封堵器固定盘（内盘）固定牢固，牵拉无移位。为了使封堵器外盘充分贴靠左心耳口部，封堵器内盘放置的位置较深，在内盘牵拉下外盘呈内陷状态，造影示完全封堵（图12-1-11B）。封堵器展开后，在未释放之前需行TEE评估封堵效果和是否符合LAmbre封堵的"COST"原则。TEE从0°～135°观察（图12-1-12A～D）均显示：左心耳口部完全封堵，多普勒未见封堵器边缘有血流通过，封堵完美。

【专家点评】

房间隔穿刺对于电生理和结构介入医师而言多无明显困难，但特殊情况如房间隔修补术后存在人

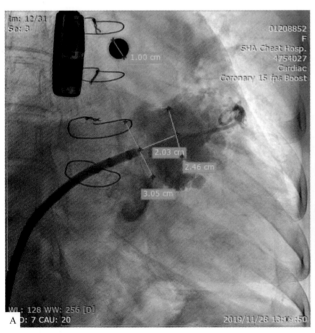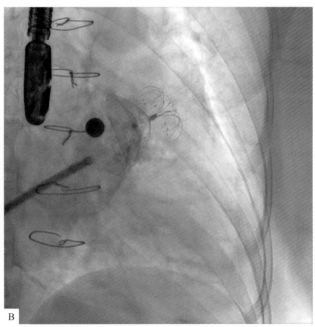

图12-1-11　术中DSA影像

A. 左心耳造影及心耳径线测量；B. 封堵后造影未见明显残余及露肩

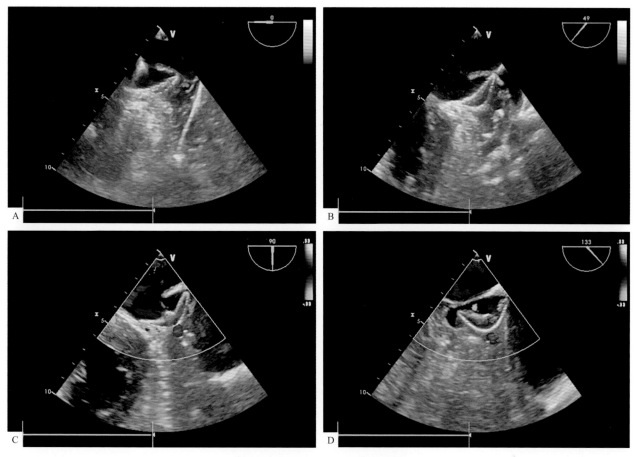

图12-1-12　术中TEE评估及测量

A ～ D. 不同角度TEE

工补片，或者房间隔内存在较大的封堵伞时，房间隔穿刺可能比较困难。这种情况下，术前应做好预案，采用TEE引导下穿刺，避免仅凭经验在X线下穿刺。当穿刺针不能通过时，可辅用穿刺针内芯或PTCA导丝尾端（硬端），必要时可辅用电刀；当穿刺鞘无法通过时，可以保留穿刺钢丝在肺静脉，撤出穿刺鞘，观察外鞘有无损伤。若有损伤，可予以更换；没有损伤，可使用封堵器输送鞘的内芯来回多次扩张房间隔，然后在连同内芯和外鞘穿过房间隔。当左心耳封堵输送鞘不能通过时，可将PTCA导丝软端送至左上肺静脉内远端，使用4 mm PTCA高压球囊扩张房间隔穿刺孔。此外，操作时可选用较细的输送鞘，如该例患者选用LAmbre输送鞘。

（李艳杰　潘　欣）

实战病例5

【病史摘要】

（1）女性，80岁。

（2）房颤病史20年，长期服用华法林。

（3）1年前发生左侧额叶脑梗死，目前肢体活动恢复，但语言含糊。

（4）高血压20余年。

（5）存在慢性心功能不全，近1个月时有胸闷、气促，发作时无法平卧。

（6）CHA$_2$DS$_2$-VASc评分7分，HAS-BLED评分3分。

该患者年龄较大，房颤病史长，1年前发生脑梗死，同时伴随高血压、心力衰竭等危险因素，入院时CHA$_2$DS$_2$-VASc评分7分，HAS-BLED评分3分，具有强烈的左心耳封堵适应证，遂考虑行单纯左心耳封堵治疗。

【术前TEE】

术前TEE检查显示，左心房及左心耳内未见血栓，心耳呈敞口状类鸡翅或风向袋形，口部较大，梳状肌不发达，无明显分叶。如图12-1-13所示，TEE 4个常规角度显示：0°左心耳内径约26 mm，深度约29 mm；45°左心耳内径约24 mm，深度约28 mm；90°左心耳内径约22.4 mm，深度约28.2 mm；135°左心耳内径约24.7 mm，深度约28.9 mm。

【手术过程】

房间隔穿刺完成后，使用波科加硬钢丝交换LAmbre鞘管，使用输送鞘和猪尾巴导管同时造影，显示心耳口部较大，口部宽度达32 mm，可见2个分叶，上叶深度不足20 mm，下叶深度不可用，如选择Watchman封堵器攻上叶深度显然不足，攻下叶不可能，且开口32 mm，而Watchman封堵器最大33 mm，故放弃Watchman，选择26～38 mm的LAmbre封堵器，利用上叶梳状肌预深位放置封堵器，测量径线（图12-1-14A）。因导管鞘轴向不太好，攻击上叶需要一定的逆时针旋转，因此封堵器内、外盘在展开过程中同时逆时针转动鞘管。封堵器完全展开后，先TEE和X线下行牵拉试验，提示封堵器固定良好，牵拉未移位（图12-1-14B），再使用TEE各角度观察封堵器位置良好，外盘完全覆盖心耳口部，内盘在回旋支开口内侧，锚爪展开状态良好，135° TEE显示封堵器下缘可见2 mm残余分流，符合"COST"释放原则，完美封堵（图12-1-15）。

【专家点评】

本例患者术前TEE测量偏小，主要是测量径

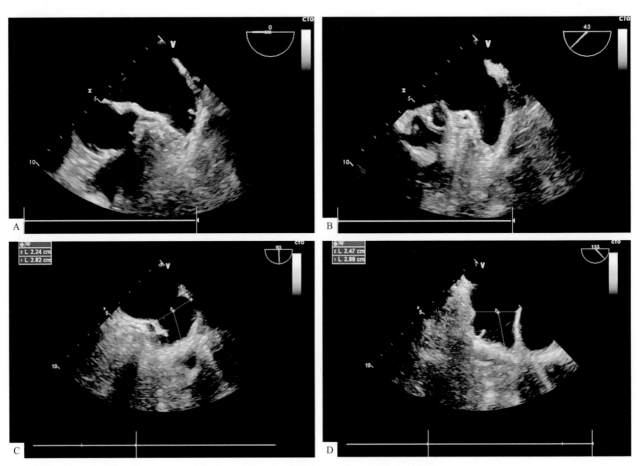

图12-1-13 左心耳封堵术前TEE检查及测量

A. 0°左心耳内径约26 mm，深度约29 mm；B. 45°左心耳内径约24 mm，深度约28 mm；C. 90°左心耳内径约22.4 mm，深度约28.2 mm；D. 135°左心耳内径约24.7 mm，深度约28.9 mm

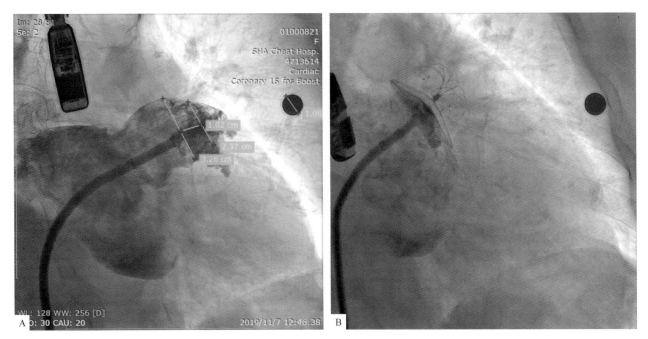

图 12-1-14　术中DSA影像

A. 左心耳造影及心耳径线测量；B. 封堵后造影未见明显残余及露肩

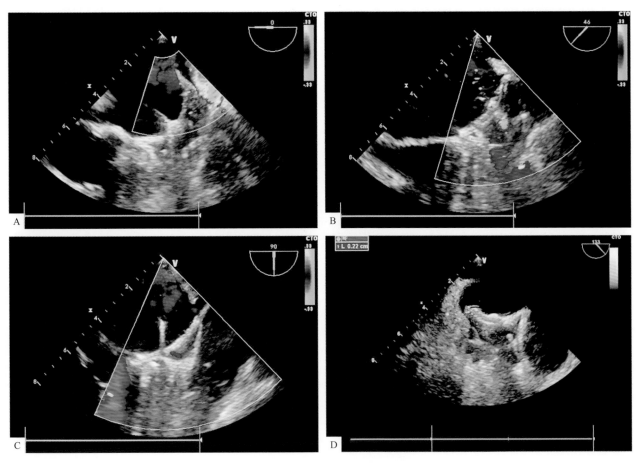

图 12-1-15　术中TEE评估及测量

A ～ D. 不同角度TEE

线选择错误，测量的位置是心耳的颈部，不是心耳口部，而造影充分暴露了左心耳口部和分叶，提示口部宽度32 mm，且上叶可用深度仅20 mm，使用33 mm Watchman封堵器很难实现成功封堵。而LAmbre封堵器型号较多，尺寸合适，由于左心耳下缘较短，靠近肺静脉侧组织光滑，不易固定，因此将LAmbre封堵器适度深放，释放固定盘时，逆时针转动鞘管，使封堵盘贴合心耳下缘。封堵盘不能过大，否则封堵盘上缘会对肺静脉侧的心耳造成切割。

（李艳杰　王　承）

实战病例6

【病史摘要】

（1）女性，73岁。

（2）房颤病史10余年。

（3）冠心病支架术后2年，本次因发生急性冠脉综合征再次行介入治疗（LCX近段植入Nano 3.5 mm×12 mm DES 1枚）。

（4）高血压10余年。

（5）CHA$_2$DS$_2$-VASc评分4分，HAS-BLED评分3分。

该患者年龄较大，房颤病史长，CHA$_2$DS$_2$-VASc评分4分，HAS-BLED评分3分，既往有冠心病支架植入史2年，再次植入支架，按目前介入治疗指南需要至少接受1～6个月的三联抗血小板和抗凝治疗，考虑到患者为老年女性、体重较轻，出血风险高，遂在冠状动脉介入治疗完成后行左心耳封堵治疗，左心耳封堵术后采取双联抗血小板治疗以降低出血风险。

【术前TEE】

术前TEE检查显示，左心房及左心耳内未见血栓，心耳外侧有少量心包积液，心耳形态为菜花样。如图12-1-16所示：0°左心耳内径约22 mm，深度约30 mm；45°左心耳内径约21 mm，深度约32 mm；90°左心耳内径约23 mm，深度约30 mm；

135°左心耳内径约24 mm，深度约29 mm。该例患者入选Lesifter封堵器临床研究，根据术前TEE心耳口部测量直径，可考虑选用31 mm的Lesifter封堵器。

【手术过程】

Lesifter封堵器的操作过程与Watchman封堵器相似，也是按"PASS"原则评估是否符合释放标准；此外该封堵器长度更短，有35 mm尺寸，适合更大的心耳封堵。该患者经输送鞘和猪尾巴导管同时造影显示，左心耳呈菜花状，单个分叶，开口宽度24.3 mm，可用深度27 mm（图12-1-17A）。结合术前TEE测量的左心耳尺寸，选用31 mm的Lesifter封堵器。由于该左心耳深度尚可，无须借深度，且输送鞘轴向良好，操作相对简单，封堵器冲水排气准备好后，准确送达预定着陆区位置，展开后DSA下造影显示左心耳封堵完美，未见明显残余分流及露肩（图12-1-17B）。在封堵器释放之前，使用TEE评估封堵效果和是否符合"PASS"原则。如图12-1-18A～D所示，封堵器展开后最大直径为27～28 mm，算得封堵器的压缩比为9.7%～13%；135°露肩约3.5 mm，无残余分流，左心耳实现完美封堵。

【专家点评】

Lesifter封堵器是南京友德邦医疗科技有限公司研发生产的内塞型封堵器，设计原理、材料以及封堵操作过程与Watchman封堵器相似，有20 mm、24 mm、27 mm、31 mm和35 mm 5种尺寸，封堵器骨架比Watchman更软，高度也更短，由于该封堵器还在临床试验阶段，根据有限经验，该封堵器对深度的要求低于Watchman，适合更大心耳的封堵，但由于封堵器连接装置较粗，牵拉试验时术者手感不明显，需要45°TEE观察或同步造影下牵拉试验更为确切。此外，由于Lesifter封堵器硬度更软，径向支撑力较小，会适应心耳内部解剖形态展开，但这一优点也有不利之处，封堵器放置不能太靠外，必须确保牵拉试验稳定方能释放。

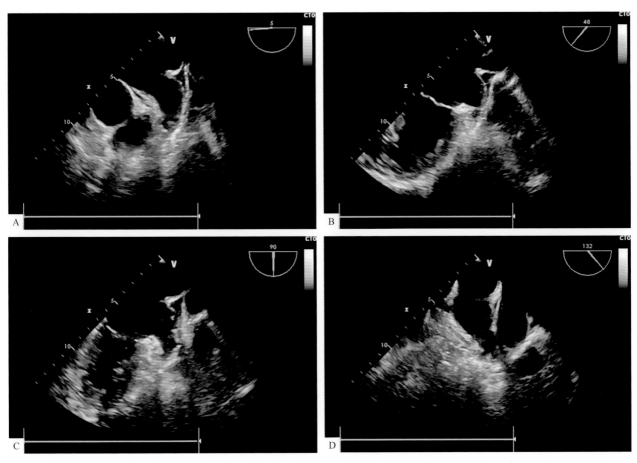

图 12-1-16　左心耳封堵术前 TEE 检查及测量

A. 0°左心耳内径约 22 mm，深度约 30 mm；B. 45°左心耳内径约 21 mm，深度约 32 mm；C. 90°左心耳内径约 23 mm，深度约 30 mm；D. 135°左心耳内径约 24 mm，深度约 29 mm

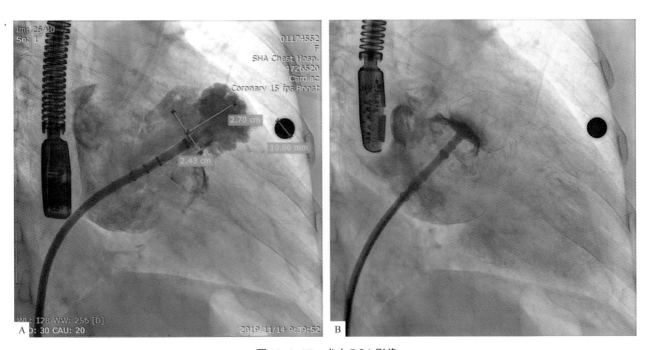

图 12-1-17　术中 DSA 影像

A. 左心耳造影及心耳径线测量；B. 封堵后造影未见明显残余及露肩

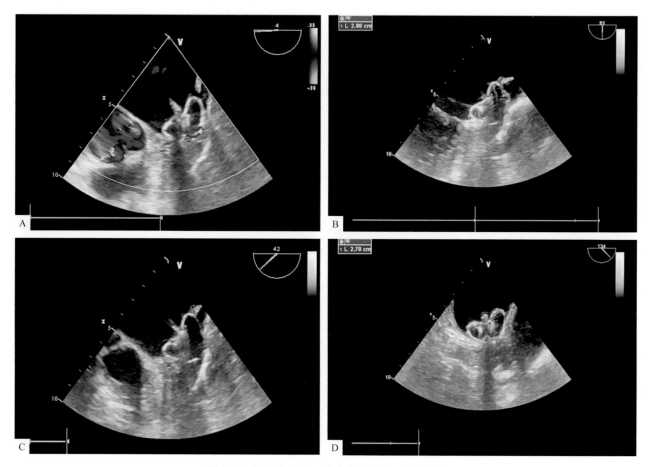

图 12-1-18　左心耳封堵术中 TEE 评估及测量

A ～ D. 不同角度 TEE

（李艳杰　何　奔）

实战病例7

【病史摘要】

（1）男性，45岁。

（2）半年前发生急性脑梗死，检查发现持续性房颤，5个月前拟行左心耳封堵术，但术前TEE检查提示左心耳内血栓，遂继续华法林抗凝治疗。

（3）半年内发生脑梗死4次，经华法林抗凝和康复治疗后脑梗死症状好转，但目前仍然口歪，言语含糊，肢体活动轻度障碍。

（4）有扩张型心肌病、慢性心力衰竭病史10余年，入院时心超检查提示左房室增大伴左心室壁整体收缩活动减弱，二尖瓣反流，LVEF 32%。

（5）CHA_2DS_2-VASc评分3分，HAS-BLED评分0分。

患者年龄较轻，45岁，有扩张型心肌病及慢性心力衰竭病史，半年前因发生急性脑梗死检查提示房颤，在华法林抗凝治疗的第1个月内反复发生4次脑梗，具有左心耳封堵的强适应证。5个月余前，患者来我院拟行左心耳封堵术，但术前TEE检查提示左心耳内血栓。目前抗凝治疗已半年，如TEE检查提示左心耳内血栓消失，考虑择期行左心耳封堵。

【术前TEE】

术前TEE检查显示，该心耳呈菜花状，心耳内血栓已消失，但超声自发显影增强（云雾状回声），心耳底部梳状肌发达，4个常规角度显示：0°左心耳内径约24 mm，深度约36 mm；45°左心耳内径约24 mm，深度约44 mm；90°左心耳内径约24 mm，深度约38 mm；135°左心耳内径约23.3 mm，

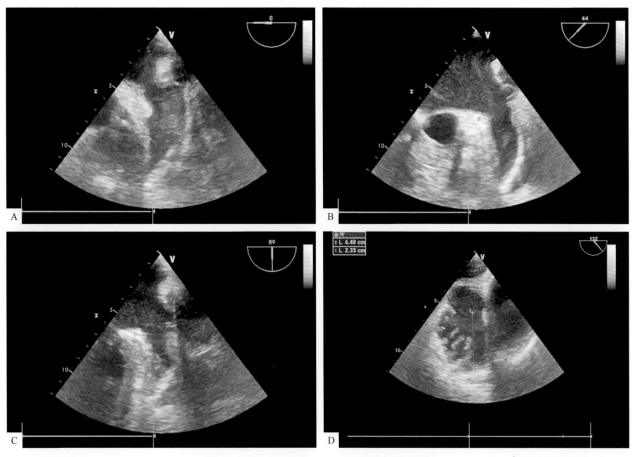

图12-1-19　左心耳封堵术前TEE检查及测量

A. 0°左心耳内径约24 mm，深度约36 mm；B. 45°左心耳内径约24 mm，深度约44 mm；C. 90°左心耳内径约24 mm，深度约38 mm；D. 135°左心耳内径约23.3 mm，深度约44 mm

深度约44 mm（图12-1-19A～D）。根据TEE测得的左心耳开口宽度与深度，可考虑选用30 mm左右的内塞型封堵器。

【手术过程】

该患者来自农村，经济相对困难，经知情同意后入选Lesifter封堵器临床研究。操作过程如病例6。如图12-1-20A所示，术中经导管鞘和猪尾导管造影显示为窄口、大肚的大菜花样心耳，开口28.4 mm，深度37 mm，选择35 mm Lesifter封堵器在心耳内缓慢展开，展开后造影显示封堵器平齐心耳口部完全封堵，未见残余分流和明显露肩（图12-1-20B）。同时使用TEE再次封堵。多角度TEE观察显示，封堵器最大直径为29.9 mm，算得封堵器的压缩比为14.6%，下缘探及1.5 mm的残余分流，无明显露肩（图12-1-21A～D）。分别在

45°TEE观察及造影下行牵拉试验，提示封堵器固定牢固，牵拉后无移位，符合封堵器释放的"PASS"原则，遂最终解锁钢缆，完全释放封堵器。

【专家点评】

该患者多次发生缺血性卒中，并且TEE发现心耳内有血栓形成，其原因与扩张型心肌病、心力衰竭、大左房和大菜花样心耳内血流缓慢相关，具有强烈的左心耳封堵适应证。华法林有效抗凝6个月后，患者左心耳内血栓自溶，但仍见明显超声自发显影，预计即使长期维持抗凝治疗，再发脑梗死或其他血栓栓塞事件的风险仍较高。因此，该患者进行有效封堵，不仅可以从很大程度上杜绝心源性卒中发生，而且还可以降低长期抗凝治疗的出血风险。此外，如果术前TEE检查探查到左心房或左心耳内血栓，应当停止继续手术，需要至少维持

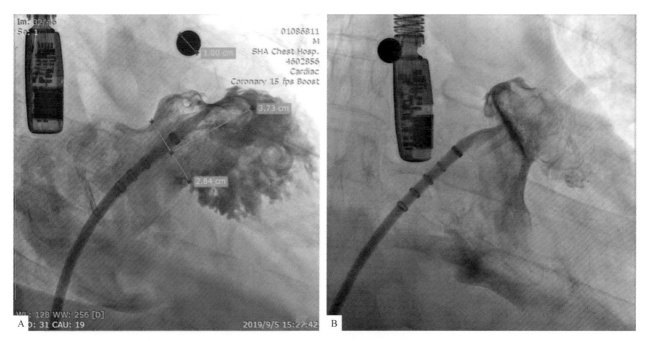

图 12-1-20 术中 DSA 影像

A. 左心耳造影及心耳径线测量；B. 封堵后造影未见明显残余及露肩

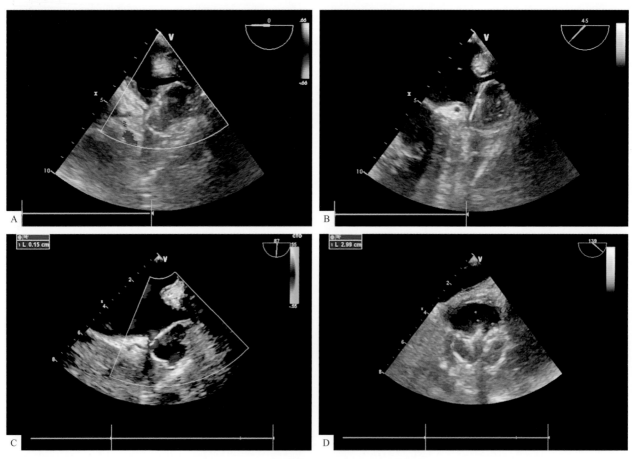

图 12-1-21 左心耳封堵术中 TEE 评估及测量

A ～ D. 不同角度 TEE

2～3个月的有效抗凝后复查TEE，当血栓溶解后可择期进行左心耳封堵术。

（李艳杰 江立生）

实战病例8

【病史摘要】

（1）女性，83岁。

（2）阵发性房颤20年。

（3）既往有高血压、糖尿病、脑梗死病史多年。

（4）长期口服华法林过程中INR波动较大，多次停用华法林。

（5）CHA$_2$DS$_2$-VASc评分7分，HAS-BLED评分4分。

为预防再发脑梗死，该患者准备接受左心耳封堵术。术前胸片提示心影增大。超声心动图：左心房体积237 mL，左心房前后径6.6 cm；术前经食管超声心动图：巨大左心耳，呈鸡翅形，开口内径最大29 mm，最大深度28 mm（图12-1-22）。

【手术过程】

因患者高龄，体重轻，无法耐受再次食管超声心动图和全身麻醉，故决定采用"极简式"左心耳封堵术。术中左心房造影提示：左心耳呈单叶鸡翅形，着陆区内径3.1 cm，深度2.4 cm。选择34 mm的LACbes®左心耳封堵器进行封堵，封堵器固定盘张开后造影，确认固定盘位置位于左心耳颈部着陆区，然后轻轻顶住推送杆，回撤输送外鞘释放封堵盘，最终于局麻下成功植入34 mm的LACbes®封堵器（PushMed, Shanghai, China）。造影显示：封堵完全，无残余分流（图12-1-23A～C）。术后随访3个月，无器械栓塞、封堵器周围瘘、器械表面血栓、血栓栓塞等不良事件发生。

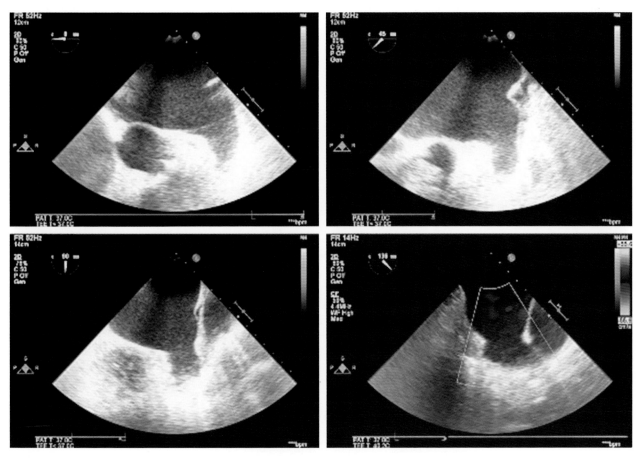

图12-1-22 术前经食管超声心动图4个切面评估左心耳

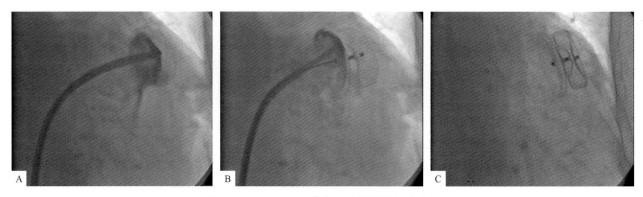

图 12-1-23 LACbes®左心耳封堵器释放过程

A.释放固定盘后造影确认位置处于着陆区；B.打开封堵盘后再次造影确认封堵效果；C.封堵器释放后最终形态

（张 莎 白 元 秦永文 赵仙先）

第二节 · 复杂左心耳封堵的挑战性病例

一、大开口、早分叶型大菜花型心耳

（一）解剖特征

此种类型菜花状心耳，多呈椭圆形，开口直径大（如 > 30 mm），在135°TEE下可见发达的梳状肌，并将心耳分为2个或以上分叶，且梳状肌距离开口的封闭线距离短，不同分叶的可利用深度差异较大（图12-2-1）。

（二）技术难点

此种类型心耳解剖复杂，封堵难度大。放置封堵器时可能因梳状肌阻隔，仅封堵其中一叶，而残余另一分叶无法封堵；回收封堵器时，也由于封堵器在其中一叶不能张开，造成封堵器锚爪锚定梳状肌过紧，容易造成封堵器回收困难和心耳撕裂；或者心耳口部太大，现有尺寸的单个封堵器无法完成封堵。此种类型心耳进行封堵时，需要考虑多种类型封堵器互为补充、配合，需要较高的封堵技巧方可完成。如果心耳口部直径 < 30 mm，深度足够，可考虑尝试用单个内塞型封堵器（如Watchman）封堵，操作时让封堵器锚爪固定于其中一个分叶，在确保固定牢靠情况下，可将封堵器适当向外放一

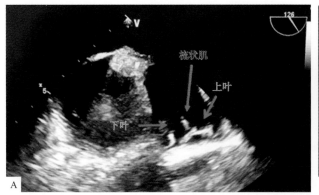
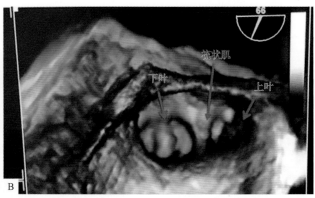

图 12-2-1 左心耳封堵术前TEE检查及特征

A. 2D-TEE；B. 3D-TEE

些，保持一定露肩，使封堵伞近中部位避开梳状肌的过度压迫，使其在心耳口部张开，完全封堵所有分叶的共同开口。如果内塞型封堵器封堵不成功或心耳口部直径过大（如 > 30 mm），可考虑小伞大盘型 LAmbre 封堵器进行封堵。如果心耳口部过大，预估无论使用哪种类型或尺寸的单个封堵伞均无法成功封堵时，可考虑使用两个内塞型封堵伞，采用 Kissing-Watchman 技术封堵（图 12-2-2）[1]。

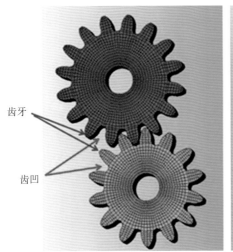
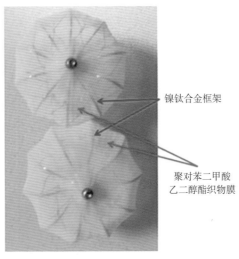

图 12-2-2　Kissing-Watchman 技术示意图[1]

实战病例1

【病史摘要】

（1）男性，60岁。

（2）持续性房颤病史6年。

（3）高血压10余年。

（4）3年前因主动脉夹层行主动脉支架植入术。

（5）既往不规律口服华法林，2年前发生缺血性卒中，1年前服用华法林期间出现黑便和上消化道出血，后中断服用华法林。

（6）CHA_2DS_2-VASc评分4分，HAS-BLED评分3分。

【术前TEE】

术前TEE检查提示，患者左心耳呈大菜花形，距心耳口部约12 mm处可见发达的梳状肌将心耳分成两个主分叶，口部宽度最大30 mm，上叶深度35 mm，下叶深度27 mm（图12-2-1）。

【手术过程】

左心耳造影及测量如图12-2-3所示，心耳呈

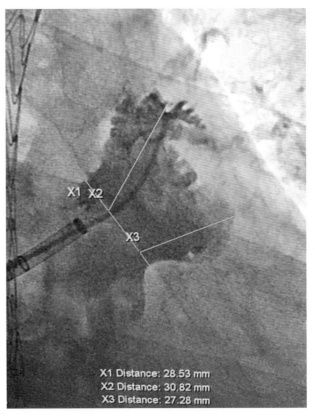

图 12-2-3　左心耳造影及测量

使用导管鞘冲水管和猪尾导管同时造影，提示心耳呈菜花状，开口宽度28.5 mm；可见2个主分叶，上叶深度30.8 mm，下叶深度27.2 mm

窄口大肚形，2个分叶，开口宽度28.5 mm，上叶深度测量30.8 mm，下叶深度测量27.2 mm。因口部宽度小于30 mm，上叶深度足够，故尝试使用33 mm的Watchman封堵器封堵，封堵器在上叶预释放后，虽经过多次回收和调整，术中TEE评估提示左心耳口部仍未完全覆盖，下叶残余分流7 mm，不符合封堵器释放的"PASS"原则（图12-2-4）。

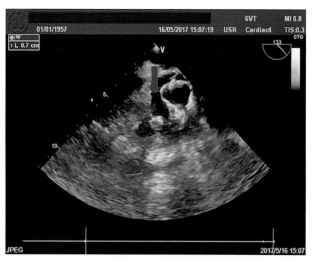

图12-2-4　TEE评价

选用33 mm Watchman封堵器在上叶多次回收及调整位置预释放后TEE133°评估，提示封堵器完全封堵上叶，口部残余7 mm残腔与下叶相连，不符合封堵器释放的"PASS"原则

单个Watchman封堵器封堵失败原因：梳状肌过于发达，且距离口部过短（12 mm），属于典型早分叶、梳状肌发达的菜花状心耳，由于梳状肌过于发达，致使封堵器固定于上叶内，导致封堵器近端不能充分展开和残余下叶不能封堵的情况。

解决办法：① 该病例可尝试改用22 mm×34 mm或24 mm×36 mm的小伞大盘型特殊设计的LAmbre封堵器进行封堵。② 但本病例在手术时，国产LAmbre封堵器还未正式开始临床使用，因而作为替代办法选择了使用2个Watchman封堵伞，采用Kissing-Watchman技术实施了成功封堵。

具体操作过程如下：上叶在预先放置33 mm Watchman封堵器后，口部下缘残余分流7 mm，不能容纳最小尺寸的21 mm Watchman封堵器。采用Kissing-Watchman技术时，要求其中一个主分叶封堵后，残余分叶口部直径应至少10 mm以上方能放

置另一个封堵器。因此，本病例中，首先全回收上叶预放置的33 mm Watchman封堵器，换用27 mm的Watchman封堵器在上叶预释放，预释放后TEE检测提示下缘残余开口16 mm，且牵拉试验提示封堵器固定牢靠、稳定后，保留上叶封堵伞及鞘管，不解离封堵器，然后沿着同侧股静脉穿刺，以前一个导管鞘为示踪，在适当位置重新穿刺房间隔，小心送入另一根导管鞘至左心房（如封堵下叶，建议使用单弯鞘），并送入猪尾导管至下叶造影，造影显示残余下缘口部直径13 mm（TEE测量为16 mm）。然后再小心将导管鞘沿着猪尾导管送入下叶底部，选择21 mm Watchman封堵器预释放，预释放后先用TEE观察封堵器位置、压缩比及残余分流情况，如符合要求，做牵拉试验，先牵拉下叶小伞、再牵拉上叶大伞，两伞均牵拉稳定、无移位后，最后两伞同时牵拉，如仍稳定，先解锁小伞钢缆释放下叶封堵器，再解锁大伞钢缆，释放上叶封堵器，最后再TEE全面评价。

注意事项：① 采用一站式、双鞘策略的Kissing-Watchman技术时，操作要特别小心，注意两套封堵系统相互干扰（图12-2-5）。② 残余分叶造影时，应将猪尾导管尾钩端背离前一封堵器，避免回撤猪尾时尾钩把封堵器钩出。③ 牵拉试验非常重要，两个封堵伞均牵拉稳定，符合"PASS"原则后方可释放（图12-2-6）。④ 因股静脉和下腔静脉容纳两个导管鞘，送入导管鞘时应小心轻柔，避免造成血管损伤。⑤ 手术结束，股静脉有两个创口，止血要确切，避免严重的血管并发症。

实战病例2

【病史摘要】

（1）女性，67岁。

（2）既往高血压病史10余年，有卒中、扩张型心肌病和心力衰竭病史（EF 40%）。

（3）2个月前入我院诊治，拟行左心耳封堵术，术前TEE发现左心耳血栓暂停手术，给予抗凝治疗2个月后复查TEE提示血栓消失，再次入院行左心耳封堵术。

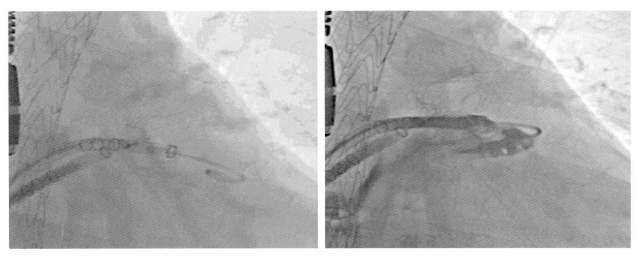

图12-2-5　导管鞘送入左心耳下叶和造影

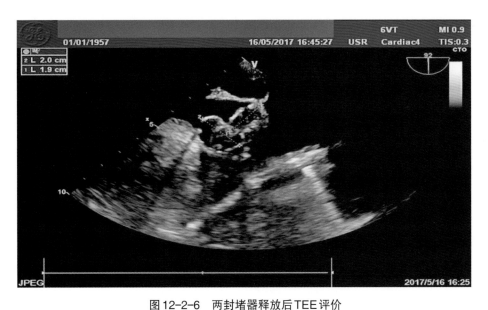

图12-2-6　两封堵器释放后TEE评价

大伞压缩比26%，小伞压缩比10%，无残余分流

（4）CHA$_2$DS$_2$-VASc评分6分，HAS-BLED评分3分。

【术前TEE】

术前TEE检查质量欠佳，显影较模糊，90°和135°显示左心耳大菜花形，具有丰富的梳状肌，底部可见多个分叶，口部宽度最大28 mm，最大深度32 mm（图12-2-7）。

【手术过程】

左心耳造影及测量如图12-2-8所示，心耳开口巨大，宽度38 mm（比TEE测量值大10 mm）；多个分叶，上叶主分叶开口宽度25 mm，可用深度30 mm，下叶主分叶开口宽度19 mm，深度21 mm。该心耳结构复杂，预估现有上市所有尺寸的单个封堵器均不可能成功封堵，遂直接选用Kissing-Watchman技术，采用一站式双鞘策略、使用2个Watchman封堵器进行封堵。

具体手术过程如下：先选择30 mm的Watchman封堵器封堵上叶，牵拉试验确认封堵器固定牢靠、稳定，TEE评估提示压缩比合适后，保留上叶鞘管与封堵器连接，暂不释放封堵器，然后再重新穿刺

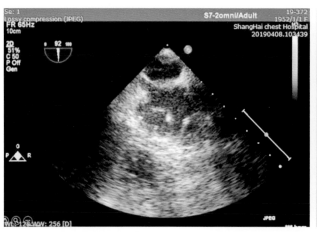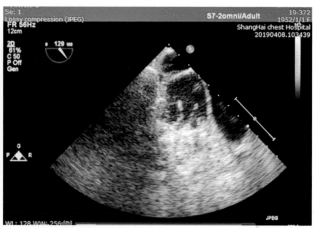

图 12-2-7　左心耳封堵术前 TEE 检查及特征

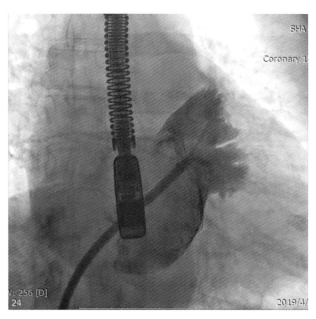

图 12-2-8　左心耳造影及测量

使用导管鞘冲水管和猪尾导管同时造影，提示心耳呈巨大的菜花样结构，开口巨大，宽度 38 mm；可见多个分叶，上叶主分叶开口宽度 25 mm，可用深度 30 mm，下叶主分叶开口宽度 19 mm，可用深度 21 mm

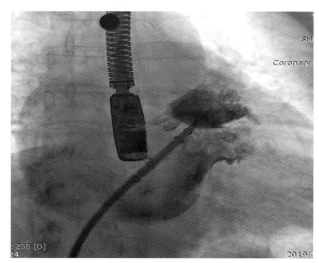

图 12-2-9　第一个 Watchman（30 mm）封堵器预释放后造影图

显示整个下叶未封堵

（图 12-2-11 和图 12-2-12）。

（江立生　何　奔）

同侧股静脉，并以前一根导管鞘为示踪重新穿刺房间隔。接着选择另一单弯鞘并小心送入猪尾导管至下叶造影，造影显示残余下缘口部直径 18 mm，遂选择 24 mm Watchman 封堵器在下叶底部预释放（图 12-2-9 和图 12-2-10）。预释放后先用 TEE 观察提示两封堵器位置、压缩比均适合，无残余分流，两伞分别单独和同时牵拉试验，提示两封堵器均稳定、无移位，最后依次解锁下叶的小伞和上叶的大伞钢缆释放封堵器，最后再造影和 TEE 全面评价

二、转角型心耳

左心耳在开口后不久形成一个急转向下或急转向上转角，这类心耳统称为转角型心耳。鸡翅状心耳通常形成这样的转角，如果翅尖（或转角）向下，即为正鸡翅形心耳；如果翅尖（或转角）向上，即为反鸡翅形心耳。此类心耳由于心耳中远端急转成角，导致自然轴向（无明显旋转状态）条件

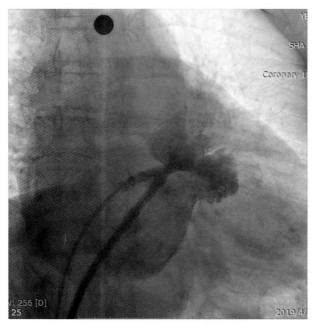

图 12-2-10 下叶造影图

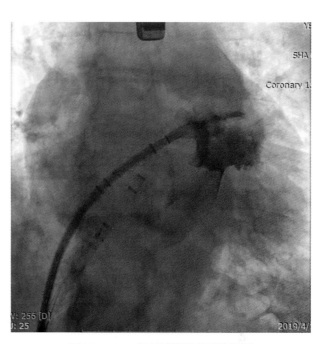

图 12-2-11 两封堵器释放后造影图

30 mm Watchman 封堵器在上叶预释放后，重新穿刺房间隔，用单弯鞘及猪尾在下叶造影，显示残余开口 18 mm，可使用 24 mm Watchman 封堵器封堵下叶

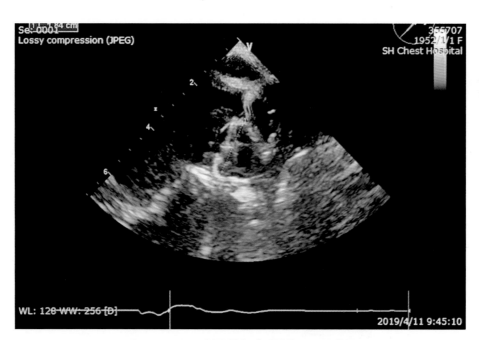

图 12-2-12 两封堵器释放后最终 TEE 评价图

下导管鞘很难到达心耳远端的转角内，造成可用深度不足和封堵困难，此种类型心耳对封堵技术要求非常高。对于成角不是很大的心耳，一般可通过一定角度（一般不超过 30°）的旋转增加导管鞘可能达到心耳远端的空间来实现封堵（图 12-2-13）。通过一定角度旋转操作，如旋转 20° ～ 30° 一般可以提供 1.3 ～ 4.4 mm 的额外深度以提高封堵成功率。但如果旋转角度过大（如超过 30°），可能造成导管鞘旋转张力过大，导致封堵器或导管鞘划破心耳的情况，也可能出现封堵器展开过程中向外弹出的情

况，因此旋转导管鞘时应避免角度和张力过大的情况。如果心耳成角过大（如大于30°），需要根据成角的方向选择重新调整房间隔穿刺位置或使用单弯鞘实施封堵。对于向下成角的正鸡翅形心耳，可选

择偏高位置穿刺房间隔和使用单弯鞘封堵；对于向上成角的反鸡翅形心耳，可选择更低偏前位置穿刺房间隔，使用双弯鞘（也可使用单弯鞘）进行封堵（图12-2-14）。

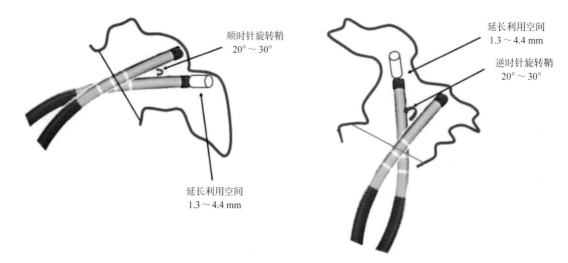

无旋转时可用深度 （mm）	旋转20°后可用深度 （mm）	旋转25°后可用深度 （mm）	旋转30°后可用深度 （mm）
21	22.3	23.0	24.0
24	25.5	26.4	27.6
27	28.7	29.6	31.0
30	31.9	33.0	34.4

图 12-2-13 导管鞘旋转角度及可用深度对照

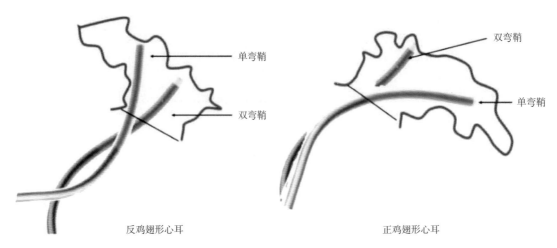

图 12-2-14 正鸡翅形和反鸡翅形心耳使用不同弯型导管鞘的可用深度比较

实战病例1

【病史摘要】

（1）男性，72岁。

（2）持续性房颤病史5年。

（3）有高血压10余年和脑腔隙性梗死病史，不能长期规律服用抗凝药。

（4）术前CHA2DS2-VASc评分5分，HAS-BLED评分3分。

术前心超提示左心房42 mm，食管超声检查显示左心耳位置特别低，紧邻二尖瓣，开口宽度18～19 mm，深度16～18 mm（图12-2-15）；CCTA提示：心耳呈正鸡翅状，位置低于左上肺静脉，紧邻二尖瓣（图12-2-16）。

【手术过程】

根据术前TEE和CCTA检查，患者左心耳为

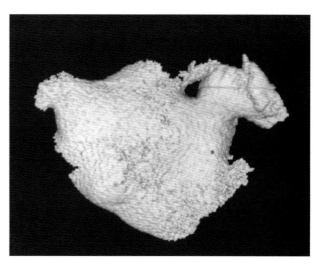

图12-2-16　术前CCTA左心耳重建图像

正鸡翅形，翅中部起急转向下成角，心耳位置低，"翅中"部位至心耳口部距离短，预估使用双弯鞘、通过旋转方式增加可用深度的方式封堵难度大。因此选择偏高位置穿刺房间隔，直接选用单弯鞘用弯

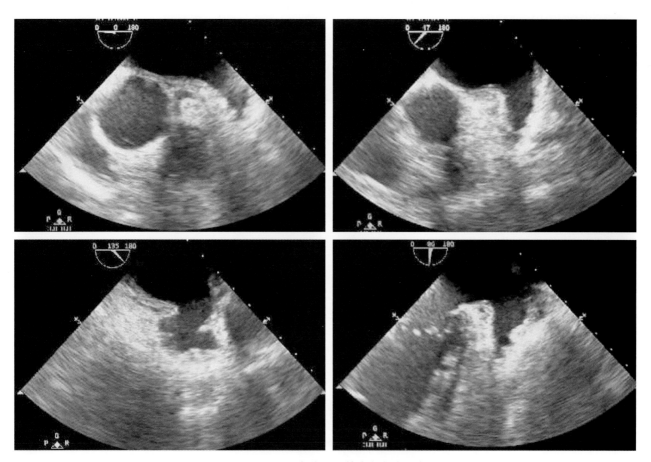

图12-2-15　术前TEE检查各角度图像

开口18～19 mm，深度16～18 mm

头猪尾和鞘同时造影，提示心耳开口19.2 mm，到"翅中"处可用深度15.2 mm，到"翅尖"转角处可用深度17.5 mm（图12-2-17）。如果选择A线作为封闭线，深度明显不足，因此B线为封闭线，采用单弯鞘封堵。在弯头猪尾引导下将单弯鞘小心送至"翅尖"向下转角处，检测"翅尖"部可用空间和导管鞘的张力，此过程应非常小心，如果导管鞘送得太深或张力过大，回撤猪尾、送入封堵器和封堵器展开过程中极易划伤左心耳壁和导致心脏压塞（导管鞘输送过程见图12-2-18和图12-2-

19）。经检验转角远端有适合的可用空间，且导管鞘张力可控后，选择24 mm Watchman封堵器在造影剂透视下缓慢展开，成功按B线封堵左心耳（图12-2-20）。封堵器在心耳内展开后，经牵拉试验提示封堵器位置稳定、无移位，TEE评估符合释放"PASS"原则，遂完全释放封堵器，释放后TEE评价效果如图12-2-21所示。

本病例操作难度非常大，即使导管鞘到达向下转角远端，但送入封堵器后导管鞘可能改变方向、张力也会明显增加，在封堵器展开过程中需要助手

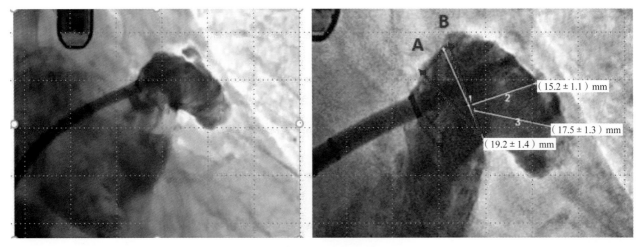

图12-2-17　左心耳造影及测量

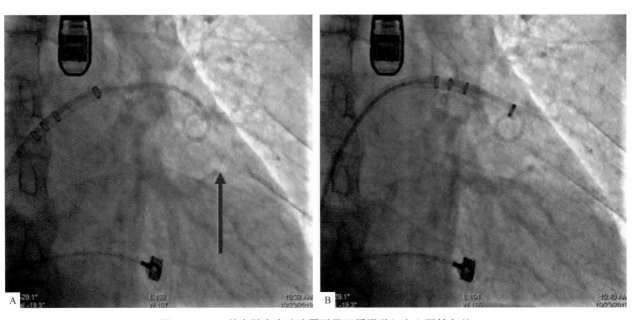

图12-2-18　单弯鞘在弯头猪尾引导下缓慢送入左心耳转角处

A. 缓慢到达左心耳；B. 顺利到达心耳远端

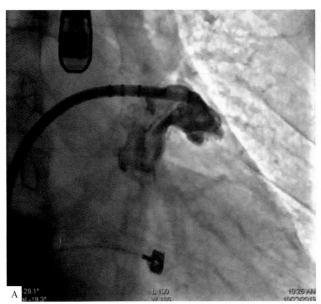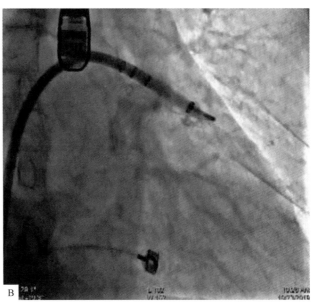

图 12-2-19　单位鞘测量翅尖转角可用深度及张力

A. 头端有效空间小；B. 造影下跟进鞘管

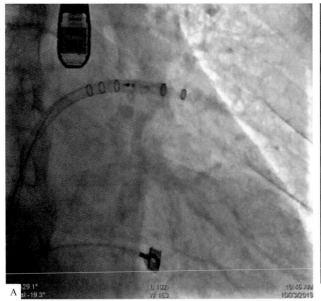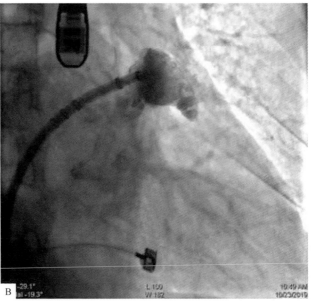

图 12-2-20　封堵器展开及造影

A. 缓慢展开封堵伞；B. 展开后造影良好

密切配合，经递送系统冲水管随时注射造影剂观察导管鞘和封堵器远端与心耳壁的相对位置，当张力过大或导管鞘/封堵器头端紧贴心耳壁时，术者需要同时回撤导管鞘和封堵器稍许，避免封堵器展开过程中划伤心耳壁引起严重心脏压塞。

实战病例 2

【病史摘要】

（1）女性，78 岁。

（2）房颤病史 10 余年。

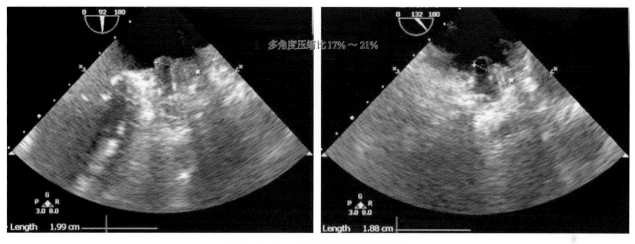

图12-2-21　封堵器释放后TEE评价

TEE在135°提示下缘少许露肩（＜1/3），压缩比17%～21%，符合要求

（3）高血压病史10余年。

（4）糖尿病病史8年。

（5）平时不规则服用华法林，半年前服用华法林导致消化道大出血，后停用华法林。

（6）术前CHA$_2$DS$_2$-VASc评分5分，HAS-BLED评分3分。

术前TEE提示心耳呈小开口反鸡翅形心耳，多个小分叶，上叶分叶较大，开口1.45～1.6 mm，深度2.0～2.2 mm（图12-2-22）。

【手术过程】

心耳呈向上转角的反鸡翅形，导管鞘轴向不佳，首先将导管鞘调整至中叶尝试用21 mm Watchman封堵器以中叶为攻击点封堵，但封堵器展开后上叶残余分流较多，下缘存在露肩，牵拉试验不稳定，牵拉后封堵器滑出，遂全回收封堵器。

因为中叶深度严重不足，封堵中叶不可能，需要调整轴向重新封堵（图12-2-23）。

将猪尾导管调整至上叶，小心将导管鞘旋转至上叶，但张力较大，然后维持导管鞘于逆时针旋转状态再以21 mm Watchman封堵器小心送入上叶，保持导管鞘逆时针旋转，小心展开封堵器，造影及TEE评价提示封堵器位置良好，无明显露肩和残余分流，牵拉稳定，符合"PASS"原则，完美封堵（图12-2-24）。

第二次封堵与第一次相比，导管鞘置于上叶，较第一次至于中叶相比有较大幅度的逆时针旋转，因为通过逆时针旋转进入上叶后增加了可利用深度，所以才有足够深度得以封堵成功。但是值得一提的是，从造影看该心耳壁非常薄，且第二次导管鞘逆时针大角度旋转会显著增加导管鞘张力，容易导致在猪尾从导管鞘撤出、送入封堵器和封堵器展

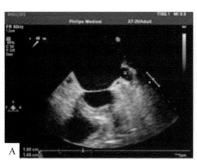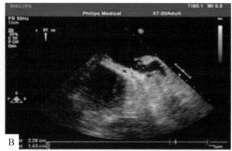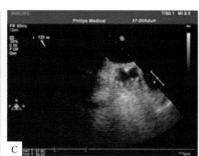

图12-2-22　术前TEE检查及测量

A. 45°：宽1.49 cm×深1.90 cm；B. 90°：宽1.43 cm×深2.28 cm；C. 122°：宽1.57 cm×深2.21 cm

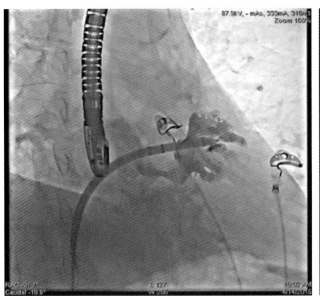
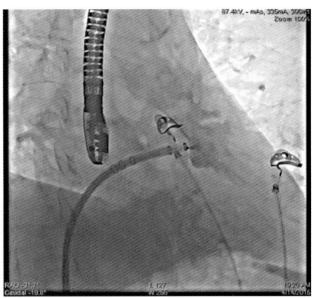

图 12-2-23　左心耳造影及第一次预释放图

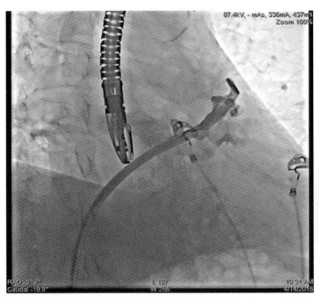
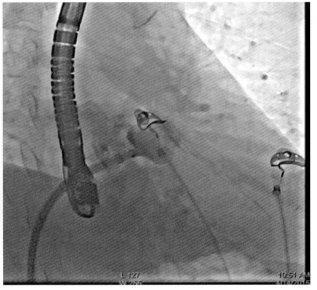

图 12-2-24　导管鞘调整至上叶及封堵器展开后造影图

开过程中，划伤心耳壁，引起心耳穿孔和严重的心脏压塞，并发症的风险高，操作难度也大。因此，针对本病例，比较安全的方法是选择更低位置重新穿刺房间隔，以降低导管鞘进入上叶的旋转角度和张力，减少心耳穿孔和心脏压塞的风险；也可以考虑尝试使用单弯鞘改善轴向和降低导管鞘张力；还可以尝试使用 LAmbre 封堵器封堵。

（江立生　何　奔）

三、敞口浅心耳

此种类型心耳呈敞口喇叭样开口，心耳内梳状肌多不发达，深度较浅，通常开口封闭线测量宽度明显大于鞘管所能到达的可利用深度，由于深度不够及用于锚定的梳状肌不发达，封堵难度大，如果心耳存在转角和工作轴向不佳，将进一步增加工作难度。采用内塞型封堵器（如 Watchman）封堵时，首先要保证导管鞘工作轴线良好并尽可能送至心耳底部（图12-2-25），在导管鞘不做任何旋转情况下，在体外可利用递送系统头端5 mm软端预借2～3 mm深度（第一次借深度）（图12-2-26），封堵器展开过程中应右手顶住封堵器推送杆，缓慢回撤导管鞘展开封堵器。封堵器在展开过程中，助手应通过递送系统冲水管注射造影剂判断封堵器和导管鞘头端与心耳底部相对位置，如封堵器头端与心耳底部有间隙可用，可在X线透视下非常小心轻微向心耳底部推送封堵器稍许，进行第二次借深度（图12-2-27），然后再顶住推送杆、缓慢展开封堵器，完成封堵器释放。但需要指出，两次预借深度对术者的经验和手感要求特别高，初学或经验欠丰富者可能增加封堵器前端刺破心耳和发生急性心脏压塞甚至死亡的风险，因此左心耳封堵初学者或经验欠丰富者不建议采用二次借深度方法封堵此种高难度心耳。

如果左心耳可用深度过浅，即使采用上述方法也很难使用内塞型封堵器（如Watchman）成功封堵，这种情况下可考虑换用对深度要求不高的外盖型封堵器（如LAmbre）封堵；如果心耳轴向深

度不够，但心耳中远段存在一定的转角空间，可考虑通过旋转导管鞘、使用单弯鞘或重新穿刺房间隔等方法调整轴向和延长可用深度，多数也可获得

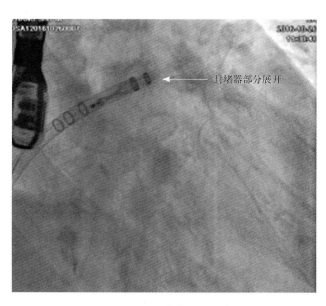

图12-2-27　二次借深度示意图

当封堵器头端部分展开时，在X线透视下经封堵器递送系统尾端冲水管注射造影剂，观察封堵器头端与心耳底部相对位置，如存在一定间隙，可非常小心地向心耳底部推送封堵器稍许，进行二次借深度

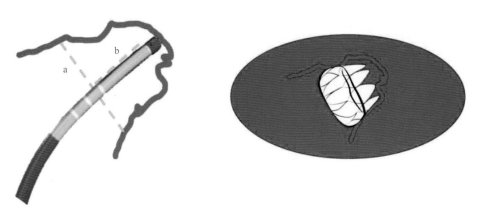

图12-2-25　敞口浅心耳封堵导管鞘位置和封堵器展开示意图

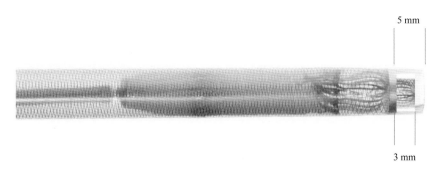

图12-2-26　利用封堵器递送系统头端5 mm保护软端，预借3 mm深度示意图

成功；左心耳封堵成功率不是100%，如果心耳深度过浅，且心耳底部无梳状肌可用或者缺乏锚定区域，会导致封堵器固定不稳定和脱位，这种情况不适合封堵，应考虑放弃。

实战病例1

【病史摘要】

（1）男性，67岁。

（2）高血压病史10余年。

（3）阵发性房颤病史1年。

（4）入院时CHA_2DS_2-VASc评分2分，HAS-BLED评分2分。

【手术过程】

患者阵发性房颤病史时间不长，术前心超提示：左心房39 mm，EF 57.6%，有消融指征，但患者CHA_2DS_2-VASc评分2分，存在较高的卒中风险，患者不愿意长期服用抗凝药物，决定实施导管消融+左心耳封堵联合治疗。消融完成后实施左心耳封堵。术中造影提示：左心耳呈反鸡翅状，翅中部有数个小分叶，可用深度极浅，约14 mm，开口宽度20.5 mm（图12-2-28），封堵难度大。结合造影图像，术者认为，近翅尖部有一定空间可用，可以尝试用27 mm Watchman封堵器封堵。考虑借助鞘逆时针旋转尽可能将鞘向翅尖部转争取更多可用空间，同时利用推送杆头端5 mm软端预3 mm进行第一次借深度，在封堵器展开过程中适当向前微微推送封堵器进行第二次借深度方法，同时在封堵器完全打开瞬间顶住输送鞘让封堵伞向前弹性缩短（各

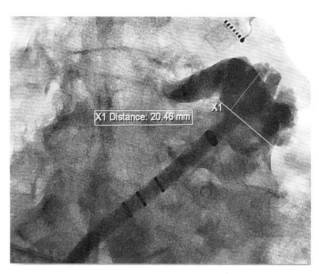

图12-2-28　左心耳造影图像及测量

开口20.46 mm，深度极浅，敞口反鸡翅形，难度极高，尝试选择27 mm Watchman封堵器封堵

种型号Watchman封堵器展开后缩短程度如表12-2-1所示），同时防止封堵伞向后回弹，通过这些没有深度、创造深度的高难度技巧的综合利用成功将封堵器送至预定位置展开。封堵器展开后多角度TEE评估，左心耳封堵完全，压缩比11%～15%，无残余分流，牵拉稳定，符合"PASS"原则，实现完美封堵（图12-2-29和图12-2-30）。

实战病例2

【病史摘要】

（1）男性，69岁。

（2）高血压病史10余年。

（3）2年前发生心肌梗死，曾植入支架1枚，目前稳定。

表12-2-1　Watchman封堵器展开前、后长度比较表

器械伞面直径	预装器械长度	展开后器械长度
21 mm	20.2 mm	16.85 mm
24 mm	22.9 mm	17.66 mm
27 mm	26.5 mm	19.94 mm
30 mm	29.4 mm	21.93 mm
33 mm	31.5 mm	23.13 mm

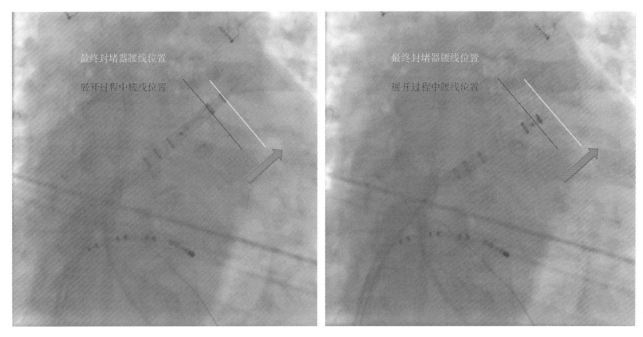

图12-2-29　封堵器展开后图

27 mm Watchman封堵器二次借深度缓慢展开，在完全打开瞬间顶住输送鞘让封堵伞向前弹性缩短，同时防止封堵伞向后回弹，利用二次借深度和Watchman封堵器展开缩短的特性对高难度心耳实现封堵

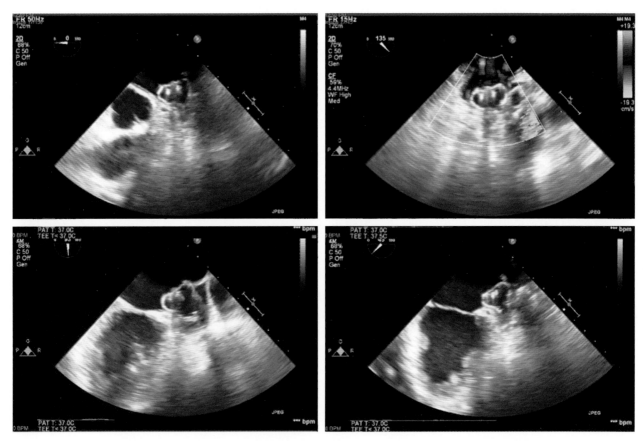

图12-2-30　封堵器释放后食管超声 0°-45°-90°-135° 各角度评价左心耳封堵满意

（4）长程房颤病史3年。

（5）入院时CHA$_2$DS$_2$-VASc评分3分，HAS-BLED评分4分。

【手术过程】

该患者长程房颤病史3年，卒中风险高，同时因心肌梗死需要抗凝及抗血小板治疗，出血风险亦高，符合左心耳封堵指征。术前心脏彩超提示左心房内径47 mm，EF 50%；食管超声提示心耳呈鸡翅形，口部呈敞口状，宽度大约28 mm，"翅中"部梳状肌不发达，标准轴向可用深度非常浅。术中造影提示：心耳呈喇叭状开口，正鸡翅形，"翅中"部可用深度仅17 mm，选择33 mm Watchman封堵器尝试以"翅中"部轴向为着陆点，通过预借深度方法封堵，但展开后下缘露肩太多，牵拉后滑出，遂全回收封堵器，重新造影，提示心耳口部至"翅中"处可用深度非常浅，且无合适梳状肌固定，故以"翅中"部为轴向不可能成功。但翅尖部有空间可以利用，如果用弯头猪尾将导管鞘导引至下叶翅尖内增加可用深度再进行封堵，有望获得成功，但鞘张力非常大，需要警惕心耳穿孔和心脏压塞风险。遂按该方法，小心调整导管鞘至"翅尖"部（下叶），33 mm Watchman封堵器缓慢送至翅尖部小心展开，展开后效果不错（图12-2-31），且多角度TEE评价，压缩比15%～18%，无明显露肩和残余分流，牵拉试验稳定，符合"PASS"原则，实现该例广开口、浅深度、正鸡翅形高难度左心耳的完美封堵（图12-2-32）。

本例尽管术者经验丰富，使用双弯鞘攻击下叶，在导管鞘巨大张力实施了成功封堵，但必须强调，在如此张力下展开封堵伞过程中易因张力过大导致封堵伞边缘划破心耳壁，导致心耳穿孔和心脏压塞。使用单弯导管鞘可以降低张力，且容易到达下叶远端，对低位向下延伸的心耳可以提供封堵成功率和安全性；此外，封堵器在展开过程中务必非常缓慢，对此种类型心耳也是提高安全性的重要方法。

（江立生 何 奔）

四、多分叶仙人掌状心耳

多分叶仙人掌状心耳，由一个主叶和许多小叶

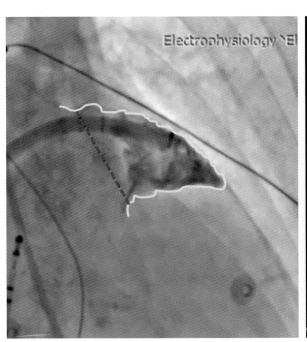
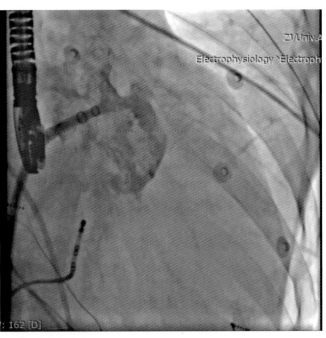

图12-2-31 左心耳造影及封堵

将导管鞘沿弯头猪尾送至下叶，利用下叶空间小心缓慢输送和展开封堵器，成功实施封堵

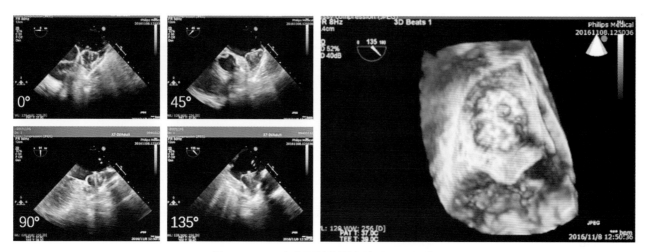

图 12-2-32　左心耳封堵器释放后TEE评价

0°-45°-90°-135°各角度二维评价及三维动态评价，均提示左心耳开口封堵完全，无明显露肩及残余分流，牵拉试验稳定，符合"PASS"原则，效果满意

组成，小叶无空间，不可利用，并且中间主叶的空间也不大。针对此种心耳，选伞时要注意，既要考虑心耳开口，也要评估心耳内可利用空间，避免选伞过大导致的远端压缩过大而引起并发症。另外，此种类型心耳的口部即发出小叶，一般深度足够，放置封堵器时位置不易过深，应适度向外放置，保持适度露肩，以充分覆盖心耳口部的所有分叶（图12-2-33）。

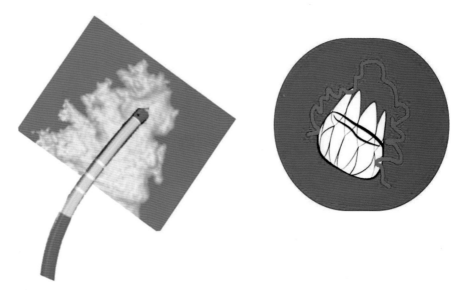

图 12-2-33　多分叶仙人掌状心耳封堵示意图

实战病例

【病史摘要】

（1）女性，81岁。

（2）房颤病史20余年，平时不规律服用华法林，INR不稳定。

（3）8年来曾发生2次脑梗死，目前左下肢活动及言语轻度障碍。

（4）高血压病史20余年。

（5）糖尿病病史10余年。

（6）慢性肾功能不全病史10余年，入院时肌酐水平167 μmol/L。

（7）入院时CHA_2DS_2-VASc评分7分，HAS-BLED评分5分。

【手术过程】

患者房颤病史长，合并危险因素多，CHA$_2$DS$_2$-VASc评分7分，再发卒中风险非常高，HAS-BLED评分5分，出血风险也非常高，且术前心脏彩超提示左心房内径55 mm，显著增大，具有左心耳封堵强烈适应证。因患者脑梗死后，不能配合行TEE检查，遂用CCTA替代检查，检查结果提示左心耳呈仙人掌状，开口测量达32 mm，可用深度30 mm，从口部起到底部可见多个小分叶（图12-2-34A）。根据CCTA检查及测量结果，该心耳开口大，封堵术成功的关键是封堵器盖住心耳口部的所有分叶，否则遗留口部残余分叶可能增加DRT和卒中的风险。术中左心耳造影提示左心耳呈仙人掌状，从开口起到底部即可见多个分叶，开口宽度测量值30.5 mm，可用深度接近32 mm（图12-2-34B）。遂选择33 mm Watchman封堵器封堵，封堵伞打开时位置适当靠外，充分覆盖心耳口部多个小分叶；如果封堵器位置过深，可通过微回收或半回收方法适当向外回拉封堵器后重新释放，以便完全覆盖心耳口部的所有分叶和共同开口。该例患者封堵器释

放后造影和TEE评价如图12-2-35A和图12-2-35B所示。

（江立生　何　奔）

五、隐匿分叶型心耳

隐匿分叶型心耳分为两类，一类为心耳开口存在隐匿型分叶，另一类为心耳底部存在隐匿型分叶。心耳开口存在隐匿型分叶即在心耳口部分出一个主分叶外，也在距心耳开口不远处分出一个隐匿型分叶，由于两个分叶有时不在同一平面上，在术前TEE常规位置检查时仅显示主分叶的影像和测量信息，而漏掉该隐匿分叶（图12-2-36）。这很容易造成术前TEE检查和测量与术中左心耳造影和测量结果不一致，也可能对随后的左心耳封堵操作提供误导性信息。如果造影过程中导管鞘位置比较深和仅使用猪尾导管在心耳内造影，也会造成造影剂没有充盈隐匿分叶，而发生像TEE一样漏掉隐匿型分叶的情形。其直接后果是，术者很容易根据主分叶的信息选择封堵器对主分叶进行封堵，而残留隐匿

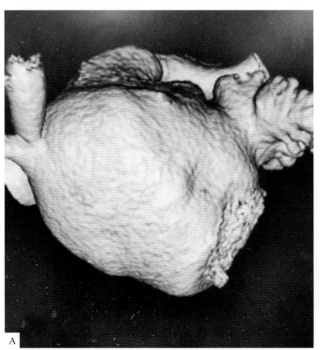
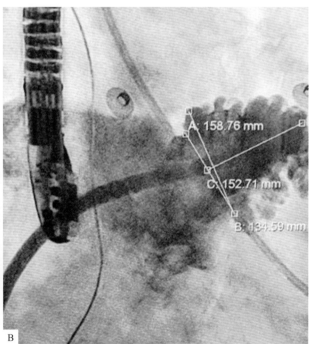

图12-2-34　左心耳术前检查

A. CCTA检查图像；B. 造影图像

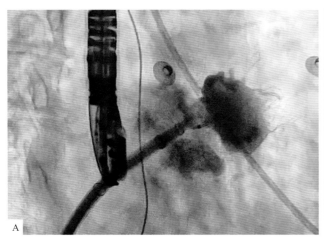 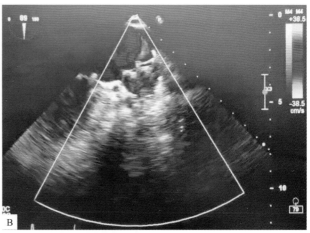

图12-2-35 左心耳封堵器展开后造影及最后TEE评价

A.造影图；B.TEE评价图。提示左心耳封堵完全，开口部所有分叶均完全覆盖，封堵完美

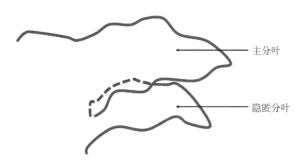

图12-2-36 隐匿分叶型心耳示意图

分叶未封堵（图12-2-37）。基于这种解剖类型心耳的存在和术前TEE很难完全暴露心耳所有分叶及解剖情况，左心耳造影时术者应将猪尾导管送到心耳内，而导管鞘置于心耳口部，从猪尾导管和导管鞘尾端冲水管同时推注造影剂造影，有时候还需要多角度造影，以充分暴露左心耳口部和分叶信息。当

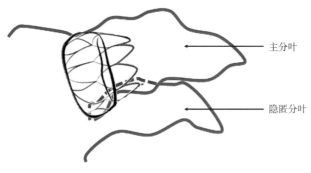

图12-2-37 错误封堵隐匿分叶示意图

由于术前TEE及术中造影没有探测到近开口处隐匿型分叶，导致封堵器仅封堵主叶，而遗漏隐匿分叶未封堵

造影清晰显示主分叶和隐匿分叶情况后，应根据共同开口的宽度和主分叶的深度选择合适尺寸封堵器完全封堵共同开口和所有分叶（图12-2-38）。

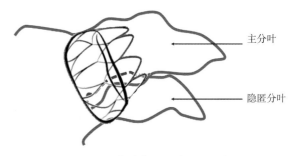

图12-2-38 正确封堵隐匿型心耳示意图

通过导管鞘冲水管和猪尾同时造影，充分暴露心耳口部、主分叶和隐匿分叶，将封堵器向外放置，完全覆盖共同开口和所有分叶

心耳底部隐匿型分叶，不仅TEE很难发现，而且造影也容易漏掉，因此有时候需要多角度造影方能显示此类隐匿型分叶（图12-2-39）。此种隐匿型

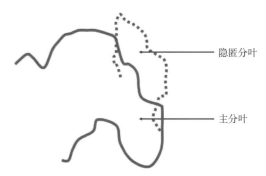

图12-2-39 心耳底部隐匿型分叶示意图

分叶对绝大多数左心耳封堵操作影响不大，但对某些深度不足的心耳，如底部隐匿分叶能够提供可用空间，封堵操作时可将导管鞘小心调整至该隐匿分叶的可用空间内，从而增加导管鞘到达深度和提高封堵成功率（图12-2-40）。

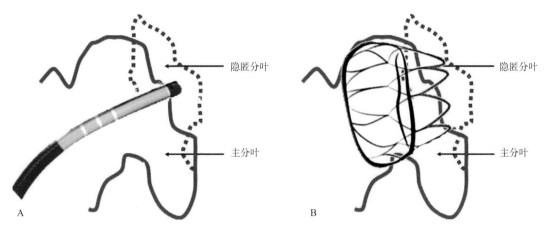

图12-2-40　利用心耳底部隐匿分叶的空间封堵示意图

A. 导管鞘头端进入心耳底部隐匿分叶，利用隐匿分叶空间增加导管鞘可利用深度；B. 封堵器头端进入心耳底部隐匿分叶展开，利用隐匿分叶空间封堵左心耳

实战病例1

【病史摘要】

（1）男性，83岁。

（2）慢性房颤病史14～15年。

（3）高血压病史20余年。

（4）近7年反复发生3次脑梗死，目前左侧肢体活动轻度障碍，言语轻度含糊。

（5）有慢性肾脏病史，入院前肌酐156 μmol/L。

（6）入院时CHA$_2$DS$_2$-VASc评分5分，HAS-BLED评分3分。

术前常规心超提示左心房56 mm，EF 50%；术前TEE提示左心耳呈广开口类鸡翅状，开口最大径26.2 mm，最大深度38 mm（图12-2-41）。

【手术过程】

RAO 30°+CAU 20°使用导管鞘和猪尾同时行左心耳造影，提示左心耳呈类鸡翅状，主分叶显影后，心耳底部远端可见一延迟显影、抖动的蘑菇状凸起，与主分叶似乎相通，可能为底部的一个隐匿型分叶；开口直径26 mm，与术前TEE测量基本

相同，从开口到主分叶底部距离25 mm，且心耳中部呈大囊袋状，底部梳状肌并不发达，封堵存在一定难度。根据TEE和造影测量，26 mm开口选择33 mm Watchman封堵器进行封堵可能比较合适，但主分叶深度不足，如能够将导管鞘经主分叶底部进入远端的隐匿分叶，则可以增加底部可用空间和实现封堵。操作过程中在猪尾导引下，小心将导管鞘送至主分叶底部，轻微逆时针旋转鞘，造影提示导管鞘进入远端隐匿分叶的安全空间内，然后小心撤回猪尾导管，送入33 mm Watchman封堵器至导管鞘头端标记部位，在助手注射造影剂显示导管鞘及封堵器头端与远端隐匿分叶心耳壁的间隙，然后在确保安全的情况下，缓慢展开封堵器。封堵器展开过程中，发现封堵器头端在隐匿分叶内，且与该隐匿分叶的心耳壁有较大的安全距离，近端完全覆盖心耳开口（图12-2-42）。最后用TEE进行评价，压缩比12%～18%，左心耳封堵完全，无明显露肩，牵拉试验稳定，符合"PASS"原则，实现完美封堵（图12-2-43）。

本病例特点是心耳底部存在一个隐匿型分叶，术前TEE没发现，术中造影发现主分叶底部有一个延迟显影的蘑菇状结构提示为心耳底部分出的一个

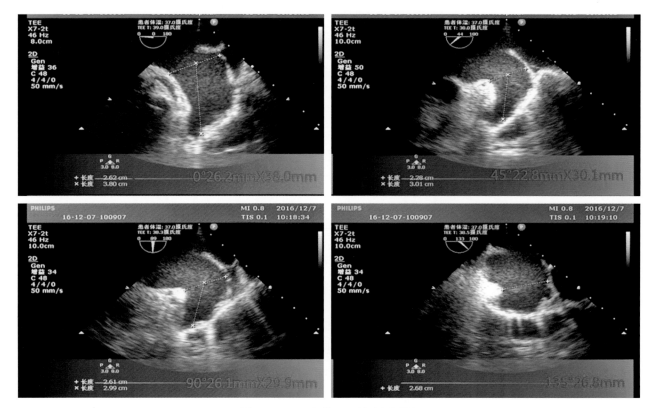

图 12-2-41　术前 TEE 检查及测量

显示心耳口部宽度 26 mm，最大深度 38 mm，各角度没有看见心耳底部隐匿分叶

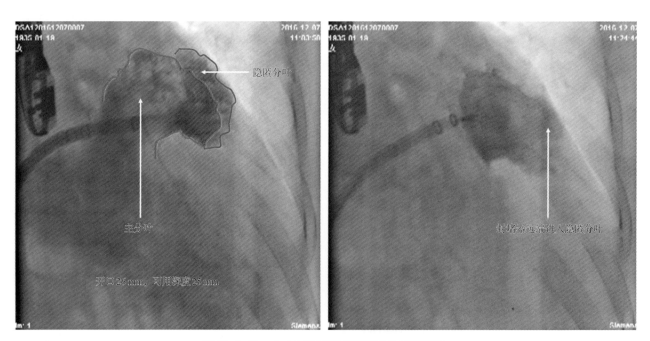

图 12-2-42　左心耳造影及封堵器释放后造影图

造影显示心耳呈菜花状，底部宽，远端可见显影较淡的隐匿分叶（因为与主分叶不在同一平面所致），口部 26 mm，可用深度 25 mm；选择 33 mm Watchman 封堵器，在展开过程中远端隐匿分叶提供了一定空间实现完美封堵

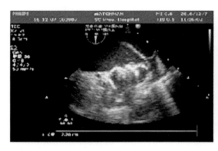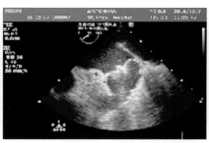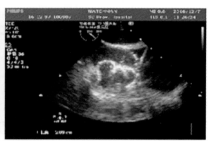

图 12-2-43　左心耳封堵器释放后多角度 TEE 评价

牵拉试验稳定，压缩比 12% ～ 18%

隐匿型分叶。本例心耳开口大，主分叶可用深度明显不足，因为造影及时，发现底部隐匿分叶存在较大空间可以利用，在封堵操作时小心将导管鞘调整至该隐匿分叶，巧借隐匿分叶空间实现完美封堵。

（江立生　何　奔　曾　杰）

实战病例 2

【病史摘要】

（1）男性，70 岁。

（2）慢性房颤病史 5 年。

（3）高血压病史 10 余年。

（4）有冠心病病史，3 年前曾行介入治疗。

（5）入院时 CHA_2DS_2-VASc 评分 3 分，HAS-BLED 评分 3 分。

术前常规心超：双心房增大（左心房 46 mm），升主动脉增宽，中量二尖瓣反流，少量主动脉瓣反流，中量三尖瓣反流肺，动脉收缩压 60 mmHg，LVEF 63%。术前二维 TEE 检查提示心耳呈类风向袋状，开口宽度 18.1 ～ 19.7 mm，最大可用深度 24 mm（图 12-2-44）；三维 TEE 提示心耳口部存在一个小分叶（图 12-2-45）。

【手术过程】

RAO 30°+CAU 20° 使用导管鞘和猪尾同时行左心耳造影，提示左心耳呈双分叶，心耳上叶的轴向更好，造影测量提示开口直径 19.66 mm，上叶可用深度 20 mm（图 12-2-46）。结合术前 TEE 测量，初步选择 24 mm 封堵伞进行封堵。但该例心耳位置偏低，穿刺点较高，且上叶深度仅为 20 mm，操作有一定难度。先选择 24 mm Watchman 封堵伞进行封堵，封堵器在上叶内展开后造影及 TEE 测量均显示左心耳下缘开口处小叶完全没有封堵（图 12-2-47），不符合 "PASS" 释放原则。考虑 24 mm Watchman 封堵器过小，不能完全覆盖开口处分叶，遂全回收封堵器，选择大一号的 27 mm Watchman 封堵器再次尝试封堵，封堵器在上叶底部展开后造影提示开口处小叶大部覆盖，多角度 TEE 评估提示封堵器位置较好，下缘露肩 7 mm，压缩比 26% ～ 29%，残余分流 4 mm，牵拉试验稳定，符合 "PASS" 释放原则。遂逆时针旋转封堵器输送手柄，完全释放封堵器，释放后再次行多角度 TEE 检查评估，提示封堵器更加顺应心耳位置展开，残余分流减少至 2.7 mm，效果满意（图 12-2-48）。

本病例为开口隐匿型分叶的心耳，术前二维 TEE 没有发现该分叶，三维 TEE 可见该分叶，结合术前 TEE 测量和术中造影测量选择 24 mm Watchman 封堵器不能覆盖开口处分叶，换用大一号的 27 mm Watchman 封堵器成功封堵。通过本病例，可以获得以下经验。

（1）开口有小分叶的心耳，建议选择较大的封堵伞，尽可能通过较大封堵器展开时的径向支撑力完全封堵口部分叶。

（2）对于梳状肌发达的多叶状心耳，通过逆时针旋转鞘管进入上叶，可以获得更好的轴向性，确保下沿露肩最小。

（3）靠下、靠后的穿刺位点有助于导引鞘更好地进入心耳上叶，确保心耳的轴向性和减少封堵器释放后下缘露肩。

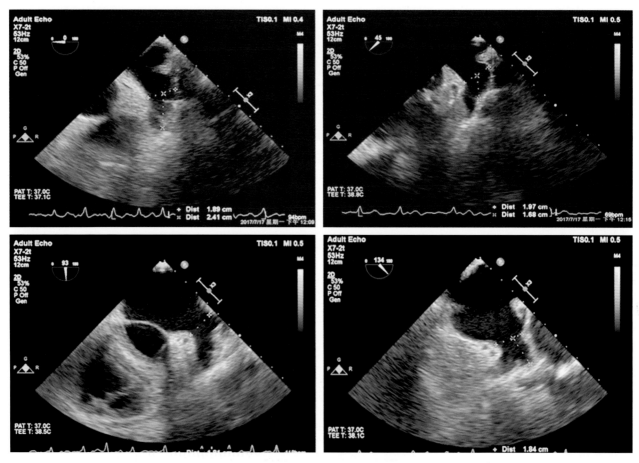

图12-2-44　术前TEE检查及测量

显示心耳呈类风向袋状，口部最大宽度19.7 mm，最大深度24 mm，各角度没有看见心耳口部存在隐匿分叶

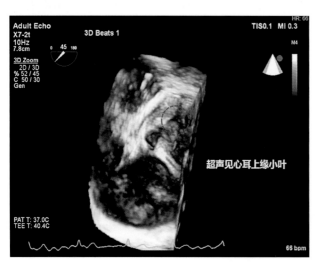

图12-2-45　三维TEE显示心耳开口处上缘存在一个小的隐匿分叶

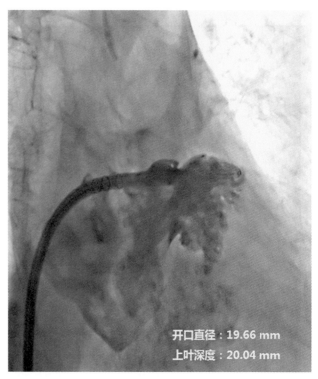

图12-2-46　左心耳造影及测量

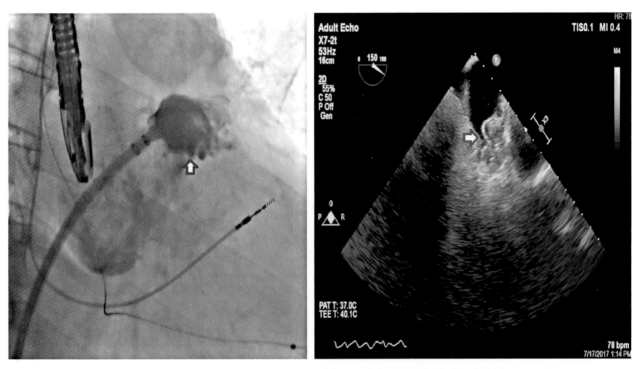

图 12-2-47　24 mm Watchman 封堵器在上叶展开后造影及 TEE 评价图

箭头所示为未封堵的左心耳开口处的小叶

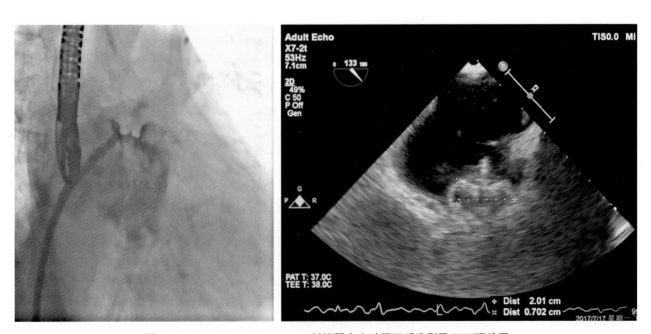

图 12-2-48　27 mm Watchman 封堵器在上叶展开后造影及 TEE 评价图

提示左心耳开口处的小叶基本完全封堵

（4）如果鞘管和展开后的封堵伞轴向不佳，在释放后通过钢缆的旋开，连接封堵器的张力可以释放，封堵伞可以更好地顺应心耳的形态，对于有残余分流的部分缝隙，可以进一步有效封堵，减小残余分流。

（宁忠平）

实战病例3

【病史摘要】

（1）男性，82岁。

（2）慢性房颤病史5年。

（3）高血压病史20余年，最高血压180/110mmHg。

（4）患者有糖尿病病史10余年。

（5）脑梗死病史3年。

（6）有冠心病病史，4年前曾行介入治疗。

（7）入院时诊断为慢性心功能不全。

（8）入院时CHA_2DS_2-VASc评分8分，HAS-BLED评分4分。

术前常规心超：心脏超声示左心房增大（69 mm×46 mm），室间隔增厚，升主动脉增宽，左心室舒张功能减退，左心室收缩功能正常。① 头颅CT显示左侧颞叶少许急性腔梗灶。② 脑内散在缺血腔梗灶（部分陈旧）；老年性脑改变。术前二维TEE检查提示心耳狭长，内部梳状肌发达，开口宽度为21.3 ～ 25.8 mm，深度为20.92 ～ 27.99 mm（图12-2-49）。

【手术过程】

RAO 30°+CAU 20°使用猪尾导管行左心耳造影，提示心耳狭长，口部较小，测量直径仅为18.5 mm，与术前TEE测量有较大差距，心耳内梳状肌发达，远端有一个蘑菇样凸起，疑似远端分叶，但穿刺点位置适中、轴向好，根据造影测量预估选择24 mm或27 mm的Watchman封堵器进行封堵，应该不太困难，但选择27 mm Watchman封堵器在心耳内展开后，造影提示心耳口部存在巨大残

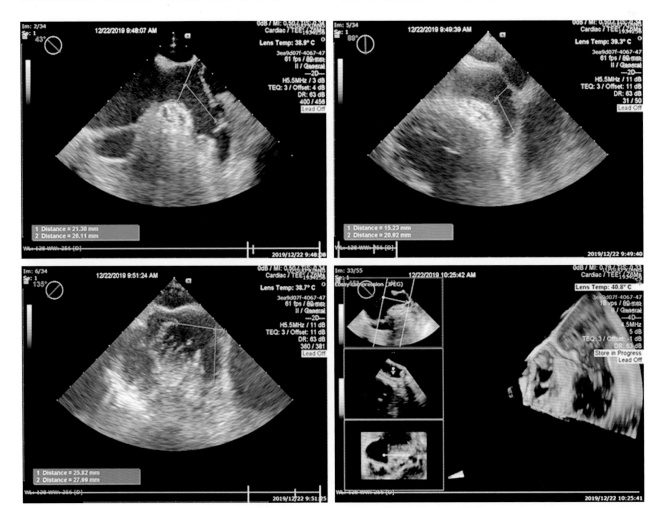

图12-2-49　术前TEE评估及测量

结果显示心耳狭长，内部梳状肌发达，开口宽度21.3 ～ 25.8 mm，深度20.92 ～ 27.99 mm

腔没有盖住（图12-2-50A和B）。为何造影测量显示开口仅18.5 mm，而27 mm Watchman封堵器却不能完全覆盖所有开口呢？仔细分析术前TEE图像提示心耳开口测量为21.3～25.8 mm，且梳状肌发达，内部有多个小分叶，可能初始造影时导管鞘进入心耳内部太深，仅用猪尾导管造影只显示其中一个大的分叶，造影时导致左心耳口部结构显影不清楚，并漏掉了开口处其他的分叶和随后的测量及封堵器大小选择错误。因此全回收27 mm Watchman封堵器，将导管鞘送至心耳口部，用猪尾导管和导管鞘同时造影，充分暴露心耳口部和内部的分叶信息。重新造影显示心耳开口宽度27 mm，可用深度足够，轴向良好，换用33 mm Watchman封堵伞再次封堵，封堵器在心耳内展开后造影显示所有分叶及共同开口均完全覆盖（图12-2-51A和B），多角度TEE提示封堵器位置较好，无明显露肩，压缩比20%～23%，无残余分流，牵拉试验稳定，符合"PASS"释放原则（图12-2-52），遂完全释放封堵器。

本病例为开口隐匿型多分叶心耳，术中第一次造影时因导管鞘进入心耳太深和仅使用猪尾导管造影，致使造影时仅显示左心耳一个主分叶的信息，而口部其他分叶没有清晰显示，这就导致左心

耳造影测量和第一次封堵伞选择错误，以及封堵不成功。第二次重新使用导管鞘在心耳口部，猪尾导管在心耳内同时造影，充分暴露心耳口部及所有分叶信息，以获得心耳口部的准确测量和内部空间信息，根据口部测量27 mm宽度，最后选择33 mm Watchman封堵器成功实现封堵。本病例提示，通过导管鞘和猪尾导管同时造影，完全、清晰显示左心耳开口和所有分叶信息非常重要，避免造影不清楚导致的测量、封堵器大小选择错误和由此导致的封堵失败。

（宁忠平）

六、牛角心耳

此种心耳主要由于肺静脉嵴（华法林嵴）非常短，心耳从左心房发出后呈急弯向上转角型生长，CT三维成像或造影看起来左心耳像是牛角一样附在左心房壁上（图12-2-53）。此种类型心耳由于肺静脉嵴短，心耳本身又呈向上转角生长，封堵时不仅很难获得理想的导管鞘轴向，而且也缺乏固定封堵器的理想部位，封堵难度非常大。这种类型

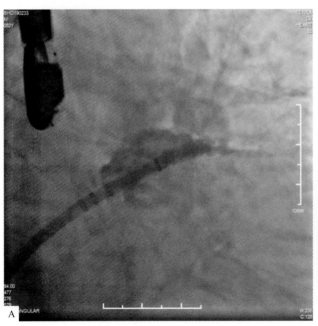
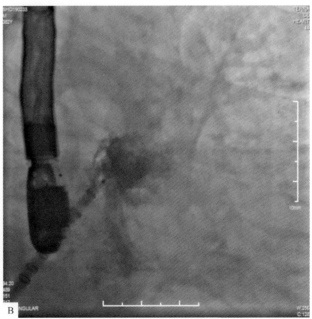

图12-2-50　左心耳造影及封堵器第一次展开图

A. 经猪尾导管左心耳造影图；B. 27 mm Watchman封堵器展开后造影提示心耳下缘残余较大空腔没有封堵

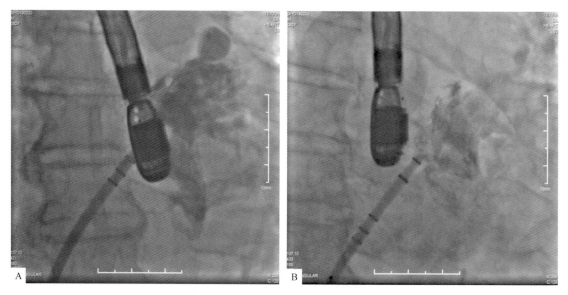

图 12-2-51　第二次造影及封堵器展开图

A. 使用导管鞘和猪尾同时造影图，完全清晰显示心耳所有开口和分叶；B. 换用 33 mm Watchman 封堵器在心耳内展开后造影图。提示左心耳口部和所有分叶均完全封堵

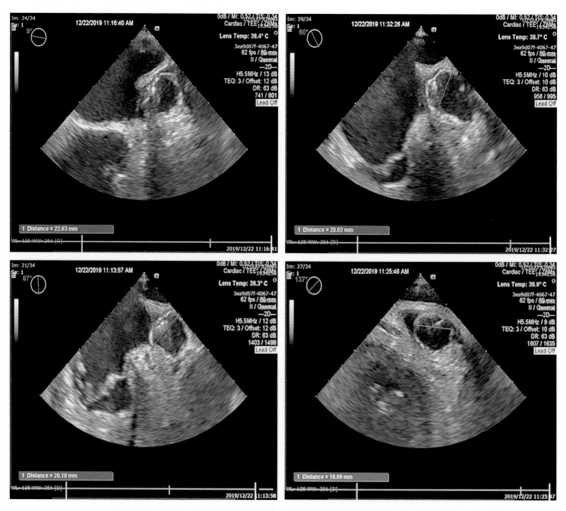

图 12-2-52　33 mm Watchman 封堵器在上叶展开后 TEE 评价图

提示左心耳开口处所有分叶均完全封堵

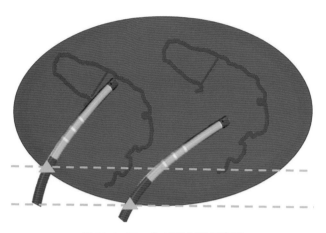

图12-2-53 牛角型心耳示意图

心耳，不管采用哪种封堵器封堵，尽可能低位穿刺房间隔都是成功的关键，因此需要在TEE引导下在最低位置穿刺房间隔。如果采用低位穿刺，导管鞘（单弯鞘可能更适合）逆时针旋转可以到达"牛角"心耳内，使用Watchman部分病例可获得成功；如果导管鞘很难进入"牛角"内，但心耳下缘一侧存在可以固定封堵器的梳状肌，可考虑使用LAmbre封堵器利用"牛角"处心耳壁和下缘梳状肌对内盘进行固定实施封堵，但无论采用哪种封堵器进行封堵，装置的稳定性和操作的安全性必须是前提。如果上述方法均不能成功，建议放弃，无须再反复尝试，左心耳封堵成功率本身就不是百分之百。

实战病例1

【病史摘要】

（1）女性，78岁。

（2）阵发性房颤病史3年。

（3）高血压病史10余年。

（4）毛细血管扩张症病史数十年，拒绝长期服用抗凝治疗（担心出血）。

（5）入院时CHA$_2$DS$_2$-VASc评分4分，HAS-BLED评分3分。

【手术过程】

患者阵发性房颤病史3年，术前心超提示：左心房47 mm，EF 65%，平时心率不快，房颤发作时无明显症状，因毛细血管扩张症、担心出血，拒绝

长期服用抗凝药治疗。患者入院时CHA$_2$DS$_2$-VASc评分4分，存在较高的卒中风险，HAS-BLED评分3分，具有较高的出血风险，具有左心耳封堵指征，患者同意行左心耳封堵治疗。术前TEE测量，左心耳似呈鸡翅形，肺静脉嵴长，开口宽度14～16 mm，深度16～19 mm（图12-2-54）。术中造影提示：左心耳呈牛角状，开口宽度17 mm，最大深度约15 mm，选择21 mm Watchman封堵器预借2 mm深度，逆时针旋转输送鞘展开封堵器，DSA及TEE多角度评估显示肺静脉嵴侧遗留7 mm左右残腔（图12-2-55），如残腔不关闭，未来发生封堵器表面血栓风险较大。仔细分析患者心耳特征，为向上转角的牛角形心耳，且患者肺静脉嵴非常长，遂改变策略，全回收Watchman封堵器，选择外盖型封堵器LAmbre封堵。重新造影测量，心耳口部封闭线宽度22～23 mm，心耳内部着陆区宽度18～19 mm，根据测量，选择18 mm×32 mm小伞大边型LAmbre封堵器，将内盘伞放置在牛角内进行固定，将32 mm外盘（封堵盘）在心耳口部靠外放置，完全覆盖心耳口部及肺静脉嵴部残腔（图12-2-56）。封堵器展开后多角度TEE评估，左心耳封堵完全，无残余分流，牵拉稳定，肺静脉开口及二尖瓣均无影响，符合"COST"原则，实现完美封堵（图12-2-57）。

本病例肺静脉嵴非常长，心耳呈牛角型，如使用内塞型封堵器如Watchman进行封堵，即使房间隔穿刺位置低，封堵器展开后在肺静脉缘易露肩，和长的肺静脉嵴部形成夹角样残腔，未来在此残腔部位比较容易形成装置相关血栓，这种情况可以考虑使用小伞大盘型LAmbre封堵器，固定盘置于牛角内进行固定，外盘在心耳口部靠外放置，可避免在肺静脉嵴部形成残腔；此外这类心耳如使用内塞型封堵器Watchman，有效深度可能不足，而LAmbre封堵器对深度要求不高，可以克服有效深度不足问题。

实战病例2

【病史摘要】

（1）女性，66岁。

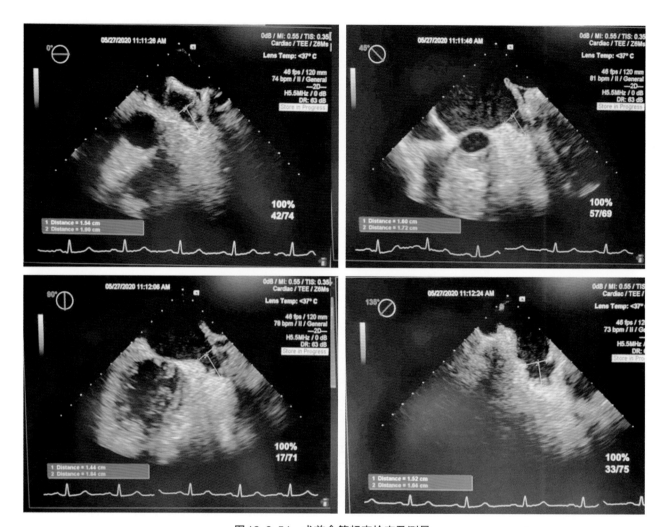

图12-2-54 术前食管超声检查及测量

左心耳似呈鸡翅型，肺静脉嵴非常长，开口宽度14～16 mm，深度16～19 mm

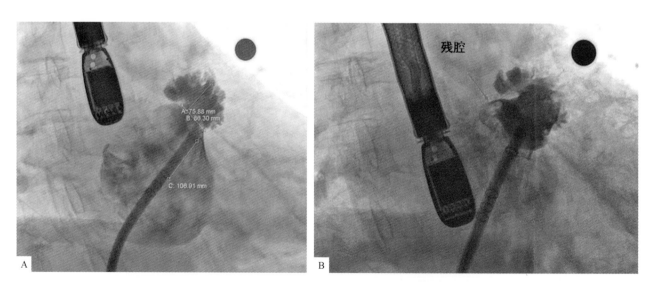

图12-2-55 左心耳造影及使用Watchman封堵器封堵效果图

A. 左心耳造影图，显示心耳呈牛角型，开口宽度17 mm，最大深度不足15 mm；B. 使用21 mm Watchman封堵器展开后造影图，显示肺静脉缘存在7 mm残腔，未来发生封堵器相关血栓可能性较大，不符合释放要求

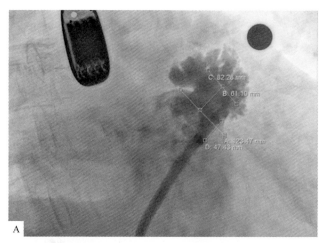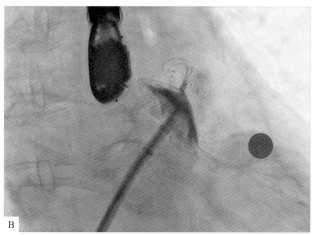

图 12-2-56　使用 LAmbre 封堵器测量及封堵后效果图

A. 使用 LAmbre 封堵器封闭线和着陆区宽度测量；B. 使用 18 mm×32 mm 小伞大边型 LAmbre 封堵器封堵后造影效果图，封堵器展开后，内盘固定于牛角内，外盘完全覆盖心耳口部及肺静脉嵴部的残腔

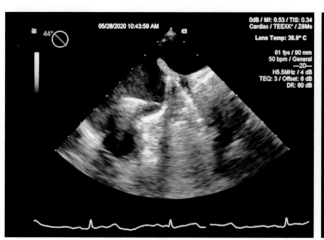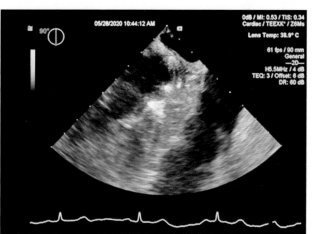

图 12-2-57　18 mm×32 mm 小伞大边型 LAmbre 封堵器展开后食管超声评价

如图所示封堵器完全覆盖心耳开口，无残余分流，二尖瓣及肺静脉无累及

（2）房颤病史 2 年。

（3）8 个月前发生急性脑梗死，曾行急诊取栓术，目前右侧肢体肌力减退，肢体活动无明显障碍。

（4）高血压病史 17 年，血压控制不太稳定，有时超过 160/90 mmHg。

（5）入院时 CHA$_2$DS$_2$-VASc 评分 5 分，HAS-BLED 评分 3 分。

【手术过程】

患者房颤病史 2 年，高血压病史 17 年，有明确的脑梗死病史，曾行介入取栓术。患者入院时 CHA$_2$DS$_2$-VASc 评分 5 分，存在较高的再发卒中风险，HAS-BLED 评分 3 分，具有较高的出血风险，具有强烈的左心耳封堵指征。患者近 2 年来反复出现心悸症状，心悸时自觉心率快，难以忍受，症状明显；术前心超提示：左心房 42 mm，EF 62%。结合患者症状、左心房大小，较高的 CHA$_2$DS$_2$-VASc 评分（5 分）和 HAS-BLED 评分（3 分），治疗上需要综合考虑缓解症状和卒中预防，因此建议患者行"射频消融 + 左心耳封堵"一站式联合治疗。术前 TEE 检查显示，患者左心耳似呈反鸡翅形，开口宽度 21～26 mm，深度 17～24 mm（图 12-2-58）。消融完成后更换左心房鞘管继续行左心耳封堵术，术中造影提示：左心耳呈广开口菜花状，内部梳状

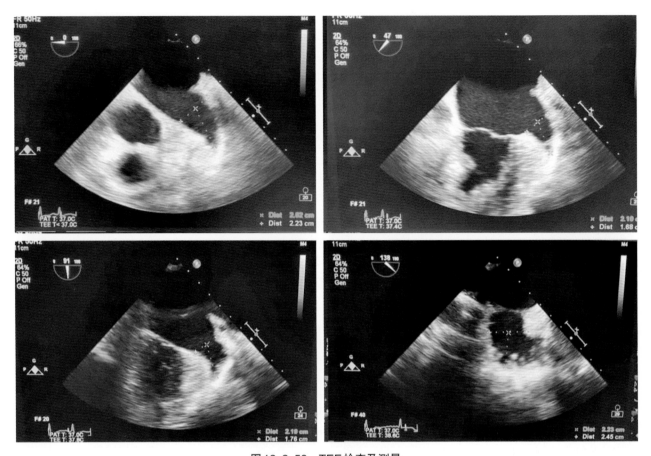

图 12-2-58　TEE 检查及测量

左心耳 135° 呈反鸡翅形，心耳底部有发达的梳状肌，多个小分叶，开口大小为 21 ～ 26 mm，深度为 17 ～ 24 mm

肌发达，分为 3 叶，中叶和下叶可用深度极浅，上叶向上翘起呈牛角状，开口宽度 23 mm，中叶和下叶可用深度不足 15 mm，先选择 27 mm Watchman 封堵器预借 3 mm 深度，逆时针旋转输送鞘尽可能进入上叶展开封堵器，展开过程中小心二次借深度，但封堵器两次展开后均被梳状肌挤出，造影显示封堵器大部分在心耳外部，牵拉后均滑出心耳（图 12-2-59）。考虑到患者左心耳口部较大，中叶和下叶无有效空间可用，虽然上叶深度足够，但向上急转弯，导管鞘很难进入，且张力太大，使用 Watchman 封堵器封堵非常困难，而 LAmbre 封堵器对深度要求低，输送鞘不需要送入上叶牛角内，固定盘推出后可以进入上叶牛角内进行固定，因此改变策略使用 LAmbre 装置进行封堵。使用 LAmbre 装置重新造影测量，心耳口部封闭线宽度 30 ～ 32 mm，心耳内部着陆区宽度 22 ～ 24 mm，根据测量，选择 24 mm×30 mm 常规尺寸 LAmbre 封堵器，

将内盘伞放置在上叶牛角和下叶之间的空间内进行固定，将 30 mm 外盘（封堵盘）在心耳口部放置。封堵器打开后，造影和多角度 TEE 显示心耳口部被封堵盘完全覆盖，无明显残余分流，二尖瓣及肺静脉无影响，内盘展开位置佳，固定锚爪状态理想，牵拉试验显示内盘在牛角（上叶）和下叶之间固定牢固，符合 LAmbre 封堵器释放的"COST"原则，遂完全释放封堵器（图 12-2-60 和图 12-2-61）。

本例心耳看似菜花状，梳状肌发达，分为 3 叶，但中叶和下叶小，可用空间和深度明显不足，由于心耳口部宽度 23 mm，利用中叶和下叶空间使用 27 mm Watchman 封堵器几乎不可能；如果利用上叶空间进行封堵，由于上叶向上急转弯形成牛角型，从现有房间隔穿刺点将输送鞘送入上叶非常困难，且张力非常大，即使将封堵器送入上叶展开，但由于梳状肌挤压导致封堵器弹出；如果选择更低位置重新穿刺房间隔，输送鞘进入上叶牛角内张力

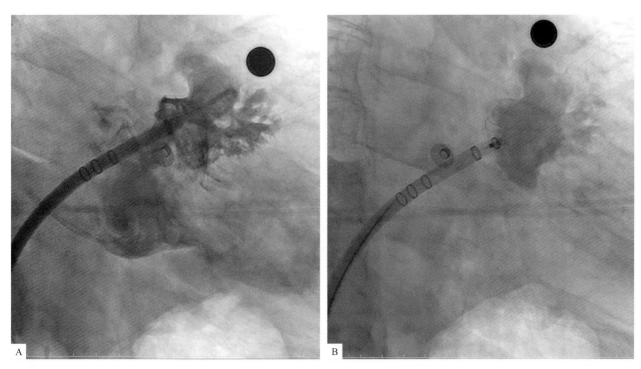

图12-2-59　左心耳造影及使用Watchman封堵器展开效果图

A. 左心耳造影，显示心耳呈广开口菜花状，内部梳状肌发达，中叶和下叶可用深度极浅，上叶向上翘起呈牛角状，开口宽度23 mm，中叶和下叶可用深度不足15 mm；B. 使用27 mm Watchman封堵器在上叶和中叶展开后均被梳状肌挤出

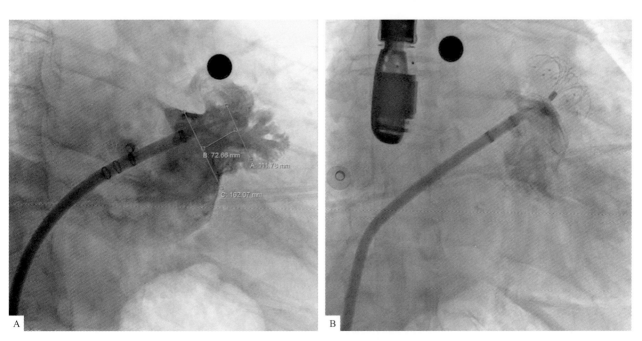

图12-2-60　使用LAmbre封堵器造影测量及展开后效果图

A. 左心耳造影及测量；B. 使用24 mm×30 mm LAmbre封堵器封堵后造影图，显示外盘完全覆盖心耳开口，无残余分流，内盘展开及固定良好

可能减小，但由于肺静脉缘的心耳壁较短，封堵器展开后会出现肺静脉缘露肩情况，而下缘可能出现残余分流。因此，本病例看似菜花，由于中叶和下

叶缺乏有效空间，实际上可视为牛角型心耳，如使用Watchman等内塞型封堵器封堵难度非常大。这种情况使用对深度要求不高的LAmbre封堵器比较

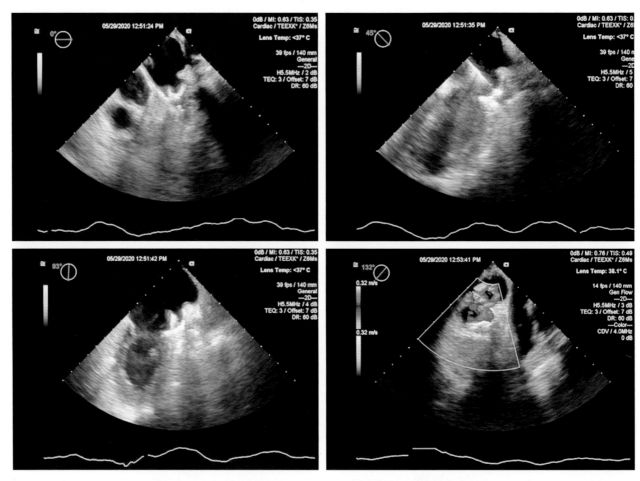

图12-2-61　24 mm×30 mm LAmbre封堵器展开后食管超声评价

各角度TEE显示封堵器完全覆盖心耳开口，无残余分流，二尖瓣及肺静脉无累及，完美封堵

理想，将封堵器内盘（固定盘）置于上叶牛角内和下叶之间进行固定，外盘覆盖心耳口部进行封堵。换言之，对于可用深度不足的牛角型心耳使用LAmbre封堵器可能更有优势。

（江立生　何　奔）

七、合并其他复杂情况的左心耳封堵

左心耳封堵有时会碰到左心耳解剖以外的其他复杂因素，这些因素不仅会影响左心耳封堵的决策，也增加手术的难度。房间隔缺损患者无论是否接受介入封堵或外科修补，均存在较高的房颤发病率和由此带来的卒中风险，因此合并房间隔缺损，尤其既往接受金属封堵伞封堵房间隔的房颤患者，在进行左心耳封堵时需要考虑房间隔的状态对左心

耳封堵操作的影响。此外，接受左心耳封堵的患者有许多是既往曾进行射频消融治疗复发的，射频消融由于射频能量会造成肺静脉灼伤，少数患者还会发生肺静脉狭窄甚至闭塞，这种情况不仅容易导致患者反复咯血等症状，还会因肺静脉狭窄和闭塞导丝不能送达肺静脉情况，这种情况需要先开通狭窄和闭塞的肺静脉，然后考虑同期或分期进行左心耳封堵术。笔者介绍2例合并这种情况的左心耳封堵病例，供大家参考。

实战病例1

【病史摘要】

（1）女性，65岁。

（2）2017年3月起出现房颤，阵发性发作，半年后转为慢性持续性房颤，开始服用华法林治疗，

后因反复出现口腔出血及大便隐血阳性停用。

（3）2017年9月外院查头颅CT提示腔隙性脑梗死。

（4）有高血压病史数十年。

（5）半年前发现糖尿病。

（6）20年前发现房间隔缺损，外院心超示最大直径29 mm，并行房间隔缺损封堵术，植入40 mm房缺伞1枚。

（7）入院时CHA$_2$DS$_2$-VASc评分为6分，HAS-BLED评分为3分。

【术前食管超声】

术前TEE检查心耳内血栓，4个常规角度可以判断该心耳形状为菜花样心耳，多叶。如图12-2-62所示，TEE多角度测量显示：左心耳口部宽度

25～29 mm，深度27～33 mm。该患者为房间隔缺损封堵术后，房缺伞大，预计房间隔穿刺及左心耳封堵输送鞘通过房间隔比较困难。由于先健科技（深圳）有限公司LAmbre的输送鞘较细（10 F）也较硬，考虑使用LAmbre封堵器。

【手术过程】

选择右侧股静脉入路，在TEE指导下避开房缺封堵器，于房缺封堵器下方的位置穿刺，穿刺后将房间隔穿刺（SWARTZ）系统的钢丝放置于左上肺静脉，SWARTZ鞘沿钢丝突破房间隔至左上肺静脉口。撤出SWARTZ鞘的内芯和钢丝，使用波科加硬钢丝交换LAmbre左心耳封堵系统鞘管，撤出输送鞘的内芯和钢丝，将6 F直头猪尾巴导管沿输送鞘送至左心耳内，从输送鞘和猪尾巴导管同

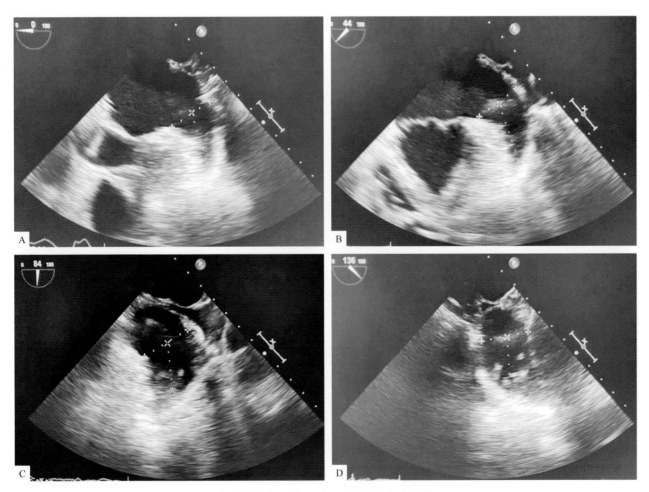

图12-2-62　术前TEE评估及各角度测量

A. 0°左心耳内径约25 mm，深度约30 mm；B. 45°左心耳内径约25 mm，深度33 mm；C. 90°左心耳内径约29 mm，深度27 mm；D. 135°左心耳内径约26 mm，深度32 mm

时造影，充分显示左心耳开口及分叶信息（图12-2-63A）。但输送鞘和左心耳不在同一轴向，由于房缺封堵器的影响，无法调整好轴向，第一次尝试封堵失败。重新穿刺房间隔，在房缺封堵器偏下的位置穿刺，穿刺时仅从房缺封堵器的左心房面通过，此时仅穿刺鞘的内芯通过（图12-2-63 B）。交换SWARTZ鞘钢丝后未能将穿刺外鞘送入左心房，然后重新送入穿刺针，沿穿刺针的尾端进入Runthrough导丝至左上肺静脉，借助穿刺针的支撑力将SWARTZ鞘通过房缺封堵器进入左心房（图12-2-63C）。交换波科加硬钢丝至左上肺静脉后先使用LAmbre输送鞘的内芯扩张房间隔与房缺封堵器（图12-2-63D），然后送入LAmbre鞘管至左心房，将6 F直头猪尾巴导管沿输送鞘送至左心耳内，再次造影，选取心房舒张期左心耳最大的图像测量，根据测量结果选择26 mm×38 mm小伞大盘型LAmbre封堵器，展开后造影显示左心耳封堵完全，无明显残余分流（图12-2-63E），房缺封堵器和左心耳封堵器形态良好（图12-2-63 F）。然后，使用TEE评价封堵效果，0°～90°未见残余分流，仅135°TEE显示2 mm残余分流，牵拉试验稳定，符合"COST"原则（图12-2-64），遂完全释放封堵器。

【专家点评】

老年房缺患者房颤发生率高，部分患者甚至发生在房缺修补或封堵术后。金属封堵器限制房间隔穿刺路径，使得房间隔穿刺及左心耳封堵输送鞘进入左心房困难。术前应充分进行影像学（CT、TTE、TEE）评估，制订合理的房间隔穿刺及左心耳封堵策略。如穿刺能穿过金属封堵器进入左心房，但无法将穿刺外鞘和左心耳封堵输送鞘送入左

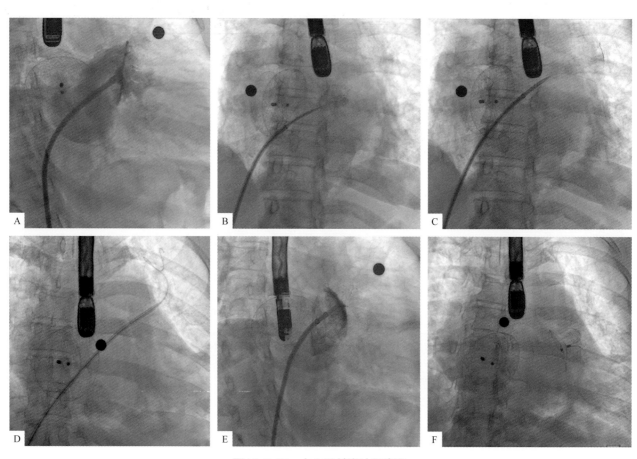

图12-2-63 左心耳封堵过程造影

A. 从房缺封堵器下方穿刺轴向的心耳造影；B. 重新穿刺，过房缺封堵器左心房面；C. 在细导丝引导下，借助穿刺针的支撑力将SWARTZ鞘送入左心房；D. 使用输送鞘的内芯预扩张；E. 释放后的DSA造影；F. DSA下房缺封堵器和左心耳封堵器形态

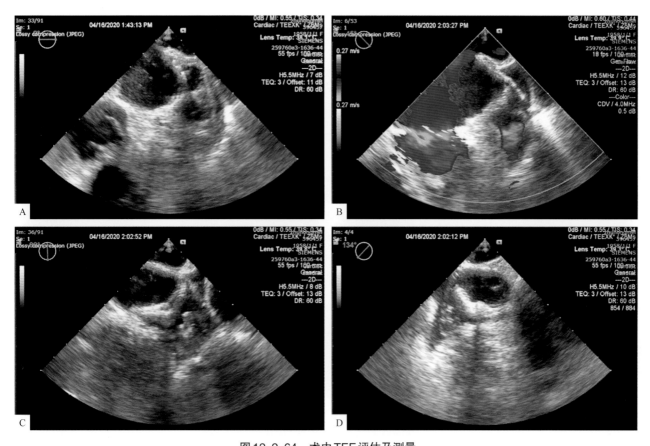

图12-2-64　术中TEE评估及测量

A～C. 完全封堵；D. 135°残余漏2 mm

心房时，可以使用4.0 mm或更大的冠状动脉高压球囊扩张房缺封堵器，多数可以获得成功，但需要积累更多经验。

实战病例2

【病史摘要】

（1）男性，54岁。

（2）2016年4月，因心慌检查动态心电图，提示阵发性房颤，频发房早，部分连发，短阵房速；外院行射频消融，不久房颤复发。

（3）既往有血糖增高病史，未正规用药。

（4）高血压病史10年，口服降压药物；有卒中病史；平时饮酒。

（5）2018年8月无明显诱因下出现反复咯血，CT提示右肺上叶粟粒状，右上叶前段环形影，双肺炎症，肺静脉狭窄。支气管镜检查：气管和双侧支气管内见血性分泌物；左主支气管，中下段黏膜不平，左上、下叶向管嵴旁见结节性突起，并有少量渗血，于该处灌洗，并于该管嵴上结节处行黏膜活检1次，见明显出血，未找到肿瘤细胞。外院使用垂体＋蛇毒血凝酶止血。

（6）入院时CHA$_2$DS$_2$-VASc评分为4分，HAS-BLED评分为3分。

结合患者病史及CT分析，考虑该患者为射频消融术后的肺静脉狭窄，并且心电图提示心房颤动，患者伴有咯血，出血风险较高，因此计划同期行肺静脉支架置入术＋左心耳封堵。

【手术过程】

术前分析患者CT，提示左上和左下肺静脉次全闭塞（图12-2-65A）。介入过程中首先行心导管检查，肺动脉压力：52/21 mmHg（31 mmHg），穿刺房间隔后，测量左心房压为10 mmHg，左上肺静脉造影提示重度狭窄，远端伴有新生血管丛（图12-2-65 B），左上肺静脉远端20 mmHg；

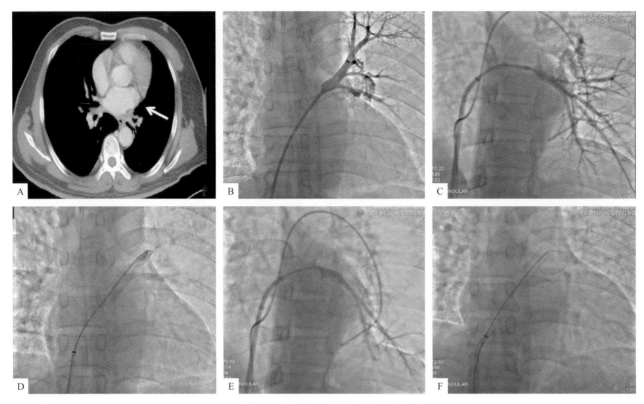

图12-2-65 术前CT及肺静脉支架置入过程

A. 术前CT示左上和左下肺静脉次全闭塞；B，C. 肺静脉造影示左肺静脉严重狭窄和丛状静脉侧支；D，E. 支架置入后无残余狭窄；F. 左心房内塑形的加硬钢丝

左下肺静脉造影提示重度狭窄（图12-2-65C），左下肺静脉远端22 mmHg。对狭窄处行逐步球囊扩张后，将两个裸金属支架（9 mm×25 mm和8 mm×27 mm；波科，美国）成功地置入左上和左下肺静脉。肺静脉造影显示无残余狭窄或肺静脉损伤（图12-2-65D～E）。支架两端压差为0 mmHg，术后肺动脉压力32/20 mmHg（24 mmHg）。

将波科加硬钢丝前段塑形，进入左心房，用于交换Watchman输送鞘（图12-2-65F）。沿着Watchman输送鞘将猪尾导管送至左心耳造影（图12-2-66A），造影测量左心耳开口宽度为25 mm（TEE测量为23 mm），在DSA和TEE指导下使用30 mm Watchman封堵器完美封堵（图12-2-66B和C）。

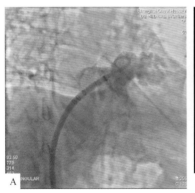
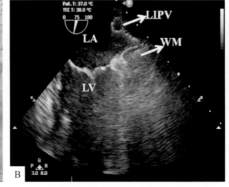
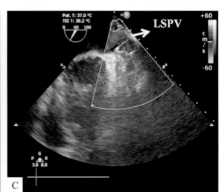

图12-2-66 左心耳造影和术中TEE评价

A. 左心耳造影；B，C. TEE示心耳完全封堵

【术后用药和随访】

术后患者症状即刻缓解。给予阿司匹林和氯吡格雷双联抗血小板治疗6个月，在此期间，无咯血复发。术后6个月进行CTPA检查：肺静脉血流恢复（图12-2-67A），无支架内再狭窄（图12-2-67B和C），封堵器内皮化，无造影剂进入心耳，无装置相关血栓（图12-2-67D）。

【专家点评】

射频消融后的重度肺静脉狭窄（pulmonary vein stenosis, PVS）是一种罕见但严重的并发症。对于有症状的患者，PVS支架置入术可以改善肺循环的血流动力学。但是，出血并发症和长期口服华法林或NOAC治疗的相对禁忌证对左心耳血栓形成和卒中的潜在风险具有挑战性。PVS支架置入后，患者

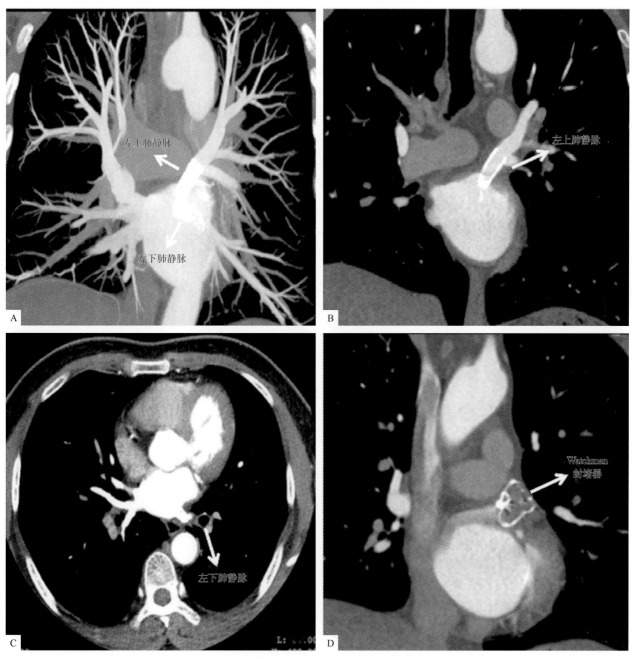

图12-2-67　肺静脉支架植入+左心耳封堵术后6个月CT检查随访

A.肺循环血流良好；B，C.肺静脉支架内通常无支架内再狭窄；D.封堵器内皮化，无造影剂进入心耳，无装置相关血栓

可以再次做消融术，但需仔细考虑其临床获益，并且应避免肺静脉口部消融术。因此，在这种情况下，预防卒中很重要。左心耳封堵可以大大降低卒中和出血风险，并且同期进行PVS支架置入和左心耳封堵术安全、可行。在此过程中，我们的经验是，应首先完成PVS支架置入；支架不能过多地突出左心房。并且Watchman输送鞘应缓慢进入左心房，以免干扰支架。总之，PVS支架置入+左心耳封堵联合策略可以解决出血和血栓栓塞的难题。术后给予双联抗血小板治疗，患者的短期和中期随访效果良好。

（李艳杰 潘 欣 何 奔）

------ 参·考·文·献 ------

［1］ Jiang L, Duenninger E, Muenzel M, et al. Percutaneous left atrial appendage closure with complex anatomy by using the staged 'kissing-Watchman' technology with double devices ［J］. Int J Cardiol, 2018,265: 58-61.

附 录

中国左心耳封堵预防心房颤动
卒中专家共识（2019）

中华医学会心血管病学分会　中华心血管病杂志编辑委员会

通信作者：何奔，Email: drheben@126.com；马长生，Email: chshma@vip.sina.com；

吴书林，Email: doctorwushulin@163.com

【摘　要】左心耳封堵（LAAC）预防非瓣膜性心房颤动卒中的疗效和安全性已被多个随机对照和注册研究所证实，也已被多个指南推荐用于具有高卒中风险房颤患者卒中的预防。然而，LAAC作为一种新兴技术，其应用不能仅限于指南所涉及适应证和禁忌证的讨论，还应包括该技术所涉及的多种器械和操作的综合应用，影像学指导和评估，并发症处理，围术期及术后用药，以及术后管理等多方面内容。鉴于现有循证医学证据和指南推荐很难涵盖上述所有方面，因此中华医学会心血管病分会和中华心血管病杂志编辑委员会组织不同领域的专家，经充分讨论，最终形成了本共识。根据现有的循证医学证据和临床实践经验，本共识对LAAC及其相关技术应用的合理性、是否有更多临床获益或更少操作相关并发症给予适合（合理，有更多获益或更少并发症）、不确定（有一定合理性，但尚需更多证据）和不适合（不一定合理，不太可能获益或有更多并发症）3种不同等级的推荐，以指导和规范LAAC及其相关技术的临床应用。

【关键词】心房颤动；左心耳封堵；卒中

基金项目：国家重点研发计划（2016YFC0900900，2018YFC1312500）

DOI: 10.3760/cma.j.issn.0253-3758.2019.12.002

2019 Chinese Society of Cardiology (CSC) expert consensus statement on left atrial appendage closure in the prevention of stroke in patients with atrial fibrillation

Chinese Society of Cardiology of Chinese Medical Association, Editorial Board of Chinese Journal of Cardiology

Corresponding author: He Ben, Email:drheben@126.com; Ma Changsheng, Email: chshma@vip.sina.com;

Wu Shulin, Email: doctorwushulin@163.com

心房颤动（房颤）是心血管病学科发展最快的领域之一。近年来，除治疗药物和治疗理念更新外，技术上更是日新月异。左心耳封堵（left atrial appendage closure, LAAC）技术自 2001 年开始临床应用以来已取得了快速发展，目前在全球范围内主要有内塞型（以美国 Watchman/Watchman FLX 为代表）和外盖型［以中国 LAmbre、LACbes 和美国 AMPLATZERTM Cardiac Plug（ACP）/Amulet 为代表］两大类型、十余种左心耳封堵器[1]用于临床。随着 PROTECT AF 和 PREVAIL 两个随机对照研究[2-5]和多个注册研究[6, 7]中长期随访结果的发布，LAAC 预防房颤卒中的疗效及安全性已被确认，并且被中国、美国、欧洲等多个国际指南[8-12]推荐用于非瓣膜性房颤（non-valvular atrial fibrillation, NVAF）卒中的预防。

LAAC 除涉及适应证和禁忌证外，还涉及多种器械和操作的综合应用，多种影像学评估、指导和随访，并发症处理，围术期及术后用药，以及术后管理等多方面内容。然而，现有循证医学证据不能涵盖所有方面，技术和操作方面也缺乏指南的具体推荐，因此在临床实践过程中 LAAC 技术的应用存在较大差异。中华医学会心血管病学分会和中华心血管病杂志编辑委员会组织不同领域和亚学科的专家，经过多轮讨论，编写了本共识，以指导和规范 LAAC 技术的临床应用。本共识按照现有的循证医学证据和长期积累的临床实践经验，根据 LAAC 及其相关技术的合理性、是否有更多的临床获益或更少的操作相关并发症，对纳入推荐的每一个指标，分别给予适合（具有合理性，采用该技术患者很可能有更多临床获益或更少操作相关并发症）、不确定（具有一定合理性，但常规使用是否获益尚需积累更多证据）或不适合（不一定合理，采用该技术不太可能有临床获益或可能有更多的操作相关并发症）的推荐（表 1）。

一、房颤流行病学

房颤是中老年最常见的心律失常。欧洲一项流

表 1　LAAC 及相关技术的建议强度说明

建议强度说明	推荐级别
LAAC 及相关技术具有合理性，采用该技术患者很可能有更多临床获益或更少操作相关并发症	适　合
LAAC 及相关技术具有一定合理性，但常规使用是否获益尚需积累更多证据	不确定
LAAC 及相关技术不一定合理，采用该技术患者不太可能有临床获益或可能有更多的操作相关并发症	不适合

注：LAAC 为左心耳封堵

行病学研究显示，房颤的发病率在 50 岁以下低于 2%，50～61 岁增加到 2.1%～4.2%，62～72 岁为 7.3%～11%，73～79 岁为 14.4%，80 岁以上显著增加到 17.6%[13]；2013 年美国流行病学调查资料显示，美国房颤患者为 600 万～700 万例[14]；2014 年《中国心血管病报告》指出，中国 30～85 岁之间房颤患病率为 0.77%，据此估算中国房颤患者介于 800 万～1 000 万例[15]。随着人口老龄化的加剧和房颤诊断、筛查手段的改进，房颤发病率还会进一步上升，房颤引起的各种症状和相关并发症已成为现代社会所面临的一项重大健康问题。

二、房颤卒中风险的评估和抗凝治疗

血栓栓塞性并发症是房颤致死、致残的主要原因，其中缺血性卒中是最常见的表现形式。房颤患者发生缺血性卒中的总体风险为 20%～30%，与房颤的类型无关[8]，房颤所致卒中占所有卒中的 20%。同时，房颤患者往往合并高血压、糖尿病、心力衰竭、冠心病等多个危险因素，这些因素不仅与房颤的发病和复发有关，也增加发生缺血性卒中和其他系统性血栓栓塞事件的风险。

CHA_2DS_2-VASc 评分（表 2）自 2010 年首次被欧洲心脏病协会（ESC）房颤管理指南[16]引用以来，目前已在全球范围内被广泛用于房颤卒中风险的评估和是否启动抗凝治疗的依据。2016 ESC 房

表2　CHA₂DS₂-VASc评分标准

危　险　因　素	积　分
慢性心力衰竭/左心室功能障碍（C）	1
高血压（H）	1
年龄≥75岁（A）	2
糖尿病（D）	1
既往卒中/TIA/血栓栓塞史（S）	2
血管疾病（V）	1
年龄65～74岁（A）	1
性别（女性）（Sc）	1
总分	9

注：TIA为一过性脑缺血发作

颤管理指南[8]建议，男性CHA₂DS₂-VASc评分≥2分，女性≥3分，发生血栓栓塞性事件的风险明显增高，建议给予长期抗凝治疗（Ⅰ，A）。

然而，抗凝治疗客观上存在一定的出血风险，患者也存在不依从或不耐受长期抗凝治疗的主观原因（如担心出血、拒绝或不按医嘱服药等）。在ARISTOLE[17]、ROCKET-AF[18]和RE-LY[19]等大型随机化对照研究（RCT）中，包括接受非维生素K拮抗剂口服抗凝药（non-vitamin K antagonist oral anticoagulant, NOAC）或华法林在内的受试者每年大出血事件发生率介于2.13%～3.6%，每年大小出血事件的累计发生率介于14.4%～25.6%，受试者因发生出血或担心出血等原因，停药率高达16.6%～25.3%。真实世界中，这一比例更高。欧洲的数据显示，房颤患者接受抗凝治疗的比例仅50%[20]，抗凝治疗5年后停药率高达70%[21]；而中国的房颤患者接受抗凝治疗的比例不足10%[22]，而且抗凝治疗3个月后22.1%的患者停药，1年后44.4%停药，随访至2年有近60%的患者停药[23]。上述数据表明，因为抗凝治疗本身的出血风险和患者拒绝/不依从/不耐受长期抗凝治疗等主客观因素的存在限制了抗凝治疗预防房颤卒中的价值，所以需要一种安全有效的替代方法。

三、LAAC的理论基础、技术可行性及循证医学证据

房颤引发的血栓栓塞事件源于左心房内形成的血栓脱落。既往研究发现，在NVAF患者中，90%以上的左心房血栓位于左心耳[24-26]，而最新的一项研究显示，NVAF患者只要有心源性血栓形成，都会存在于左心耳，无论是否伴有非心耳的血栓[27]。因此，理论上而言，通过包括LAAC在内的技术将左心耳隔绝于系统循环之外，就能从源头上预防绝大多数的血栓形成和脱落引起的血栓栓塞事件，这正是LAAC预防房颤卒中的重要理论基础。

通过导管递送系统，将预制、预装的左心耳封堵装置输送并固定于左心耳，以覆盖或填塞的方式隔绝左心耳与左心房的血流交通，技术上完全可行，是目前所有经心内膜封堵左心耳装置的设计原则。在规范操作的前提下，LAAC手术的学习曲线相对较短，手术安全性随着经验积累不断提高。以Watchman左心耳封堵器为例，在2005年开展的PROTECT AF研究中LAAC手术成功率仅为91%，围手术期并发症高达8.4%[2]，但随着产品的进一步优化，术者的操作经验逐渐提高，"PASS"原则等标准的建立，到2010—2014年开展的PREVAIL研究中，手术成功率提高到95.1%，7 d围手术期主要不良事件发生率则大幅降低到4.2%[3]，到2016年发布的EWOLUTION多中心注册研究中手术成功率更是提高到98.5%，围手术期主要不良事件率则降低到2.7%[28]。尽管其他类型封堵器如ACP/Amulet和LAmbre在设计理念和操作上与Watchman不同，但具有类似的手术成功率和安全性[29-33]。

Watchman是第一个进入临床研究阶段、随后获得FDA批准和指南推荐的左心耳封堵装置，也是目前循证医学证据最多的左心耳封堵装置。其中，PROTECT AF和PREVAIL是两个最主要的与华法林标准抗凝治疗对照的RCT研究[3-5]。这两个研究中长期随访结果显示，使用Watchman装置进行LAAC在预防卒中/系统性血栓/心血管死亡的复合终点事件发生率方面不劣于甚至优于华法林，在降低心血管死亡/不明原因死亡、致残/致死性卒中、出血性

卒中和主要出血事件上优于华法林[3-5]。此外，根据来自PROTECT AF研究707例患者和CAP注册研究566例患者终点事件的事后分析，将扣除华法林组的获益作为年净获益，使用Watchman装置封堵左心耳在减少缺血性卒中、颅内出血、大出血、心包积液和死亡等临床事件方面，在PROTECT AF研究中的1 623例患者年净获益率为1.73%，在CAP研究中的741例患者年净获益率为4.97%；既往有缺血性卒中/短暂性脑缺血发作（TIA）史的患者在CAP研究中的年净获益率明显高于PROTECT AF研究（8.68%比4.30%）；而且该研究还显示卒中风险评分（CHADS$_2$评分）越高，临床净获益越大[7]。

然而，上述LAAC的循证医学证据是基于LAAC同华法林比较获得的，长期以来仍然缺乏与NOAC相比较的大型RCT研究证据。2019欧洲心脏大会上公布的首个小样本的随机化PRAGUE-17研究[34]，旨在评价LAAC（其中38.7%为Watchman，61.3%为Amulet封堵器）是否不亚于NOAC，经过30个月随访，LAAC组在降低全因卒中/TIA/心血管死亡的复合终点事件发生率上不亚于NOAC。最近两项荟萃分析也显示，LAAC在预防死亡、卒中或系统性血栓事件上与NOAC相当甚至更优，而且这种优势随时间推移更为显著[35, 36]。除了Watchman与ACP/Amulet，其他类型左心耳封堵装置的循证医学证据相对较少，目前Amulet与Watchman装置直接比较的Amulet IDE研究[37]还在进行当中；近年来国产LAmbre封堵装置（深圳先健公司）的临床试验结果也受到瞩目，初步研究显示使用LAmbre装置封堵左心耳的手术成功率为99%～100%，手术并发症为3.3%～6.7%，152例接受LAmbre左心耳封堵装置的患者中随访1年仅有1例发生TIA和3例小出血事件，未观察到器械相关血栓形成，显示LAmbre左心耳封堵装置的安全性和有效性不劣于国外同类产品[32, 33]。

四、LAAC的适应证与禁忌证建议

（一）LAAC的临床应用及适应证建议

尽管介入LAAC技术从2001年就开始用于临床，但直到2012年才首次被ESC房颤管理指南推荐用于具有长期抗凝禁忌或存在高出血风险（HAS-BLED评分＞3分，评分标准见表3），不适合长期抗凝的NVAF患者卒中的预防（Ⅱb）[8]。随后4年由于没有新的随机对照研究证据公布，2016年ESC房颤管理指南[38]对LAAC的建议未进行更多更新。但2017年发布的LAAC慕尼黑共识[39]和2019年发布的欧洲心律协会（EHRA）/欧洲心血管介入协会（EAPCI）关于LAAC专家共识更新[40]中，分别对LAAC的潜在适应证和操作过程中使用的器械、影像学评估及相关技巧给予了具体建议。

美国LAAC正式开始临床应用相对较晚，2014年美国心脏病学学会（ACC）/美国心脏协会（AHA）/心律协会（HRS）以缺乏足够证据和FDA尚未批准为由，没有在其房颤管理指南中对LAAC的临床应用作出推荐[41]，但同年AHA/美国卒中协会指南则对LAAC的应用给予Ⅱb推荐（证据级别B）[10]。2015年3月美国FDA正式批准Watchman左心耳封堵装置用于临床，并对LAAC纳入医保支付的适应证范围进行了说明[42]。随着LAAC预防房颤卒中有效性和安全性中长期证据的积累，2019年ACC/AHA/HRS在其更新版房颤管理指南中，把

表3 HAS-BLED出血风险积分

危　险　因　素	积分
未控制的高血压（H）（收缩压＞160 mmHg）	1
肝功能异常（肝硬化或者胆红素＞2倍正常值或AST/ALT/AP＞3倍正常值）	1
肾功能异常（透析、肾移植、肌酐＞200 μmol/L）	1
卒中史	1
出血史	1
INR值波动（小于目标范围时间的＜60%）	1
年龄≥65岁	1
药物（服用非甾体类抗炎药、阿司匹林或吸毒）	1
嗜酒（每周饮酒＞8次）	1
总分	9

注：AST为天冬氨酸氨基转移酶，ALT为丙氨酸转氨酶，AP为碱性磷酸酶，INR为国际标准化比值；1 mmHg=0.133 kPa

LAAC列为Ⅱb类推荐，用于具有高卒中风险、不能耐受长期抗凝治疗的NVAF患者卒中的预防[11]。

自2014年3月Watchman左心耳封堵装置被国家食品药品监督管理总局批准用于临床以来，LAAC在中国的临床应用取得了快速发展。中华医学会心脏电生理和起搏分会、中国医师协会心律学专业委员会联合发布的《心房颤动：目前的认识和治疗建议-2015》[9]和《心房颤动：目前的认识和治疗的建议-2018》[12]，均对LAAC预防NVAF血栓事件给予了Ⅱa类推荐（证据级别B），对LAAC的适应证也进行了说明。

然而，以上建议的推荐都是在房颤治疗背景下，是否应用于LAAC的推荐？而实际上在LAAC越来越广泛使用的情况下，迫切需要有对该技术在房颤卒中预防的具体临床情况的技术应用、操作流程进行规范性指导的专家共识，而非简单地停留在Ⅱa或者Ⅱb适应证的讨论。因此，本共识专家委员会认为，应对不同的临床情形，包括卒中风险评分，抗凝药物长期坚持的可能性与可行性，出血风险评估以及患者的意愿等具体分析，对LAAC的适应证及其相关技术的应用给予不同级别的建议

（表4）。

（二）LAAC禁忌证及排除指征

患者存在下列任何一种情况，均不适合立即进行LAAC手术。（1）术前经食管超声心动图（transesophageal echocardiography，TEE）或心脏CT成像（cardiac CT angiography，CCTA）检查探测到左心房或左心耳内血栓或疑似血栓者；（2）术前TEE检查提示左心耳解剖结构复杂（如左心耳开口过小或过大，或解剖结构复杂无合适封堵器选择），在现有技术和设备条件下不适合左心耳封堵者；（3）经胸心脏超声心动图（transthoracic echocardiography，TTE）检查提示左心室射血分数（left ventricular ejection fraction，LVEF）< 30%者；（4）TTE检查提示心底部或后壁存在10 mm以上心包积液，且原因未明者；（5）存在需要长期抗凝治疗的除房颤以外的其他疾病（如机械瓣换瓣术后，自发或复发性静脉血栓栓塞等）；（6）存在风湿性心脏瓣膜病，二尖瓣狭窄（瓣口面积< 1.5 cm^2）或机械瓣换瓣术后；（7）存在严重的心脏瓣膜病或心脏结构异常（如巨大房间隔缺损、室间

表4　LAAC预防NVAF血栓事件的建议

建　　　议	推荐级别
具有较高卒中风险（CHA$_2$DS$_2$-VASc评分：男性≥2分，女性≥3分），对长期服用抗凝药有禁忌证，但能耐受短期（2～4周）单药抗凝或双联抗血小板药物治疗者 具有较高卒中风险，口服抗凝药期间曾发生致命性或无法/难以止血的出血事件者（如脑出血/脊髓出血，严重胃肠道/呼吸道/泌尿道出血等）	适合
具有较高卒中风险，长期口服抗凝治疗存在较高的出血风险（HAS-BLED出血评分≥3分） 具有较高卒中风险，且服用抗凝药期间曾发生缺血性卒中或其他系统性血栓栓塞事件 具有较高卒中风险，且存在不能依从/不耐受长期口服抗凝治疗的临床情况（如独居、痴呆、残疾等），但能耐受短期（2～4周）单药抗凝或双联抗血小板药物治疗者 无论卒中风险评分高低，既往TEE或CCTA检查曾探测到明确的左心耳内血栓形成，但经抗凝治疗后溶解者 具有较高卒中风险，且HAS-BLED出血评分< 3分，不存在长期抗凝治疗禁忌者，如果抗凝治疗依从性差或不愿长期坚持者，可根据患者意愿考虑LAAC 左心耳曾进行电隔离消融治疗者，可在导管消融同期或分期行LAAC	不确定
具有较低的卒中风险（CHA$_2$DS$_2$-VASc评分≤1分），且既往TEE或CCTA检查未曾探测到明确的左心耳内血栓形成 虽有较高卒中风险，但HAS-BLED出血评分< 3分，且没有抗凝禁忌，患者也愿意接受并坚持长期口服抗凝药者 在NVAF基础上发生严重致残性缺血性卒中，虽经积极康复治疗仍残存严重肢体活动障碍、失语、长期卧床等情形或预期寿命< 1年，预估临床获益价值不大者，不建议行LAAC	不适合

注：LAAC为左心耳封堵，NVAF为非瓣膜性心房颤动，TEE为经食管超声心动图，CCTA为心脏CT成像

隔缺损）需要外科处理，或者严重的冠心病需行冠状动脉旁路移植术者；（8）新发缺血性卒中/TIA不伴有出血转化，但经美国国立卫生研究院卒中量表评分[8]和神经内科医师评估不适合启动抗凝治疗者；（9）急性缺血性卒中伴出血转化或口服抗凝治疗引发颅内出血，经多学科评估不适合重启抗凝治疗者；（10）预计生存期 < 1年；（11）未控制的纽约心功能分级Ⅳ级的心力衰竭。

五、术前准备

（一）术前检查

LAAC术前必须进行相关影像学和血液检查，明确心脏和左心耳解剖情况、心功能、凝血功能、肝肾功能和血常规以及其他临床情况。LAAC术前影像学检查的建议见表5。

1. TTE：术前TTE检查非常重要，可以明确LVEF、左心房大小、房间隔及其他心脏结构和瓣膜情况，是否存在心包积液等信息，建议LAAC术前1周内进行TTE检查。

2. TEE：TEE可显示二维和三维静态和动态图像，对LAAC术前评估中的价值最为重要，不仅可以评估左心耳形态和结构、测量左心耳开口宽度及深度，为封堵器大小选择提供参考，还可以鉴别血栓和评估左心房自发显影程度，及时发现不适合LAAC手术的情况，因此TEE已被多个国际指南/

专家共识[43, 44]推荐用于LAAC术前评估、术中监控和术后随访。2015年美国SCAI/ACC/HRS联合发布的LAAC共识[44]中还声明，开展LAAC手术的医院必须配备专业的TEE装备及有经验的操作师。因此，本共识推荐：在LAAC术前评估、术中指导和监控，以及术后随访中常规使用TEE。

术前TEE检查中，应该至少从0°、45°、90°和135° 4个角度观察左心耳形态及分叶、最大开口直径、可用深度（着陆区深度）、左心房和左心耳内血栓情况和自发显影程度描述、左心耳内梳状肌位置及分布。此外，还需描述房间隔状态（如缺损，房间隔瘤或卵圆孔未闭）以及二尖瓣、肺静脉等左心耳邻近结构情况。有研究指出，TEE测量的左心耳开口宽度与造影测量值和CCTA测量值存在微小差别（往往偏小）[45]，在LAAC术中需要考虑这个差别慎重选择封堵器尺寸。此外，有极少部分患者因为存在食管疾患不能耐受TEE检查，这种情况需要有替代方案。常用的替代方案有，LAAC术前评估和术后随访中可使用CCTA检查，术中监控和评估过程中可使用心腔内超声（intracardiac echocardiography, ICE）。术前TEE检查通常建议在LAAC术前48 h内进行，如术前TEE检查超过48 h，在LAAC术前应先进行TEE检查（TEE禁忌时可用ICE替代），确认左心房/左心耳内无血栓的前提下进一步行LAAC手术。

3. CCTA：如果患者因食管疾病不能耐受TEE

表5　LAAC术前影像学检查的建议

建　议	推荐级别
TTE：左心耳封堵术前1周内常规行TTE检查明确左心室收缩功能、左心房大小、房间隔、心脏瓣膜、肺动脉压力和心包积液等情况 TEE：LAAC术前48 h内常规行TEE检查，明确左心耳解剖特征（形态、开口大小及深度、分叶和梳状肌分布）、血栓/自发显影程度、房间隔以及左心耳排空速度和收缩功能 对于存在食管疾患不能耐受TEE检查或食管超声插入困难者，在术前48 h内行CCTA替代TEE检查，明确左心耳解剖特征和血栓等情况	适　合
LAAC术前常规采用CCTA替代TEE检查 术前TEE或CCTA检查在LAAC手术2 d以前进行	不确定
术前仅进行TTE检查，在没有经TEE、CCTA或ICE检查明确左心耳解剖及血栓情况下即开始实施LAAC手术	不适合

注：LAAC为左心耳封堵，TTE为经胸心脏超声心动图，TEE为经食管超声心动图，CCTA为心脏CT成像，ICE为心腔内超声心动图

检查或TEE检查失败者，LAAC术前评估和术后随访可使用CCTA替代。通常情况下，CT测量的左心耳开口宽度比TEE测量结果偏大约3 mm[46]，因此，选择封堵器尺寸时需要考虑这个差别。此外，CCTA检查探测左心房和左心耳内血栓的敏感性和特异性均低于TEE[47-52]，这可能与左心耳内具有发达的梳状肌和对比剂不能完全充盈左心耳有关。因此CCTA检查时需要有经验的影像学医师通过调节门控时间延迟显影等方法进一步明确对比剂充盈心耳远端。

4. 其他检查：接受LAAC手术的患者年龄多偏大，有些还曾发生脑梗死或脑出血，部分患者可能合并肺部疾病等情况，LAAC术前应根据患者的临床情况进行头颅CT或磁共振、胸部CT和肺功能检查，以及其他血液学检查，以便充分了解患者术前的基线资料和对手术风险进行评估。

（二）围术期用药

1. 围术期抗凝：一旦患者经评估具备LAAC适应证，并同意手术，门诊即开始启动抗凝治疗直至入院，入院后根据术前用药情况继续或进一步调整用药。

术前服用NOAC者，术前1 d继续使用，手术当日早上停用1次；术前服用华法林者，每天监测国际标准化比值（INR），术前1 d继续使用，手术当日早上停用。术前服用NOAC或华法林者，术中通常减量使用普通肝素（60～100 IU/kg），监测活化凝血时间（ACT），维持在250～350 s（根据手术时间长短可能需要多次监测ACT，必要时追加肝素）。

术前未接受抗凝治疗者，入院后直接给予低分子肝素皮下注射直至手术前1 d，手术当日早上暂停1次，术中使用常规剂量普通肝素（100 IU/kg），监测ACT维持在250～350 s（根据手术时间长短可能需要多次监测ACT，必要时追加肝素）。

手术结束后当日如排除急性心脏压塞、心包积液或其他严重出血性并发症，根据肝素代谢时间（通常术后4～6 h）适时启用抗凝治疗（如低分子肝素、华法林或NOAC）。术后24 h内常规行TTE，排除封堵器脱位、心包积液（包括新发心包积液和原有心包积液明显增多情况）及其他出血并发症后，术后次日根据患者肾功能情况和出血风险高低给予个体化的抗凝治疗方案（图1，表6）。

2. 其他用药：LAAC术中常规使用TEE监控，部分患者可能还接受导管消融+LAAC一站式联合手术，术中易发生食管黏膜损伤，甚至导致应激性消化道溃疡，如合并射频消融罕见情况还可能导致心房食管瘘，因此本共识建议LAAC手术当天起应常规静脉使用质子泵抑制剂直至出院，出院后口服质子泵抑制剂2～4周。

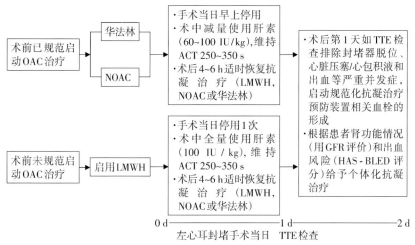

OAC:口服抗凝药,NOAC:非维生素K拮抗剂口服抗凝药,LMWH:低分子肝素,ACT:活化凝血时间,TTE:经胸心脏超声心动图

图1　左心耳封堵围术期抗凝方案推荐

表6　LAAC术后抗凝管理的建议

时　间	建　议	推荐级别
术后3个月内	如GFR≥30 ml/min，且HAS-BLED评分<3分，建议： 　使用NOAC+氯吡格雷或阿司匹林抗凝3个月 　或者使用华法林+氯吡格雷或阿司匹林抗凝3个月，维持INR 2.0～3.0 如GFR≥30 ml/min，且HAS-BLED评分≥3分，建议： 　单独使用标准剂量的NOAC（包括利伐沙班、依度沙班、阿哌沙班或达比加群）抗凝3个月 　或者单独使用华法林抗凝3个月，维持INR 2.0～3.0 如GFR<30 ml/min，且HAS-BLED评分<3分，建议： 　使用华法林+阿司匹林抗凝3个月，维持INR 2.0～3.0 如GFR<30 ml/min，且HAS-BLED评分≥3分，建议： 　单独使用华法林抗凝3个月，维持INR 2.0～3.0 　或者使用阿司匹林+氯吡格雷双联抗血小板3个月	适　合
	术后使用阿司匹林或氯吡格雷单联抗血小板治疗 术后不给予任何抗凝或抗血小板治疗	不适合
术后3～6个月	推荐停用口服抗凝药，予阿司匹林+氯吡格雷双联抗血小板继续治疗3个月	适　合
	继续给予口服抗凝药治疗（包括华法林或NOAC） 停用口服抗凝药，单用阿司匹林或氯吡格雷治疗	不确定
	停用任何抗血小板或抗凝治疗药物	不适合
6个月后	推荐阿司匹林长期治疗（如果不耐受阿司匹林，可使用氯吡格雷替代）	适　合
	6个月后仍给予抗凝治疗 6个月后停用任何抗血小板治疗	不适合
特殊情况	LAAC术后任何时候如探测到5 mm以上残余分流，视为封堵失败，如无补救措施，维持长期抗凝治疗 如果抗凝药物治疗期间发生严重出血，应立即停用，必要时给予抗凝药物的选择性拮抗剂。出血控制后可予低强度抗凝或者双联抗血小板治疗，必要时可缩短抗凝或双联抗血小板治疗时间 如术后TEE或CCTA随访提示DRT形成，应加强抗凝（可使用华法林或NOAC联合氯吡格雷或阿司匹林）治疗2～3个月后复查TEE直至DRT消失。如使用华法林，建议维持INR 2.5～3.5；如使用NOAC，应使用标准剂量，避免使用达比加群；也可使用低分子肝素2～4周	适　合

注：LAAC为左心耳封堵，GFR为肾小球滤过率，NOAC为非维生素K拮抗剂口服抗凝药，INR为国际标准化比值，TTE为经胸心脏超声心动图，TEE为经食管超声心动图，CCTA为心脏CT成像，DRT为装置相关血栓

（三）术前护理准备

进行常规心血管介入治疗术前护理，拿掉义齿，开放静脉，术前8 h禁食、禁饮、禁口服药等。

（四）手术计划

术前应复习患者临床和相关检查资料，再次确认LAAC手术适应证、禁忌证或排除指征。术者还应根据术前TTE、TEE或左心房CCTA等结果，充分了解患者左心耳解剖特征（包括开口直径、可用深度、梳状肌分布和分叶等），左、右心房大小，心包积液及程度，以及是否做过房间隔修补术或封堵术，是否合并肺部手术、胸廓畸形、心脏转位等特殊情况，预判房间隔穿刺难度，可能选择的封堵器类型及尺寸，制定合理的操作方案及可能的替代措施。

六、LAAC手术过程

（一）术中麻醉

全身麻醉状态下，不仅有助于实施全程TEE监控和指导，而且患者处于制动状态，受呼吸影响小，LAAC手术成功率高，并发症发生率低。即使术中发生封堵器脱位、心脏压塞等严重并发症时，手术医生也可得心应手处理。目前包括美国、欧洲和中国的多数心脏中心在实施LAAC手术时常规使用全身麻醉。尽管有小样本文献报道，采用局部麻醉+ICE指导与全身麻醉+TEE指导下的LAAC成功率相当[53, 54]，但局部麻醉下实施LAAC术中可能因为患者活动和呼吸影响降低封堵成功率和增加发生并发症的风险。因此，建议LAAC手术应当经麻醉科医师专业评估后常规在全身麻醉下施行（表7）。

（二）TEE在LAAC术中的应用

TEE对LAAC术中的辅助作用非常重要，包括：指导房间隔穿刺，跟踪输送鞘、导丝和猪尾导管在左心房内走行位置，指导左心耳封堵器的定位及释放，评价牵拉试验结果和封堵效果，以及术中监测心脏压塞和血栓等并发症情况。因此，建议在LAAC术中应当常规实施全程TEE监控和指导（表8）。

1. 术前TEE再次评估：通常在麻醉之后先插入TEE探查左心房和左心耳，再次确认左心房或左心耳内是否存在血栓（包括云雾状回声），并明确心包积液情况。如探测到左心房或左心耳内血栓或疑似血栓，应立即停止继续手术，予规范抗凝2～3个月后复查TEE，如血栓或疑似血栓消失，

表7　LAAC术中麻醉的建议

建　　　议	推荐级别
推荐在全身麻醉+TEE监控下实施LAAC手术	适　合
如患者存在食管疾患不能耐受TEE检查或食管超声插入困难，在术前CCTA检查已明确左心耳解剖特征和排除血栓情况下，有经验的术者可使用ICE替代TEE指导LAAC手术 有经验的术者可以在TEE或ICE指导下、在局麻/镇静下实施LAAC手术	不确定
不推荐常规在局麻/镇静下实施LAAC手术	不适合

注：LAAC为左心耳封堵，TEE为经食管超声心动图，CCTA为心脏CT成像，ICE为心腔内超声心动图

表8　LAAC术中影像学指导、评估和操作的建议

建　　　议	推荐级别
全身麻醉后先行TEE检查，再次确认左心耳/左房内有无血栓，并进一步明确左心耳解剖特征 TEE可清楚显示房间隔的上、下和前、后位置，建议常规使用TEE和X线引导下穿刺房间隔 通常在右前斜位30°+足位20°或其他合适体位行左心耳造影，根据DSA和TEE测量左心耳开口宽度和可用深度选择合适封堵器 封堵器在左心耳内打开后（预释放）应常规多角度（0°、45°、90°、135°）TEE评判，并在TEE或DSA观察下行牵拉试验评价封堵器的稳定性，评估是否符合释放标准（如"PASS"原则和"COST"原则），如符合释放标准，则完全释放封堵器 封堵器完全释放后再次多角度TEE检查，评价封堵器释放效果、是否存在封堵器移位情况和对邻近结构如肺静脉和二尖瓣的影响，观察有无心包积液及程度等情况	适　合
如果患者存在食管疾患不能耐受TEE检查或TEE探头插入困难，在术前CCTA检查已明确左心耳解剖特征和排除血栓情况下，可考虑在局麻下使用ICE引导和监控LAAC手术	不确定
如无TEE/ICE指导，不推荐仅在DSA下实施LAAC手术	不适合

注：LAAC为左心耳封堵术，TEE为经食管超声心动图，CCTA为心脏CT成像，ICE为心腔内超声心动图，DSA为数字血管造影，PASS原则为内塞型封堵器释放标准，COST原则为外盖型封堵器释放的标准

可考虑安排择期手术。

2. TEE指导房间隔穿刺：TEE可清晰显示房间隔位置和引导穿刺针在房间隔合适位置穿刺。通常情况下，TEE在90°～100°从上、下腔静脉切面清晰显示上、下位置；在45°～50°从主动脉短轴切面显示前、后位置（靠近主动脉为靠前）。房间隔穿刺时，TEE采用Multi-D模式同时显示房间隔的上、下、前、后位置，引导穿刺针在房间隔合适位置（通常选择靠下、靠后位置）穿刺（图2）。

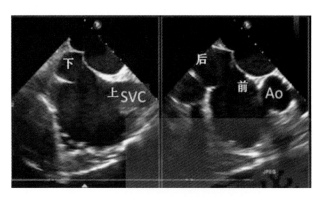

图2 TEE显示常用的房间隔穿刺位置

（靠后、靠下；SVC：上腔静脉，AO：胸主动脉）

3. TEE在LAAC术中监控和指导封堵器释放中的作用：LAAC术中，TEE全程监控不仅可及时探测血栓、心包积液和心脏压塞等并发症情况，对指导封堵器在左心耳内的定位、释放和评估释放后效果也至关重要。封堵器在心耳内打开后，在释放之前应常规使用TEE多角度（0°、45°、90°和135°）观察和评估，判定封堵器位置是否合适、是否有残余分流及分流程度（观察残余分流应使用彩色血流显示）、露肩程度、封堵器大小是否合适（理想的压缩比8%～30%）。同时还可在TEE监控下行牵拉试验，观察牵拉试验后封堵器是否移位，判断封堵器的稳定性。如果TEE评估提示封堵器在心耳内打开位置理想（position，P），固定牢靠（anchor，A），左心耳开口封堵完全（seal，S）、大小合适（压缩比符合要求）（size，S），即符合封堵器释放的"PASS"原则（以Watchman封堵器为例），则可以完全释放封堵器。

（三）ICE在LAAC术中的应用

对不能耐受TEE检查和全身麻醉的特殊患者，在术前通过CCTA检查排除左心房/左心耳内血栓的情况下，有条件的单位和有经验的术者，可考虑使用ICE替代TEE在局麻/镇静下实施LAAC手术（表8）。使用ICE指导LAAC手术的常规操作流程如下：穿刺左侧股静脉置入10 F或11 F血管鞘，将ICE导管沿下腔静脉送入右心房等部位，通过调节操作手柄观察房间隔、左心房/左心耳内有无血栓，并初步明确左心耳解剖情况[55，56]（图3）。在确认左心房/左心耳内无血栓情况下，继续在ICE指导下穿刺房间隔（图4）。房间隔穿刺完成后，经房间隔穿刺鞘送入加硬长导丝至左上肺静脉，并交换封堵器输送鞘来回充分扩张房间隔穿刺点。然后，固定导丝在左上肺静脉，回撤输送鞘至右心房侧，再将ICE导管经房间隔穿刺点送入左心房或左上肺静脉内先观察左心耳的形态、结构及血栓情况。

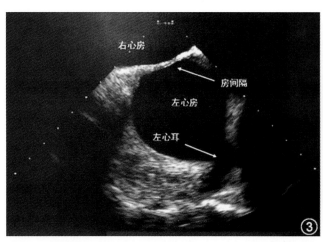

图3 心腔内超声在右心房观察房间隔、左心房和左心耳形态

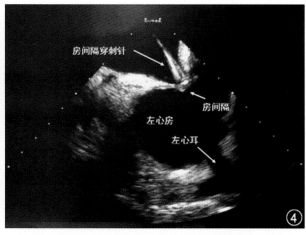

图4 心腔内超声指导下房间隔穿刺

进一步确认左心耳解剖适合封堵后，保留ICE导管在左心房/左上肺静脉内，再沿长导丝将封堵器输送鞘送至左心房继续LAAC术和ICE评估过程[57]（图5）。

文献报道，使用ICE指导的LAAC与TEE指导

的LAAC手术成功率相当[58, 59]。尽管使用ICE指导的左心耳封堵，可避免全麻、减少术中食管损伤、减少X线暴露及造影剂使用量，但其缺点是观察角度有一定限制，费用较贵，术者也有一定学习曲线，目前仅作为TEE的补充用于LAAC手术。

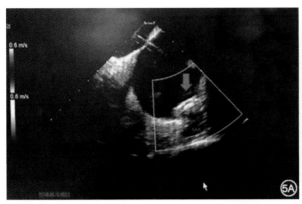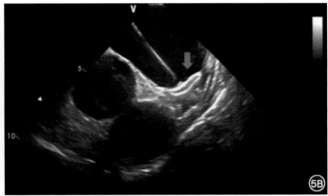

图5　心腔内超声在左心房内指导和评估封堵器释放

（5A：红色箭头所示为Watchman封堵器，5B：红色箭头所示为LAmbre封堵器）

（四）房间隔穿刺

在正位X线透视下，沿0.032英寸（1英寸=0.025 4 m）长钢丝送入房间隔穿刺鞘至上腔静脉，然后退出钢丝，送入连接造影剂的穿刺针（通常根据左右心房大小塑成一定弯形）在接近鞘顶端1 cm处固定。在Multi-D模式TEE指引下，缓慢回撤房间隔穿刺鞘至房间隔部位。当鞘尖顶住房间隔时，TEE观察下显示"帐篷顶"现象，如果"帐篷顶"在TEE的上、下腔切面和主动脉短轴切面观显示上、下及前、后位置合适（常用穿刺点位于房间隔靠下、靠后位置）（图2），然后在右前斜位45°X线下将穿刺针缓慢送至穿刺鞘顶端，并适当顺时针旋转刺破房间隔，然后从穿刺针注射少量对比剂（或者注射少量生理盐水，TEE显影下左心房呈水泡征），判断针尖是否进入左心房。穿刺针尖进入左心房后右手固定，再将穿刺鞘缓慢送入左心房少许，然后回到正位在X线下固定穿刺鞘，缓慢回撤穿刺针，送入导引钢丝至左上肺静脉，接着将穿刺鞘穿过房间隔并来回充分扩张穿刺点后再送入左上肺静脉。如果房间隔穿刺部位较韧或较厚，穿刺针通过困难，可使用穿刺针针芯或冠脉介入导丝尾端

（硬端）顶住房间隔穿刺点穿刺，必要时辅用外科手术电刀（选用电切功能10～20 W，通电<2 s）。房间隔穿刺成功后，沿鞘管补充适量肝素（通常按60～100 IU/kg给予肝素），肝素给药约5 min后，抽血监测ACT，维持ACT在250～350 s（如手术时间过长需重复监测，必要时追加肝素）。对于存在肝素抵抗或肝素诱导血小板减少症或极高危出血风险患者，术中可使用比伐芦定替代肝素。

（五）左心耳造影和封堵器释放

1. 左心耳造影和测量：房间隔穿刺完成后，撤出房间隔穿刺鞘内芯和钢丝，再沿外鞘送入2.6 m长0.035英寸加硬钢丝（通常使用头端有7 cm软端的J头Supper Stiff Amplatz加硬钢丝）至左上肺静脉远端，然后固定钢丝撤回房间隔穿刺鞘，沿加硬钢丝小心将左心耳封堵输送鞘送至左上肺静脉口部。然后回撤钢丝和输送鞘内芯，送入猪尾巴导管（5 F或6 F）至左上肺静脉口部。通常在右前斜位30°+足位20°位置（或者调整至左心耳最佳展开位置），X线透视下将猪尾导管尾端朝向心耳最深部位，封堵器输送鞘送至左心耳口部，沿输送鞘冲水管（排除空气）和猪尾导管（排除空气）同时由慢

而快注射对比剂，让左心耳口部和心耳底部各个分叶充分显影。清晰显示左心耳形态、开口和分叶，然后DSA测量左心耳开口最大直径，最大可用深度（锚定区深度），并在手术屏幕上用白板笔画出左心耳轮廓（锁定DSA位置），确定左心耳封闭线、锚定区和工作轴线（内塞式封堵器和外盖式封堵器左心耳封闭线、锚定区和工作轴线存在较大差别，图6）。

2. 内塞型封堵器放置过程及TEE评价：Watchman封堵器是最常用的内塞型封堵器，以该封堵器为例介绍内塞型封堵器释放和评价过程。根据DSA测量的左心耳开口直径和最大可用深度大小，并结合TEE的测量值（通常TEE测量值比DSA测量值偏小），选择合适尺寸的封堵器（通常选择封堵器尺寸比左心耳开口测量值大4～6 mm）。然后体外准备封堵器，确认封堵器与推送杆连接牢靠，反复冲水排除空气后再次确认封堵器头端位置是否与推送系统头端标线吻合（左心耳深度不够时，可适当在输送鞘头端标线远端5 mm的预留空间预借一定深度）。然后根据屏幕上指示的左心耳轮廓，术者首先沿预定的工作轴线将猪尾导管送入左心耳目标锚定区深处，再小心将输送鞘送至目标锚定区。然后术者左手固定输送鞘，右手小心撤回猪尾导管，松开阀门让血液从输送鞘流出排除空气，在助手持续冲水状态下小心送入封堵器推

送系统，送入一半后，将封堵器推送系统尾端冲水管连接对比剂，然后将封堵器缓慢送至Watchman输送鞘头端标记线位置对齐（封堵器推送至输送鞘头端附近时，助手可推注少量对比剂观察输送鞘顶端与左心耳远端心耳壁的距离，如距离太近，可稍许回撤输送系统）。封堵器到位后，锁死输送鞘和推送系统，助手拧松推送系统阀门，随后术者右手固定推送杆，左手小心回撤输送鞘，缓慢展开封堵器，完成封堵器预释放。预释放后，拧紧推送系统阀门，注射对比剂（推荐切线位造影，必要时大角度足位造影）观察是否存在残余分流。同时用TEE从不同角度（0°、45°、90°和145°）观察封堵器位置、露肩、残余分流和压缩比（8%～30%比较合适）情况。如封堵器位置合理，无明显露肩（露肩部分应小于封堵器尺寸的1/4～1/3），完全封堵（无残余分流或仅存在＜5 mm的小量残余分流），封堵器位置良好，在TEE观察下或DSA透视下作牵拉试验，直到最后一次牵拉与前一次牵拉比较无位置改变，压缩比无明显变化，符合封堵器释放的"PASS"原则，则可完全释放封堵器。如预释放后TEE多角度评估显示封堵器存在位置不佳、明显残余分流、封堵器尺寸不合适，或封堵器形态与心耳不匹配等情况，则不符合封堵器释放的"PASS"原则，可微回收、半回收或全回收封堵器，调整位置或更换其他型号的封堵器。封堵器完全释放后，

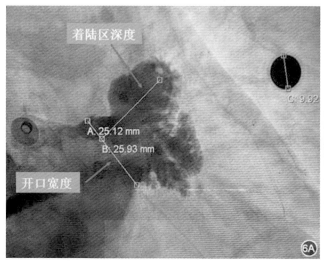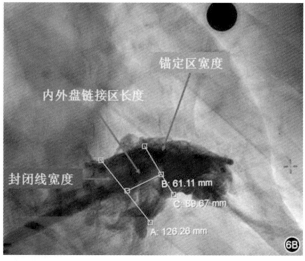

图6　左心耳造影测量图

（6A表示以Watchman为代表的内塞型封堵器的造影测量图，6B表示以LAmbre为代表的外盖式封堵器的造影测量图）

最后造影再次评估左心耳的封堵效果，并再行多角度TEE检查，观察并记录封堵器完全释放后最终位置、露肩、残余分流和压缩比情况。

3. 外盖型封堵器的释放过程及TEE评价：外盖型封堵器包括LAmbre、ACP/Amulet、LACbes等封堵器，在设计理念和释放过程上与以Watchman为代表的内塞式封堵器存在较大差别。外盖型封堵器主要在左心耳开口处进行植入操作，对左心耳的深度要求不高，但由于封堵时需要考虑固定伞和封堵盘与输送鞘之间需要有良好的轴线，因此与内塞式封堵器一样对房间隔穿刺位置和轴向要求较高。此外，外盖型封堵器封堵盘（外盘）往往较大，封堵时需要考虑对周边组织（如肺静脉和二尖瓣）的影响，同时也要考虑封堵器释放后封堵盘出现移位（向外翘边或向内陷入）的情况。

LAmbre封堵器是目前国内使用最为广泛的外盖式封堵器，与其他外盖型封堵器类似，由固定伞（内盘）和封堵盘（外盘）构成，外盘大，内盘小，两盘之间通过钢缆链接，并配有小伞大边型特殊设计型号，预装状态下封堵盘与固定盘相距10 mm，同样适用于不同解剖形态的心耳的封堵。此外，该封堵器输送鞘为10～12 F，小于Watchman封堵器输送鞘（14 F），对股静脉穿刺部位和房间隔的损伤较小。在封堵器释放过程和食管超声评价方面也与以Watchman为代表的内塞式封堵器存在较大差别，具体过程如下。

右前斜位30°+足位20°左心耳造影完成后，结合DSA测量结果和TEE测量值，按使用说明书的推荐尺寸选择合适大小的封堵器。一般情况下，选择比锚定区大2～6 mm的封堵器。若开口部直径比锚定区大6 mm及以上，则考虑选择特殊形状封堵器（小伞大盘型）。然后封堵器在体外预装，并经过反复冲水排气后，推动封堵器输送钢缆，将封堵器送往输送鞘头端标记环处，再缓慢推出封堵器向前释放固定盘（内盘）；然后固定推送杆，回撤输送鞘，释放封堵盘（外盘）。封堵器外盘展开后，在释放前需要造影和多角度（0°、45°、90°、135°）TEE检查，评估封堵器释放效果是否符合"COST"原则，即：C指回旋支（circumflex artery），封堵

器固定盘要确保在回旋支口部远端打开；O指充分打开（open fully），确保封堵器固定盘在锚定区充分展开；S指密封（sealing），封堵器外盘要达到最佳的密封效果（要求残余分流≤3 mm）；T指牵拉试验（tug test），在释放前需要牵拉封堵器固定盘，确保封堵器的稳定性。此外，封堵器外盘展开后也应观察是否影响二尖瓣、左上肺静脉等周围结构，牵拉试验后外盘是否出现移位（外盘一侧是否出现翘边、内陷）等情况。如果TEE检查提示封堵器完全封堵左心耳开口，左心耳周围结构如二尖瓣和左上肺静脉无受累，行牵拉试验并直到最后一次牵拉与前一次牵拉比较无位置改变，提示封堵器固定牢固，符合"COST"原则后方可解脱钢缆完全释放封堵器。完全释放后，再次复查TEE，评估封堵器完全释放后有无移位，残余分流和周围结构影响情况（表8）。

（六）穿刺部位止血及处理

LAAC术完成后，缓慢撤出输送鞘，对股静脉穿刺部位可压迫止血或者"8"字缝合止血，压迫或缝扎止血后确认无出血情况下，采用多层纱布包扎和弹力绷带固定，然后用沙袋压迫6～8 h。

七、术后观察及护理（住院期间）

1. 生命体征和心脏体征：LAAC术后常规心电监护24 h，密切观察心率、血压、呼吸和氧饱和度情况。因患者术中使用全身麻醉和镇静药物，术后需密切观察是否存在呼吸抑制和误吸等情况。需警惕尿潴留，必要时及时导尿处理。

2. 心脏压塞和心包积液情况：除术中发生急性心脏压塞情况外，少数患者可能出现迟发性或慢性心包积液（可能与封堵器压缩比过大或反复牵拉力量过大时，封堵器倒钩刺穿心耳壁引起的少量出血有关）。因此患者返回病房后，应密切观察是否有不良主诉（如胸闷、气促、烦躁等）和不良体征（如面色苍白、出冷汗、脉搏微弱、心动过速或过缓、血压降低等），一旦出现上述情况，需考虑急性心脏压塞，立即床边TTE检查，如确诊，需行紧

急心包穿刺引流；如不能改善，需要心脏外科心包切开引流和修补。除发生急性心脏压塞症状需要立即床边TTE检查外，术后24 h内应常规复查TTE，明确封堵器是否在位，有无迟发心脏压塞和心包积液等情况。

3. 术后24 h内需要密切观察穿刺部位血肿情况，判断有无穿刺并发症。术后第2天如排除穿刺部位严重并发症，TTE检查提示封堵器在位，无心脏压塞或明显心包积液等情况，启动规范抗凝，术后2~3 d出院。

八、LAAC术后抗凝管理及影像学随访

（一）LAAC术后抗凝管理及装置相关血栓的预防

尽管LAAC预防房颤卒中的疗效和安全性已被随机对照研究[2-5, 34]及多个注册研究[6, 7]的中长期证据所证实，但LAAC术后并不低的装置相关血栓（device related thrombosis，DRT）发生率（3.7%~7.2%）[3, 60-64]和潜在增加的卒中风险[62]也需引起足够重视。

LAAC术后DRT的发生除与封堵器械、操作和患者自身因素有关以外，也与LAAC术后采用的抗凝强度及持续时间长短也密切相关。然而，迄今为止LAAC术后采用何种抗凝方案最能有效预防DRT，仍缺乏高质量的前瞻性RCT研究，现有指南也未给予具体推荐。除PROTECT AF和PREVAIL研究在LAAC术后给出了具体抗凝方案外［阿司匹林+华法林45 d，TEE排除DRT后阿司匹林+氯吡格雷双联抗血小板治疗（DAPT）直至6个月，然后维持阿司匹林长期治疗］，在真实世界的临床实践中，LAAC术后抗凝方案和持续时间上并无统一标准。因为PROTECT AF和PREVAIL研究的抗凝方案是针对可耐受华法林患者，真实世界里常有一些高危出血风险的患者，医生对抗凝多有顾虑。在2018年报道的法国注册研究中，所有487例接受LAAC的患者中，仅有4.6%术后口服抗凝药（OAC）+单药抗血小板治疗（SAPT），28.9%单用OAC、23.2%使用DAPT、35.8%使用SAPT预防DRT，却有高达7.7%的患者术后未使用任何抗凝

或抗血小板治疗[62]。在Ewolution注册研究中，所有成功植入封堵器的患者术后3个月内采用SAPT、DAPT和OAC者分别为7%、60%和27%，且有6%的患者术后未进行抗凝或抗血小板治疗；术后3~6个月采用SAPT占55%，DAPT占28%，OAC占8%，也有9%的患者未接受抗凝或抗血小板治疗[61]。

Pioneer-AF PCI研究[65]、RE-DUAL PCI研究[66]和AUGUSTUS[67]研究已证实房颤合并冠心病并接受PCI的患者使用NOAC（利伐沙班、达比加群或阿哌沙班）+氯吡格雷（75 mg）联合治疗6~12个月的安全性（TIMI大出血年发生率1.4%~2.1%），尤其AUGUSTUS研究[67]结果还显示阿哌沙班+氯吡格雷联合治疗的出血风险明显小于华法林+阿司匹林。上述数据表明，"NOAC+氯吡格雷"的联合方案用于LAAC术后的抗凝管理有可能是"华法林+阿司匹林"的有效替代。此外，有限证据显示，LAAC术后采用一种抗凝加一种抗血小板的联合方案预防DRT的效果优于DAPT或SAPT[68]。鉴于接受LAAC的房颤患者，多数具有较高的卒中风险，出血风险差异较大，而且部分患者因存在严重的肾功能不全不能耐受NOAC，因此，本共识建议LAAC术后DRT的预防应根据患者肾功能情况［用肾小球滤过率（GFR）评价］和出血风险（用HAS-BLED评分评价）给予以下个体化的抗凝方案。

1. 当患者无严重肾功能不全（GFR≥30 ml/min）时：（1）如果出血风险小（HAS-BLED评分<3分），LAAC术后采用NOAC或华法林+氯吡格雷或阿司匹林联合治疗3个月，3个月时复查TEE，如果排除DRT和>5 mm的残余分流，改用阿司匹林+氯吡格雷双联抗血小板治疗3个月。（2）如果出血风险较高（HAS-BLED评分≥3分），术后单独使用常规剂量的NOAC或华法林治疗3个月；3个月时复查TEE，如果排除DRT和>5 mm的残余分流，改用阿司匹林+氯吡格雷继续治疗3个月。术后6个月时复查TEE，如排除DRT和>5 mm的残余分流，予阿司匹林长期维持治疗（如阿司匹林不耐受，可用氯吡格雷替代）。

2. 当患者存在严重的肾功能不全（GFR<30

ml/min）时（大多数NOAC使用存在禁忌证或慎用情况）:（1）如果出血风险小（HAS-BLED评分＜3分），LAAC术后使用华法林+阿司匹林联合抗凝3个月（维持INR 2.0～3.0），3个月时复查TEE，如果排除DRT和＞5 mm的残余分流，改用阿司匹林+氯吡格雷继续治疗3个月。（2）如果出血风险较高（HAS-BLED评分≥3分），建议在严密监测INR情况下（维持INR 2.0～3.0）单用华法林抗凝3个月，3个月时复查TEE，如果排除DRT和＞5 mm的残余分流，改用阿司匹林+氯吡格雷继续治疗3个月；或者LAAC术后直接使用阿司匹林+氯吡格雷双联抗血小板治疗6个月。6个月时复查TEE，如果排除DRT和＞5 mm的残余分流，则改用阿司匹林长期治疗维持（如阿司匹林不耐受，可用氯吡格雷替代）。

3. 特殊情况：（1）如果LAAC术后任何时候TEE或CCTA探测到5 mm以上残余分流，均视为封堵失败，假设没有补救措施，则需要长期维持口服抗凝治疗。（2）如果术后任何时候TEE探测到DRT，应加强抗凝（可使用华法林或NOAC+阿司匹林或氯吡格雷）治疗2～3个月后复查TEE直至DRT消失。根据有限证据，如果使用华法林方案，建议维持INR 2.5～3.5；如果使用NOAC，建议使用标准剂量利伐沙班或阿哌沙班，避免使用达比加群[69]；也可使用低分子肝素抗凝治疗2～4周。（3）如果术后抗凝药物治疗期间发生严重出血，应立即停用，必要时给予抗凝药物的选择性拮抗剂。出血控制后可予低强度抗凝或双联抗血小板治疗，必要时缩短抗凝/双联抗血小板时间（表6）。

（二）TEE或CCTA随访

LAAC术后存在一定的DRT发生率，一旦发生DRT没有及时探测或没有给予强化的抗凝措施，可能增加缺血性卒中和其他系统性血栓栓塞事件的风险。因此本共识建议：接受LAAC手术的患者应常规在术后3和6个月各随访TEE 1次（如果患者不能耐受或拒绝TEE，可用CCTA替代）。如果探测到DRT，应当强化抗凝2～3个月后再复查TEE观察DRT变化情况，必要时可增加随访次数。如果探测到＞5 mm的残余分流，视为LAAC失败，如无补救措施，应维持长期抗凝治疗。

（三）TTE随访

LAAC术后常规复查TTE，不仅可探测到封堵器是否在位，明确是否存在心包积液及程度，还可评估心脏收缩和舒张功能、明确瓣膜功能及病变情况，以及其他解剖结构变化。LAAC术后1、3和6个月各进行1次TTE检查是合理的（表9）。

九、LAAC围手术期并发症的识别及处理

1. 心包积液与心脏压塞：心包积液与心脏压塞是LAAC术中最严重的并发症之一，一旦发生需要积极识别和处理。在PROTECT AF研究[2]和PREVAIL[3]研究中，LAAC组分别有4.8%和1.9%的患者发生了需要外科修补或心包穿刺引流的心包积液/心脏压塞；在随后的CAP注册研究[70]，美国3 822例LAAC上市后临床研究[71]和EWOLUTION

表9 LAAC术后影像学随访的建议

方法	建 议	推荐级别
TTE	LAAC术后1、3、6个月时常规行TTE检查，明确心包积液情况及程度、封堵器是否在位以及左心耳邻近组织结构情况等	适 合
TEE	术后3、6个月常规进行TEE检查随访，明确LAAC术后残余分流、装置相关血栓、内皮化、是否存在封堵器脱位及心包积液等情况	适 合
CCTA	如果患者存在食管疾患不能耐受TEE检查或TTE探头插入困难，可考虑在术后3和6个月行CCTA检查替代TEE	不确定

注：LAAC为左心耳封堵术，TTE为经胸心脏超声心动图，TEE为经食管超声心动图，CCTA为心脏CT成像

注册研究[72]中，心包积液发生率分别2.2%、1.02%和0.5%。这表明，随着器械的不断改进以及术者经验的积累和操作的规范化，LAAC围手术期发生心包积液和心脏压塞的比率明显降低。

发生心包积液和心脏压塞并发症的原因与LAAC手术操作和封堵器有关，包括：（1）房间隔穿刺时，穿刺针或穿刺鞘刺破心房或主动脉根部；（2）导丝或导管操作不当刺破左心房或心耳；（3）封堵器放置过程中操作不当导致前端刺破心耳；（4）封堵器回收过程划破心耳；（5）封堵器牵拉过程中用力过猛撕裂心耳。如果术中或术后患者出现不明原因的血压下降、脉压减小、心率增快，应首先行TTE检查明确是否发生心包积液/心脏压塞。LAAC术中可TTE检查确认，在X线透视下则可见心影增大，搏动减弱，心包腔内对比剂显影等征象。心脏填塞会危及生命，首先应立即行心包穿刺引流，若出血量不大并且出血速度较慢可抽出积血后观察；若出血量较大、较快时，需置入猪尾导管持续心包引流，同时作静脉自体回输。以上措施仍无改善者，应在保持引流情况下尽早外科心包切开引流术并修补破口。

2. 空气栓塞与血栓栓塞：空气栓塞或血栓栓塞可发生在全身各动脉，多见于冠状动脉和脑动脉，产生相应供血区的缺血/栓塞症状。空气栓塞发生原因多与操作相关，包括：（1）房间隔穿刺导管或封堵器装置系统排气不彻底，导致气体进入左心房；（2）从输送鞘回撤猪尾导管过快，造成鞘管内负压而吸入气体，在送入封堵器时，将鞘管内气体推入左心房；（3）左心房内压力过低［如压力＜ 10 mmHg（1 mmHg=0.133 kPa）甚至负压］，导致鞘管内负压而吸入气体导致空气栓塞。如左心房压力过低（如＜ 10 mmHg），应快速补液，或用大针筒直接通过鞘管向左房补充液体，直至左房压升至10 mmHg以上方可继续LAAC操作。

血栓栓塞的常见原因包括：（1）术前未抗凝或抗凝不充分；（2）术中导管、导丝肝素化盐水冲洗不够；（2）术中肝素抗凝不充分，或手术时间过长疏于ACT监测和补充肝素不及时；（3）部分患者属于高凝体质或存在肝素抵抗；（4）术前或术中左心

房/左心耳内发生血栓未及时发现（封堵术前应先TEE或ICE探查，确保左心房/左心耳无血栓情况下方可继续后续操作；X光造影/透视条件下不容易探测血栓，单纯在X线指导下实施LAAC可能增加术中血栓并发症的风险）。

LAAC术中发生空气或血栓栓塞可通过术前和术中规范抗凝、术中装置系统充分肝素水冲洗和排气，以及规范操作等措施避免。如发生严重的冠状动脉空气或血栓栓塞，可导致急性心肌梗死，需按急性心肌梗死的救治原则处理。对怀疑脑梗死的患者，应及时进行头颅CT检查，诊断明确后按急性脑梗死处置原则治疗。

3. 封堵器脱落：封堵器脱落是LAAC手术最严重的并发症之一，多发生在围术期内。根据封堵器脱落的位置不同，相应的临床表现也不相同。封堵器脱落至胸主动脉或腹主动脉时临床上可无任何表现，但可在TTE时发现；封堵器脱落至左心房或左心室内可引起二尖瓣功能障碍或左心室流出道梗阻，症状表现为心悸、胸闷，严重者出现室性心律失常甚至危及生命。

封堵器脱落主要原因包括：（1）封堵器尺寸相对于心耳口径过小；（2）封堵器放置太靠外，固定不牢固；（3）封堵器预装不牢固，或封堵器全回收后推送杆与封堵器连接处发生解螺旋。因此，封堵器冲水时需要事先检查封堵器与推送杆连接是否牢固，封堵器全回收后应顺时针旋转推送杆2 ～ 3圈确保封堵器与推送杆链接牢靠，从而避免封堵器推出输送鞘管后发生脱落。

封堵器脱落时，通常情况用圈套器或异物钳将脱落的封堵器固定或调整至相对安全并且容易抓取的心腔内，再抓取封堵器并沿鞘管注射冷生理盐水使封堵器变软，然后将其回撤至鞘管内。抓取时，注意轻柔操作，避免造成瓣膜、血管及重要脏器的医源性损伤，以免引起其他严重并发症。当用介入方法取出封堵器预期比较困难或者存在很大风险时，建议心外科手术取出。

建议开展左心耳封堵术的中心，常规备有圈套器、异物钳、15 F可调弯鞘、14 ～ 16 F抗折鞘、血管缝合器，以便发生封堵器脱落时可及时处理。

4. 血管损伤：经股静脉途径操作，外周血管并发症相对较少。但若伤及动脉则可能出现穿刺部位出血、血肿、股动脉假性动脉瘤和股动静脉瘘等血管并发症，部分股动脉假性动脉瘤或股动静脉瘘可通过局部压迫血管破口闭合，若不成功，可置入覆膜支架或外科手术修补破口。

5. 封堵器对毗邻结构的影响：封堵器植入心耳后，主要依靠倒钩刺入心耳壁进行固定，需要考虑封堵器及其倒钩对毗邻组织的影响。文献报道，盖式封堵器的外盘过大可磨损二尖瓣瓣叶和导致二尖瓣反流的发生[73]；封堵器的远端如果压缩比过大或者倒钩较为突出，可引起肺动脉损伤[74]，这种情况多见于同时合并肺动脉扩张的患者。盖式封堵器在操作过程应注意其对毗邻的二尖瓣或肺静脉结构的影响，避免影响二尖瓣或肺静脉的正常功能，术后随访期间也应使用TTE/TEE观察封堵器延迟移位对这些毗邻结构的影响。

十、LAAC 的其他问题

（一）导管消融 +LAAC 一站式联合治疗

导管消融可恢复窦性节律和缓解症状，但不能降低卒中风险；而LAAC可预防卒中，减少长期抗凝治疗引起的出血风险，但不能恢复窦性节律和缓解症状。对于既具有高卒中风险、又具备消融指征的症状性房颤采用"导管消融 +LAAC"一站式联合治疗理论上比单纯导管消融或单纯LAAC可能获益更多。

自2012 年荷兰医生Swaans 等[75]首次报道了"射频消融 +LAAC"一站式联合手术以来，近年来有不少研究证实了"导管消融（包括射频或冷冻球囊）+LAAC"一站式联合治疗的可行性及安全性[76-78]。最近一项多中心注册研究显示，在349例接受"导管消融 +LAAC"联合治疗的房颤患者中，所有患者LAAC手术均取得了成功，30 d操作相关严重并发症包括5例（1.4%）心包积液，1例（0.3%）卒中，没有其他严重并发症发生；随访35个月后，51%的患者房颤复发，9例患者发生卒中，年卒中事件发生率为0.9%，比基于CHA$_2$DS$_2$-VASc

评分预估的卒中风险（3.2%）减少了78%，年出血事件发生率（1.1%）比基于HAS-BLED 评分预估的出血风险（3.74%）减少了71%[79]。其他公开报道的几个单中心或多中心注册研究[75-78]均显示"导管消融 +LAAC"一站式联合手术安全可行。此外，关于"导管消融 +LAAC"一站式手术中消融和封堵的先后顺序问题，国内有学者率先进行了探讨，结果显示，如果采用以Watchman 为代表的"塞式"封堵器进行封堵，采用先消融或先封堵的策略，中远期随访的安全性及有效性相当，但先封堵后消融组术后45 d时的新发封堵器边缘漏比例较低；如采用"盖式"封堵器（如ACP或LAmbre封堵器）行一站式手术，考虑到封堵盘对嵴部的覆盖可能影响后续导管消融，则建议以先消融后封堵的策略进行手术[80]。尽管上述研究从一定程度上证实了"导管消融 +LAAC"一站式联合手术的疗效及安全性，但仍然缺乏随机化、对照研究证据。

房颤的治疗应当体现综合管理的理念，既要注重缓解症状（如恢复窦性节律），更要改善预后，尤其是卒中和系统性血栓事件预防。因此，尽管目前"导管消融 +LAAC"一站式联合治疗的证据尚不充分，本共识依然建议：对于具有高卒中风险（CHA$_2$DS$_2$-VASc 评分≥2 分），不能耐受或不依从长期抗凝治疗的NVAF患者，如果存在症状、同时具备导管消融和LAAC适应证，有条件的中心可以施行"导管消融 +LAAC"一站式联合术（表10）。

（二）合并房间隔缺损/卵圆孔未闭的LAAC

房间隔缺损（atrial septal defect，ASD）是最常见的成人先天性心脏病，如不接受治疗，随着年龄增加，发生房性心律失常，尤其是心房扑动和房颤的比例升高[81]，发生缺血性卒中的风险也增高[82]。ASD引起房颤的机制仍不明确，可能与患者长期左向右分流导致右心房肌增厚和纤维化有关。也有学者认为，ASD患者因右心房增大，左心房受到牵张引发结构改变和电生理重构，肺静脉电位可能也参与该机制。

对于合并ASD 或者卵圆孔未闭（patent foramen ovale, PFO）的房颤患者，尽管导管消融作为其治疗一部分，但2012年ESC房颤管理指南和2014年、2017年AHA/ACC/HRS指南均建议以更谨慎看待消融效果；对于患者中CHA_2DS_2-VASc评分2分以上，应给予抗凝治疗。而对于具有高出血风险（HAS-BLED评分≥3分）、不适合或不愿意长期抗凝治疗的患者，或者在服用抗凝药期间仍然发生卒中的患者，可考虑LAAC。

合并ASD或PFO的房颤患者行LAAC存在两种情况：一种是既往曾行外科矫正或者介入封堵的患者，另一种则是未行外科或介入治疗者。前者由于房间隔多存在外科补片或者金属封堵器，房间隔穿刺困难较大，即使穿刺成功也存在房间隔穿刺外鞘或封堵器输送鞘不能通过房间隔的情况。根据上海市胸科医院经验，采用直接穿刺，采取低位穿刺避开补片或者封堵器多能成功穿过房间隔。如补片较大较韧，可采用20 W以上电刀连接穿刺针烧灼房间隔；当封堵器较大覆盖房间隔所有可能穿刺点时，可用穿刺针穿过封堵器盘片，使用冠状动脉介入导丝尾端（硬端）穿过穿刺针针芯并引导针芯进入左心房，然后撤回导丝，将其头端（软端）送入左上肺静脉，再沿导丝用4.0 mm或更大一号的冠状动脉后扩张球囊充分扩张跨封堵器的房间隔穿刺点，直至顺利送入房间隔穿刺外鞘和左心耳封堵输送鞘，以便后续LAAC操作。而对于未行ASD/PFO治疗者，部分患者可通过ASD/PFO缺损直接进行LAAC，如果患者左心耳位置过低，通过ASD/PFO缺损所提供的轴向位置多偏高，需要避开ASD/PFO缺损部位，在房间隔偏后下方位置重新定位穿刺房间隔方可完成封堵。如术前TEE充分评估缺损位置大小后，则可在LAAC同期介入关闭房间隔缺损或者卵圆孔。需特别注意的是如患者ASD病史长，导致肺动脉明显扩张者，LAAC应特别谨慎，必要时先行CT检查以明确左心耳与肺动脉的空间关系。有文献报道，如影像学提示肺动脉和左心耳贴靠非常近，任何类型左心耳封堵器上的倒刺均可透过左心耳影响肺动脉，严重者可致肺动脉撕裂或穿孔出血[74]。此外，如果患者ASD过大，或解剖不适合介入封堵者，可考虑外科修补ASD同期行左心耳切除术，或者ASD外科修补术后择期介入封堵左心耳（表10）。

（三）复杂LAAC

有些左心耳解剖结构比较复杂，LAAC操作难度高，术者需要掌握一定的操作技巧和经验方可完成。可根据心耳形态选择适合类型的左心耳封堵器，操作时要遵循各类左心耳封堵器的操作技巧和释放原则，针对不同心耳选择最优方案。

1. 鸡翅形心耳：如果翅尖向上为反鸡翅，翅尖向下为正鸡翅，两种鸡翅形心耳的开口距离着陆区距离短，缺乏足够深度，而且都缺乏理想的工作轴线，对房间隔穿刺部位要求较高，封堵难度大。如选择内塞型封堵器，以Watchman封堵器为

表10　LAAC其他情况的建议

术　　式	建　　议	推荐级别
"导管消融+LAAC"一站式联合手术	NVAF患者具有明显症状和高卒中风险（CHA_2DS_2-VASc评分：男≥2分，女≥3分），同时具备导管消融和LAAC适应证者，有条件的中心和有经验的术者可在消融手术同期进行LAAC	不确定
	低卒中风险（CHA_2DS_2-VASc评分≤1分）的房颤患者，不建议导管消融同期行LAAC	不适合
合并ASD/PFO的手术方式	NVAF患者合并中—大量反向分流的PFO，同时具备LAAC和PFO封堵适应证者，可考虑LAAC手术同期进行PFO封堵 NVAF患者合并ASD，如果ASD解剖学特征适合LAAC者，可考虑LAAC手术同期进行ASD封堵	适　合
	NVAF患者合并巨大ASD，且ASD解剖结构特征不适合介入封堵或合并严重肺动脉高压者，不建议行LAAC	不适合

注：NVAF为非瓣膜性心房颤动，LAAC为左心耳封堵术，ASD为房间隔缺损，PFO为卵圆孔未闭

例，对于翅尖向下为正鸡翅，可选择单弯鞘，封堵器装载时可预借适当深度，到位后缓慢释放封堵器（如果张力过大，可连同输送鞘及封堵器稍微向外拉缓慢释放）；对于翅尖向上为反鸡翅，选择双弯鞘，并将输送鞘保持逆时针旋转状态，封堵器装载时可预借适当深度，到位后始终保持输送鞘逆时针旋转状态并缓慢释放封堵器。如果预释放后位置不理想，不符合"PASS"原则，不应反复多次调整和回收，可考虑重新穿刺房间隔或换用对深度要求不高的外盖式封堵器如LAmbre封堵器进行封堵[83, 84]。

2. 菜花状心耳：菜花状心耳由于梳状肌发达，早分叶，塞式封堵器（如Watchman）往往只能进入其中一个分叶，由于梳状肌阻挡致使封堵器扩张不全，导致不能完全封堵左心耳其他分叶。此种类型心耳，可考虑使用LAmbre封堵器。如果开口与锚定区尺寸差异＜10 mm，可考虑使用LAmbre封堵器的常规型号；如目标分叶的锚定区与开口差异＞10 mm，可采用小伞大盘型封堵器[78]。如果开口过大（＞30 mm），可使用大型号的LAmbre封堵器，如不成功也可采用2个封堵器对吻的"Kissing-Watchman"策略[85, 86]，使用两个伞进行封堵。因为"Kissing-Watchman"技术要求高，难度较大，仅限于有丰富经验的术者和有条件的中心在使用单封堵器策略无法完成封堵，并充分考虑患者安全情况下才考虑使用。

（四）LAAC团队建设

LAAC团队应由具有独立手术能力的心脏介入、超声和麻醉医生以及围术期护士组成。开展LAAC手术的医院或者所在城市其他医院应当具备心脏外科条件和具有独立手术能力的心脏外科医生，以备紧急情况下提供外科支持。此外，团队还应具有及时识别和处理心脏压塞、封堵器脱位、血管入路并发症的能力，以及相应的临床随访和研究能力。

（执笔：江立生　何　奔）

核心专家组成员：何奔（上海市胸科医院上海交通大学附属胸科医院），马长生（首都医科大学附属北京安贞医院），吴书林（广东省人民医院），江立生（上海市胸科医院上海交通大学附属胸科医院），陈茂（四川大学华西医院），李毅刚（上海交通大学医学院附属新华医院），宋治远（陆军军医大学第一附属医院），王祖禄（北部战区总医院），姚焰（中国医学科学院阜外医院），刘少稳（上海市第一人民医院），董建增（首都医科大学附属北京安贞医院），杨新春（首都医科大学附属北京朝阳医院）

专家组成员（按姓名拼音首字母排序）：白融（首都医科大学附属北京安贞医院），储慧民（宁波市第一医院），蔡衡（天津医科大学总医院），陈茂（四川大学华西医院），陈绍良（南京市第一医院），陈新敬（福建省立医院），方咸宏（广东省人民医院），管丽华（复旦大学附属中山医院），韩志华（上海交通大学医学院附属第九医院），蒋晨阳（浙江大学附属邵逸夫医院），李松南（首都医科大学附属北京安贞医院），宁忠平（上海市浦东新区周浦医院），潘欣（上海市胸科医院上海交通大学附属胸科医院），陶凌（空军军医大学附属西京医院），王群山（上海交通大学医学院附属新华医院），谢瑞芹（河北医科大学第二医院），曾杰（四川省人民医院），赵仙先（海军军医大学附属长海医院），张勇华（武汉亚洲心脏病医院），张玉顺（西安交通大学第一附属医院）

利益冲突　所有作者均声明不存在利益冲突

参·考·文·献

[1] Chow D, Wong YH, Park JW, et al. An overview of current and emerging devices for percutaneous left atrial appendage closure [J]. Trends Cardiovasc Med, 2019, 29(4): 228−236. DOI: 10.1016/j.tcm.2018.08.008.

[2] Holmes DR, Reddy VY, Turi ZG, et al. Percutaneous closure of the left atrial appendage versus warfarin therapy for prevention

of stroke in patients with atrial fibrillation: a randomised non-inferiority trial［J］. Lancet, 2009, 374(9689): 534−542. DOI: 10.1016/S0140-6736(09)61343-X.

［3］ Holmes DR Jr, Kar S, Price MJ, et al. Prospective randomized evaluation of the Watchman left atrial appendage closure device in patients with atrial fibrillation versus long-term warfarin therapy: the PREVAIL trial［J］. J Am Coll Cardiol, 2014, 64(1): 1−12. DOI: 10.1016/j.jacc.2014.04.029.

［4］ Reddy VY, Sievert H, Halperin J, et al. Percutaneous left atrial appendage closure vs warfarin for atrial fibrillation: a randomized clinical trial［J］. JAMA, 2014, 312(19): 1988−1998. DOI: 10.1001/jama.2014.15192.

［5］ Reddy VY, Doshi SK, Kar S, et al. 5-Year outcomes after left atrial appendage closure: from the PREVAIL and PROTECT AF trials［J］. J Am Coll Cardiol, 2017, 70(24): 2964−2975. DOI: 10.1016/j.jacc.2017.10.021.

［6］ Boersma LV, Ince H, Kische S, et al. Efficacy and safety of left atrial appendage closure with WATCHMAN in patients with or without contraindication to oral anticoagulation: 1-Year follow-up outcome data of the EWOLUTION trial［J］. Heart Rhythm, 2017, 14(9): 1302−1308. DOI: 10.1016 / j. hrthm.2017.05.038.

［7］ Gangireddy SR, Halperin JL, Fuster V, et al. Percutaneous left atrial appendage closure for stroke prevention in patients with atrial fibrillation: an assessment of net clinical benefit［J］. Eur Heart J, 2012, 33(21): 2700−2708. DOI: 10.1093/eurheartj/ehs292.

［8］ Kirchhof P, Benussi S, Kotecha D, et al. 2016 ESC guidelines for the management of atrial fibrillation developed in collaboration with EACTS［J］. Europace, 2016, 18(11): 1609−1678. DOI: 10.1093/europace/euw295.

［9］ 中国医师协会心律学专业委员会心房颤动防治专家工作委，中华医学会心电生理和起搏分会. 心房颤动：目前的认识和治疗建议−2015［J］. 中华心律失常学杂志，2015，19（5）：321−384. DOI: 10.3760/cma.j.issn. 1007-6638. 2015.05.001.

［10］ Meschia JF, Bushnell C, Boden-Albala B, et al. Guidelines for the primary prevention of stroke: a statement for healthcare professionals from the American Heart Association/American Stroke Association［J］. Stroke, 2014, 45(12): 3754−3832. DOI: 10.1161/STR.0000000000000046.

［11］ January CT, Wann LS, Calkins H, et al. 2019 AHA/ACC/HRS focused update of the 2014 AHA/ACC/HRS guideline for the management of patients with atrial fibrillation: a report of the American College of Cardiology/American Heart Association Task Force on Clinical Practice Guidelines and the Heart Rhythm Society［J］. J Am Coll Cardiol, 2019, 74(1): 104−132. DOI: 10.1016/j.jacc.2019.01.011.

［12］ 黄从新，张澍，黄德嘉，等. 心房颤动：目前的认识和治疗建议（2018）［J］. 中华心律失常学杂志，2018，22（4）：279−346. DOI: 10.3760/cma.j.issn.1007-6638.2018.04.002.

［13］ Vidal-Pérez R, Otero-Raviña F, Turrado Turrado V, et al. Change in atrial fibrillation status, comments to Val-FAAP registry［J］. Rev Esp Cardiol (Engl Ed), 2012, 65(5): 490−491. DOI: 10.1016/j.recesp.2012.01.003.

［14］ Colilla S, Crow A, Petkun W, et al. Estimates of current and future incidence and prevalence of atrial fibrillation in the U. S. adult population［J］. Am J Cardiol, 2013, 112(8): 1142−1147. DOI: 10.1016/j.amjcard.2013.05.063.

［15］ 国家心血管病中心. 中国心血管病报告2015［M］. 北京：中国大百科全书出版社，2016.

［16］ Camm AJ, Kirchhof P, Lip GY, et al. Guidelines for the management of atrial fibrillation: the Task Force for the Management of Atrial Fibrillation of the European Society of Cardiology (ESC)［J］. Europace, 2010, 12(10): 1360−1420. DOI: 10.1093/europace/euq350.

［17］ Granger CB, Alexander JH, McMurray JJ, et al. Apixaban versus warfarin in patients with atrial fibrillation［J］. N Engl J Med, 2011, 365(11): 981−992. DOI: 10.1056/NEJMoa1107039.

［18］ Patel MR, Mahaffey KW, Garg J, et al. Rivaroxaban versus warfarin in nonvalvular atrial fibrillation［J］. N Engl J Med, 2011, 365(10): 883−891. DOI: 10.1056/NEJMoa1009638.

［19］ Wallentin L, Yusuf S, Ezekowitz MD, et al. Efficacy and safety of dabigatran compared with warfarin at different levels of international normalised ratio control for stroke prevention in atrial fibrillation: an analysis of the RE-LY trial［J］. Lancet, 2010, 376(9745): 975−983. DOI: 10.1016 / S0140-6736(10) 61194-4.

［20］ Vidal-Pérez R, Otero-Raviña F, Turrado Turrado V, et al. Change in atrial fibrillation status, comments to Val-FAAP registry［J］. Rev Esp Cardiol (Engl Ed), 2012, 65(5): 490−491; author reply 491−492. DOI: 10.1016/j.recesp.2012.01.003.

［21］ Gumbinger C, Holstein T, Stock C, et al. Reasons underlying non-adherence to and discontinuation of anticoagulation in secondary stroke prevention among patients with atrial fibrillation［J］. Eur Neurol, 2015, 73(3-4): 184-191. DOI: 10.1159/000371574.

［22］Hu D, Sun Y. Epidemiology, risk factors for stroke, and management of atrial fibrillation in China［J］. J Am Coll Cardiol, 2008, 52(10): 865-868. DOI: 10.1016 / j.jacc.2008.05.042.

［23］Wang ZZ, Du X, Wang W, et al. Long-term persistence of newly initiated warfarin therapy in chinese patients with nonvalvular atrial fibrillation［J］. Circ Cardiovasc Qual Outcomes, 2016, 9(4): 380-387. DOI: 10.1161 / CIRCOUTCOMES.115.002337.

［24］Stoddard MF, Dawkins PR, Prince CR, et al. Left atrial appendage thrombus is not uncommon in patients with acute atrial fibrillation and a recent embolic event: a transesophageal echocardiographic study［J］. J Am Coll Cardiol, 1995, 25(2): 452-459. DOI: 10.1016 / 0735-1097(94) 00396-8.

［25］Blackshear JL, Odell JA. Appendage obliteration to reduce stroke in cardiac surgical patients with atrial fibrillation［J］. Ann Thorac Surg, 1996, 61(2): 755-759. DOI: 10.1016 / 0003-4975(95)00887-X.

［26］Lip GY, Hammerstingl C, Marin F, et al. Left atrial thrombus resolution in atrial fibrillation or flutter: Results of a prospective study with rivaroxaban (X-TRA) and a retrospective observational registry providing baseline data (CLOT-AF)［J］. Am Heart J, 2016, 178: 126-134. DOI: 10.1016/ j.ahj.2016.05.007.

［27］Cresti A, García-Fernández MA, Sievert H, et al. Prevalence of extra-appendage thrombosis in non-valvular atrial fibrillation and atrial flutter in patients undergoing cardioversion: a large transoesophageal echo study［J］. EuroIntervention, 2019, 15(3): e225-225e230. DOI: 10.4244/ EIJ-D-19-00128.

［28］Boersma LV, Schmidt B, Betts TR, et al. Implant success and safety of left atrial appendage closure with the WATCHMAN device: peri-procedural outcomes from the EWOLUTION registry［J］. Eur Heart J, 2016, 37(31): 2465-2474. DOI: 10.1093/eurheartj/ehv730.

［29］Park JW, Bethencourt A, Sievert H, et al. Left atrial appendage closure with Amplatzer cardiac plug in atrial fibrillation: initial European experience［J］. Catheter Cardiovasc Interv, 2011, 77(5): 700-706. DOI: 10.1002 / ccd.22764.

［30］Tzikas A, Shakir S, Gafoor S, et al. Left atrial appendage occlusion for stroke prevention in atrial fibrillation: multicentre experience with the AMPLATZER cardiac plug［J］. EuroIntervention, 2016, 11(10): 1170-1179. DOI: 10.4244 / EIJY15M01_06.

［31］Landmesser U, Tondo C, Camm J, et al. Left atrial appendage occlusion with the AMPLATZER Amulet device: one-year follow-up from the prospective global Amulet observational registry［J］. EuroIntervention, 2018, 14(5): e590-590e597. DOI: 10.4244/EIJ-D-18-00344.

［32］Huang H, Liu Y, Xu Y, et al. Percutaneous left atrial appendage closure with the LAmbre device for stroke prevention in atrial fibrillation: a prospective, multicenter clinical study［J］. JACC Cardiovasc Interv, 2017, 10(21): 2188-2194. DOI: 10.1016/ j.jcin.2017.06.072.

［33］Park JW, Sievert H, Kleinecke C, et al. Left atrial appendage occlusion with lambre in atrial fibrillation: initial European experience［J］. Int J Cardiol, 2018, 265: 97-102. DOI: 10.1016/j. ijcard.2018.02.120.

［34］Osmancik P, Tousek P, Herman D, et al. Interventional left atrial appendage closure vs novel anticoagulation agents in patients with atrial fibrillation indicated for long-term anticoagulation (PRAGUE-17 study)［J］. Am Heart J, 2017, 183: 108-114. DOI: 10.1016/j.ahj.2016.10.003.

［35］Sahay S, Nombela-Franco L, Rodes-Cabau J, et al. Efficacy and safety of left atrial appendage closure versus medical treatment in atrial fibrillation: a network meta-analysis from randomised trials［J］. Heart, 2017, 103(2): 139-147. DOI: 10.1136/heartjnl-2016-309782.

［36］Li X, Wen SN, Li SN, et al. Over 1-year efficacy and safety of left atrial appendage occlusion versus novel oral anticoagulants for stroke prevention in atrial fibrillation: a systematic review and meta-analysis of randomized controlled trials and observational studies［J］. Heart Rhythm, 2016, 13(6): 1203-1214. DOI: 10.1016/j.hrthm.2015.12.037.

［37］Lakkireddy D, Windecker S, Thaler D, et al. Rationale and design for AMPLATZER amulet left atrial appendage occluder IDE randomized controlled trial (Amulet IDE trial)［J］. Am Heart J, 2019, 211: 45-53. DOI: 10.1016/j.ahj.2018.12.010.

［38］Camm AJ, Lip GY, De Caterina R, et al. 2012 Focused update of the ESC guidelines for the management of atrial fibrillation: an update of the 2010 ESC guidelines for the management of atrial fibrillation — developed with the special contribution of the European Heart Rhythm Association［J］. Europace, 2012, 14 (10): 1385-1413. DOI: 10.1093/europace/eus305.

［39］ Tzikas A, Holmes DR Jr, Gafoor S, et al. Percutaneous left atrial appendage occlusion: the Munich consensus document on definitions, endpoints, and data collection requirements for clinical studies［J］. Europace, 2017, 19(1): 4-15. DOI: 10.1093/europace/euw141.

［40］ Glikson M, Wolff R, Hindricks G, et al. EHRA/EAPCI expert consensus statement on catheter-based left atrial appendage occlusion -an update［J］. Europace, 2019, DOI: 10.1093 / europace/euz258.

［41］ January CT, Wann LS, Alpert JS, et al. 2014 AHA/ACC/HRS guideline for the management of patients with atrial fibrillation: a report of the American College of Cardiology/ American Heart Association Task Force on Practice Guidelines and the Heart Rhythm Society［J］. J Am Coll Cardiol, 2014, 64(21): e1-76. DOI: 10.1016/j.jacc.2014.03.022.

［42］ FDA approval for WATCHMAN device[EB/OL]. (2015-03-24) [2019-08-24]. http ://www.accessdata.fda.gov/cdrh_docs/pdf13/ P130013a.pdf.

［43］ Meier B, Blaauw Y, Khattab AA, et al. EHRA/EAPCI expert consensus statement on catheter-based left atrial appendage occlusion［J］. Europace, 2014, 16(10): 1397-1416. DOI: 10.1093/europace/euu174.

［44］ Kavinsky CJ, Kusumoto FM, Bavry AA, et al. SCAI/ACC/HRS institutional and operator requirements for left atrial appendage occlusion［J］. J Am Coll Cardiol, 2016, 67(19): 2295-2305. DOI: 10.1016/j.jacc.2015.12.001.

［45］ Saw J, Fahmy P, Spencer R, et al. Comparing measurements of CT angiography, TEE, and fluoroscopy of the left atrial appendage for percutaneous closure［J］. J Cardiovasc Electrophysiol, 2016, 27(4): 414-422. DOI: 10.1111/jce.12909.

［46］ Rajwani A, Nelson AJ, Shirazi MG, et al. CT sizing for left atrial appendage closure is associated with favourable outcomes for procedural safety［J］. Eur Heart J Cardiovasc Imaging, 2017, 18(12): 1361-1368. DOI: 10.1093/ehjci/jew212.

［47］ Hong SJ, Kim JY, Kim JB, et al. Multidetector computed tomography may be an adequate screening test to reduce periprocedural stroke in atrial fibrillation ablation: a multicenter propensity-matched analysis［J］. Heart Rhythm, 2014, 11(5): 763-770. DOI: 10.1016/j.hrthm.2014.01.026.

［48］ Martinez MW, Kirsch J, Williamson EE, et al. Utility of nongated multidetector computed tomography for detection of left atrial thrombus in patients undergoing catheter ablation of atrial fibrillation［J］. JACC Cardiovasc Imaging, 2009, 2(1): 69-76. DOI: 10.1016/j.jcmg.2008.09.011.

［49］ Dorenkamp M, Sohns C, Vollmann D, et al. Detection of left atrial thrombus during routine diagnostic work-up prior to pulmonary vein isolation for atrial fibrillation: role of transesophageal echocardiography and multidetector computed tomography［J］. Int J Cardiol, 2013, 163(1): 26-33. DOI: 10.1016/j.ijcard.2011.06.124.

［50］ Patel A, Au E, Donegan K, et al. Multidetector row computed tomography for identification of left atrial appendage filling defects in patients undergoing pulmonary vein isolation for treatment of atrial fibrillation: comparison with transesophageal echocardiography［J］. Heart Rhythm, 2008, 5 (2): 253-260. DOI: 10.1016/j.hrthm.2007.10.025.

［51］ Tang RB, Dong JZ, Zhang ZQ, et al. Comparison of contrast enhanced 64-slice computed tomography and transesophageal echocardiography in detection of left atrial thrombus in patients with atrial fibrillation［J］. J Interv Card Electrophysiol, 2008, 22(3): 199-203. DOI: 10.1007/s10840-008-9243-0.

［52］ Wu X, Wang C, Zhang C, et al. Computed tomography for detecting left atrial thrombus: a meta-analysis［J］. Arch Med Sci, 2012, 8(6): 943-951. DOI: 10.5114/aoms.2012.32400.

［53］ Masson JB, Kouz R, Riahi M, et al. Transcatheter left atrial appendage closure using intracardiac echocardiographic guidance from the left atrium［J］. Can J Cardiol, 2015, 31(12): 1497.e7-1497.e14. DOI: 10.1016/j.cjca.2015.04.031.

［54］ Frangieh AH, Alibegovic J, Templin C, et al. Intracardiac versus transesophageal echocardiography for left atrial appendage occlusion with watchman［J］. Catheter Cardiovasc Interv, 2017, 90(2): 331-338. DOI: 10.1002/ccd.26805.

［55］ Baran J, Stec S, Pilichowska-Paszkiet E, et al. Intracardiac echocardiography for detection of thrombus in the left atrial appendage: comparison with transesophageal echocardiography in patients undergoing ablation for atrial fibrillation: the action-ice Ⅰ study［J］. Circ Arrhythm Electrophysiol, 2013, 6(6): 1074-1081. DOI: 10.1161 / CIRCEP.113.000504.

［56］ Enriquez A, Saenz LC, Rosso R, et al. Use of Intracardiac echocardiography in interventional cardiology: working with the anatomy rather than fighting it［J］. Circulation, 2018, 137(21): 2278-2294. DOI: 10.1161/CIRCULATIONAHA. 117.031343.

［57］ Aguirre D, Pincetti C, Perez L, et al. Single trans-septal access technique for left atrial intracardiac echocardiography to guide left atrial appendage closure［J］. Catheter Cardiovasc Interv, 2018, 91(2): 356-361. DOI: 10.1002/ccd.27246.

［58］ Berti S, Paradossi U, Meucci F, et al. Periprocedural intracardiac echocardiography for left atrial appendage closure: a dual-center experience ［J］. JACC Cardiovasc Interv, 2014, 7(9): 1036−1044. DOI: 10.1016/j.jcin.2014.04.014.

［59］ Korsholm K, Jensen JM, Nielsen-Kudsk JE. Intracardiac echocardiography from the left atrium for procedural guidance of transcatheter left atrial appendage occlusion ［J］. JACC Cardiovasc Interv, 2017, 10(21): 2198−2206. DOI: 10.1016/j.jcin.2017.06.057.

［60］ Reddy VY, Doshi SK, Sievert H, et al. Percutaneous left atrial appendage closure for stroke prophylaxis in patients with atrial fibrillation: 2.3-year follow-up of the PROTECT AF (Watchman left atrial appendage system for embolic protection in patients with atrial fibrillation) trial ［J］. Circulation, 2013, 127(6): 720−729. DOI: 10.1161 / CIRCULATIONAHA. 112.114389.

［61］ Bergmann MW, Betts TR, Sievert H, et al. Safety and efficacy of early anticoagulation drug regimens after WATCHMAN left atrial appendage closure: three-month data from the EWOLUTION prospective, multicentre, monitored international WATCHMAN LAA closure registry ［J］. EuroIntervention, 2017, 13(7): 877−884. DOI: 10.4244 / EIJ-D-17-00042.

［62］ Fauchier L, Cinaud A, Brigadeau F, et al. Device-related thrombosis after percutaneous left atrial appendage occlusion for atrial fibrillation ［J］. J Am Coll Cardiol, 2018, 71(14): 1528−1536. DOI: 10.1016/j.jacc.2018.01.076.

［63］ Dukkipati SR, Kar S, Holmes DR, et al. Device-related thrombus after left atrial appendage closure ［J］. Circulation, 2018, 138(9): 874−885. DOI: 10.1161 / CIRCULATIONAHA.118.035090.

［64］ Bai Y, Xue X, Duenninger E, et al. Real-world survival data of device-related thrombus following left atrial appendage closure: 4-year experience from a single center ［J］. Heart Vessels, 2019, 34(8): 1360−1369. DOI: 10.1007 / s00380-019-01364-7.

［65］ Gibson CM, Mehran R, Bode C, et al. Prevention of bleeding in patients with atrial fibrillation undergoing PCI ［J］. N Engl J Med, 2016, 375(25): 2423−2434. DOI: 10.1056 / NEJMoa1611594.

［66］ Cannon CP, Bhatt DL, Oldgren J, et al. Dual antithrombotic therapy with dabigatran after PCI in atrial fibrillation ［J］. N Engl J Med, 2017, 377(16): 1513−1524. DOI: 10.1056 / NEJMoa1708454.

［67］ Lopes RD, Heizer G, Aronson R, et al. Antithrombotic therapy after acute coronary syndrome or PCI in atrial fibrillation ［J］. N Engl J Med, 2019, 380(16): 1509−1524. DOI: 10.1056 / NEJMoa1817083.

［68］ Søndergaard L, Wong YH, Reddy VY, et al. Propensity-matched comparison of oral anticoagulation versus antiplatelet therapy after left atrial appendage closure with WATCHMAN ［J］. JACC Cardiovasc Interv, 2019, 12(11): 1055−1063. DOI: 10.1016/j.jcin.2019.04.004.

［69］ Saw J, Nielsen-Kudsk JE, Bergmann M, et al. Antithrombotic therapy and device-related thrombosis following endovascular left atrial appendage closure ［J］. JACC Cardiovasc Interv, 2019, 12(11): 1067−1076. DOI: 10.1016/j.jcin.2018.11.001.

［70］ Reddy VY, Holmes D, Doshi SK, et al. Safety of percutaneous left atrial appendage closure: results from the Watchman left atrial appendage system for embolic protection in patients with AF (PROTECT AF) clinical trial and the Continued Access Registry ［J］. Circulation, 2011, 123(4): 417−424. DOI: 10.1161/ CIRCULATIONAHA.110.976449.

［71］ Reddy VY, Gibson DN, Kar S, et al. Post-approval U. S. experience with left atrial appendage closure for stroke prevention in atrial fibrillation ［J］. J Am Coll Cardiol, 2017, 69 (3): 253−261. DOI: 10.1016/j.jacc.2016.10.010.

［72］ Boersma LV, Schmidt B, Betts TR, et al. Implant success and safety of left atrial appendage closure with the WATCHMAN device: peri-procedural outcomes from the EWOLUTION registry ［J］. Eur Heart J, 2016, 37(31): 2465−2474. DOI: 10.1093/eurheartj/ehv730.

［73］ Berrebi A, Sebag FA, Diakov C, et al. Early anterior mitral valve leaflet mechanical erosion following left atrial appendage occluder implantation ［J］. JACC Cardiovasc Interv, 2017, 10(16): 1708−1709. DOI: 10.1016/j.jcin.2017.06.030.

［74］ Zwirner J, Bayer R, Hädrich C, et al. Pulmonary artery perforation and coronary air embolism-two fatal outcomes in percutaneous left atrial appendage occlusion ［J］. Int J Legal Med, 2017, 131(1): 191−197. DOI: 10.1007 / s00414-016-1486-1.

［75］ Swaans MJ, Post MC, Rensing BJ, et al. Ablation for atrial fibrillation in combination with left atrial appendage closure: first results of a feasibility study ［J］. J Am Heart Assoc, 2012, 1 (5): e002212. DOI: 10.1161/JAHA.112.002212.

［76］ Calvo N, Salterain N, Arguedas H, et al. Combined catheter ablation and left atrial appendage closure as a hybrid procedure for the treatment of atrial fibrillation ［J］. Europace, 2015, 17(10): 1533−1540. DOI: 10.1093/europace/euv070.

［77］ Romanov A, Pokushalov E, Artemenko S, et al. Does left atrial appendage closure improve the success of pulmonary vein isolation? Results of a randomized clinical trial ［J］. J Interv Card Electrophysiol, 2015, 44(1): 9-16. DOI: 10.1007 / s10840-015-0030-4.

［78］ Fassini G, Conti S, Moltrasio M, et al. Concomitant cryoballoon ablation and percutaneous closure of left atrial appendage in patients with atrial fibrillation ［J］. Europace, 2016, 18(11): 1705-1710. DOI: 10.1093/europace/euw007.

［79］ Wintgens L, Romanov A, Phillips K, et al. Combined atrial fibrillation ablation and left atrial appendage closure: long-term follow-up from a large multicentre registry ［J］. Europace, 2018, 20(11): 1783-1789. DOI: 10.1093/europace/ euy025.

［80］ Du X, Chu H, He B, et al. Optimal combination strategy of left atrial appendage closure plus catheter ablation in a single procedure in patients with nonvalvular atrial fibrillation ［J］. J Cardiovasc Electrophysiol, 2018, 29(8): 1089-1095. DOI: 10.1111/ jce.13631.

［81］ Alnasser S, Lee D, Austin PC, et al. Long term outcomes among adults post transcatheter atrial septal defect closure: Systematic review and meta-analysis ［J］. Int J Cardiol, 2018, 270: 126-132. DOI: 10.1016/j.ijcard.2018.06.076.

［82］ Karunanithi Z, Nyboe C, Hjortdal VE. Long-term risk of atrial fibrillation and stroke in patients with atrial septal defect diagnosed in childhood ［J］. Am J Cardiol, 2017, 119(3): 461-465. DOI: 10.1016/j.amjcard.2016.10.015.

［83］ Chen S, Chun K, Bordignon S, et al. Left atrial appendage occlusion using LAmbre Amulet and Watchman in atrial fibrillation ［J］. J Cardiol, 2019, 73(4): 299-306. DOI: 10.1016/j. jjcc.2018.10.010.

［84］ Cruz-Gonzalez I, Moreno-Samos JC, Rodriguez-Collado J, et al. Percutaneous closure of left atrial appendage with complex anatomy using a lambre device ［J］. JACC Cardiovasc Interv, 2017, 10(4): e37-e39. DOI: 10.1016/j.jcin.2016.11.057.

［85］ Jiang L, Duenninger E, Muenzel M, et al. Percutaneous left atrial appendage closure with complex anatomy by using the staged 'kissing-Watchman' technology with double devices ［J］. Int J Cardiol, 2018, 265: 58-61. DOI: 10.1016/j. ijcard.2018.05.007.

［86］ Xia L, Liu Y, Liu H, et al. Single lobe left atrial appendage with large ostia anatomy: implications for kissing-Watchman technology ［J］. EuroIntervention, 2019, 14(15): e1566-e1567. DOI: 10.4244/EIJ-D-18-00870.

（收稿日期：2019-10-30）

（本文编辑：干岭）

常用术语缩略词英汉对照

ACC	American College of Cardiology	美国心脏病学会
ACS	acute coronary syndrome	急性冠状动脉综合征
ACT	activated clotting time	活化凝血时间
AF	atrial fibrillation	心房颤动
ANP	atrial natriuretic peptide	心房利钠肽
ASD	atrial septal defect	房间隔缺损
BIS	bispectral index	脑电双频指数
CCTA	cardiac CT angiography	CT心脏成像
CMS	Center for Medicare and Medicaid Services	美国医疗保险和公共医疗补助服务中心
COPD	chronic obstructive pulmonary disease	慢性阻塞性肺疾病
CRAN	cranial	头位
CT	computed tomography	计算机断层扫描
CTA	computed tomography angiography	计算机断层增强扫描
DAPT	dual antiplatelet therapy	双联抗血小板治疗
DRC	device release criteria	器械释放标准
DRT	device-related thrombosis	装置相关血栓
DSA	digital subtraction angiography	数字减影血管造影
EACTS	European Association for Cardio-Thoracic Surgery	欧洲心胸外科协会
EAPCI	European Association of Percutaneous Cardiovascular Interventions	欧洲经皮心血管介入学会
ECG	electrocardiogram	心电图
EHRA	European Heart Rhythm Association	欧洲心律协会
ESC	European Society of Cardiology	欧洲心脏病协会

（续表）

FDA	Food and Drug Administration	食品药品管理局
GFR	glomerular filtration rate	肾小球滤过率
HIT	heparin-induced thrombocytopenia	肝素诱导血小板减少症
HRS	Heart Rhythm Society	美国心律学会
ICE	intracardiac echocardiography	心腔内超声
INR	international normalized ratio	国际标准化比值
ITT	intention to treatment	意向性治疗原则
LAA	left atrial appendage	左心耳
LAAC	left atrial appendage closure	左心耳封堵术
LSPV	left superior pulmonary vein	左上肺静脉
LVEF	left ventricular ejection fraction	左室射血分数
MAC	monitored anesthesia care	麻醉管理技术
MACCE	major adverse cardiovascular and cerebrovascular events	主要心脑血管不良事件
MB	major extracranial bleeding	颅外大出血
MPR	multiplanar reconstruction	多平面重建
MRI	magnetic resonance imaging	磁共振成像
mRS	modified Rankin scale	改良Rankin评分量表
NCB	net clinical benefit	净临床获益
NOAC	novel oral anticoagulants	新型口服抗凝药
NVAF	non-valvular atrial fibrillation	非瓣膜性房颤
OAC	oral anticoagulants	口服抗凝药
PCI	percutaneous coronary intervention	经皮冠状动脉介入治疗
PDL	peri-device leakage	器械周围漏
PE	pulmonary embolism	肺栓塞
PET	polyethylene terephthalate	聚对苯二甲酸乙二醇酯
PFO	patent foramen ovale	卵圆孔未闭
PONV	postoperative nausea and vomiting	术后恶心呕吐
PP	per protocol	符合方案集
PTCA	percutaneous transluminal coronary angioplasty	经皮冠状动脉腔内血管成形
PVS	pulmonary vein stenosis	肺静脉狭窄
RAO	right anterior oblique	右前斜位

（续表）

RCT	randomized controlled trial	随机对照研究
SAPT	single antiplatelet therapy	单联抗血小板治疗
SCAI	Society for Cardiovascular Angiography and Interventions	美国心血管造影和介入学会
SE	systemic embolism	系统性栓塞
SFDA	State Food and Drug Administration	国家食品药品监督管理局
TCD	transcranial doppler ultrasound	经颅多普勒超声
TEE	transesophageal echocardiography	经食管超声
TIA	transient ischemic attack	短暂性脑缺血发作
TTE	transthoracic echocardiography	经胸心脏超声
WAS	Watchman access system	Watchman 导引系统
WDS	Watchman delivery system	Watchman 递送系统